新编烧伤治疗与整形美容

周彪 等 主编

江西科学技术出版社

江西·南昌

图书在版编目（CIP）数据

新编烧伤治疗与整形美容 / 周彪等主编 . -- 南昌：
江西科学技术出版社，2020.8（2024.1 重印）
ISBN 978-7-5390-7341-5

Ⅰ.①新… Ⅱ.①周… Ⅲ.①烧伤－整形外科手术
Ⅳ.① R644

中国版本图书馆 CIP 数据核字（2020）第 092986 号

选题序号：ZK2019400

责任编辑：王凯勋

新编烧伤治疗与整形美容

XINBIAN SHAOSHANGZHILIAO YU ZHENGXINGMEIRONG

周彪 等 主编

出版发行　江西科学技术出版社
社　　址　南昌市蓼洲街 2 号附 1 号
　　　　　邮编：330009　　电话：（0791）86623491　　86639342（传真）
经　　销　全国新华书店
印　　刷　三河市华东印刷有限公司
开　　本　880mm×1230mm　　1/16
字　　数　300 千字
印　　张　9.25
版　　次　2020 年 8 月第 1 版　　2024 年 1 月第 1 版第 2 次印刷
书　　号　ISBN 978-7-5390-7341-5
定　　价　88.00 元

赣版权登字：-03-2020-180

编 委 会

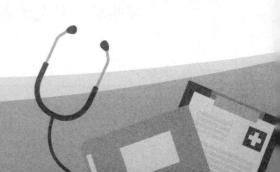

前　言

　　烧伤整形是指烧伤后的整形修复。烧伤与创伤后畸形表现为组织缺损、移位或增生。临床表现轻者累及外观的美容，严重者往往导致功能障碍甚至会造成患者的心理负担过重。随着外科技术和相关科学研究的发展，更多新的技术、理念、新的材料及研究方法已经融入烧伤整形外科的临床与基础研究中。对人体组织结构的矫正、修复、重建及美化人体外形等方面已经在临床外科整形得到了迅速地发展。为了适应现代烧伤整形医学的快速发展，我们特组织了一批拥有丰富临床经验的烧伤整形医师编写了此书。

　　本书包含以下方面的内容，首先介绍了烧伤的基础理论、创伤整形与重建外科中的基本问题，其次重点讲述了在烧伤外科中烧伤创面的处理、烧伤后常见的全身反应与并发症、烧伤后瘢痕畸形、瘢痕的整形治疗、面部整形、鼻部整形美容、先天性耳郭畸形的整形、唇部畸形、缺损的修复与整形、颈部烧伤整形、乳房的矫正与整形、手与四肢烧伤整形等方面的内容，最后介绍了头颈肿瘤切除术后的重建、特殊创伤的整形与重建、烧伤瘢痕畸形的修复。本书内容全面，题材新颖、实用，系统直观地介绍了烧伤与整形的内容。

　　本书由于编者较多，在编写过程中难以达到写作风格、格式及内容深度等方面的统一，所以书中难免存在不妥之处，敬请广大读者批评指正，以便再版时修正。

编　者

2020 年 8 月

目 录

第一章

烧伤的基础理论

第一节 烧伤的概念

烧伤一般系指热力，如热液（热水、热油、热汤）、火焰、炽热金属（溶化的液体或炽热的固体），蒸汽和高温气体等所致的组织损伤，主要是皮肤损害。严重者可伤及皮下组织、肌肉、骨骼、关节、神经、血管，甚至内脏。由于电能、化学物质、放射线、微波等所致的组织损害与热力引起的一般病理变化、临床过程相近，因此临床上习惯将它们所致的组织损伤也称为烧伤。

应予强调指出的是，烧伤不仅是局部组织的损伤，而且在一定程度上可引起全身性的反应或损伤，尤其是在大面积烧伤时，全身各系统、组织均可被累及，它是伤在体表，反应在全身的伤病，因此有人称其为"烧伤病"。临床或生活中习惯所称的"烫伤"，系指由于热液（沸水、沸汤、沸油）、蒸汽等所引起的组织损伤，是热力烧伤的一种。其临床早期表现与火焰、炽热金属等所引起的烧伤也不尽相同。临床上一般所指烧伤包括烫伤，但烫伤的含义只是由于热液、蒸汽及炽热物所致的组织损伤，不能概括烧伤。

烧伤常见的原因及特点。①热力烧伤：包括各种火焰、热液、蒸汽、炽热金属所致的烧伤，无论平时还是战时，热力烧伤最多见，占各种烧伤原因的85%～90%。热力温度达到47℃，人体皮肤就会有痛觉；如果超过55%，皮肤组织则已经损伤。火焰致伤的温度，平时为200～600℃，火灾及炽热金属温度可达1 000℃以上。燃烧过程中还有烘烤作用，它使组织脱水，灼伤皮肤成焦痂状，也易伤及皮下脂肪、肌肉、骨骼等深部组织。热液烫伤温度在100℃左右，属于湿热伤，灼伤的皮肤含水分多，早期不会形成焦痂。烫伤与热力致伤时间相同时，烫伤略浅于烧伤。②化学烧伤：常见的强酸有硫酸、盐酸、硝酸、氢氟酸等；强碱有氢氧化钾、氢氧化钠、氨水、生石灰等；其他还有磷、苯、溴等，都可致化学烧伤。化学烧伤的特点是局部直接损害皮肤与黏膜，以及吸收后的全身中毒与内脏损害。局部损害的特点是伤处界限分明，局部渗出少，水肿轻。高浓度的酸灼伤皮肤后使组织凝固坏死、脱水，脱水使痂皮变硬，创面越深者越硬。不同的酸烧伤有不同特点，如硫酸伤后的创面呈棕黑或青黑色，盐酸伤后的创面呈褐色，硝酸伤后的创面呈黄色。碱能与脂肪组织发生皂化反应，使脂肪组织液化破坏；碱与组织蛋白结合形成可溶性的碱性蛋白复合物，具有很强的渗透和破坏作用，会导致创面进行性加深。强碱、氨水、电石烧伤的创面呈黏滑或肥皂状变化；石灰烧伤创面较干燥，呈褐色。磷烧伤的特点是创面棕褐色，边界清，创面深，疼痛明显，干燥无水疱，黑暗中可见蓝绿色的荧光点，燃烧的白烟有大蒜味。③电烧伤：电烧伤包括电弧伤和电接触伤（又称电击伤）。前者是人与高压电源间放电产生电弧，即电能在体外产生3 000～4 000℃的电火花导致皮肤损伤，是一种热力伤；后者是人体与高压电直接接触，电流经过体内产生热能，造成肌肉、神经、血管、内脏和骨骼的损伤，是破坏性最重的烧伤。④放射性烧伤：平时见于放射治疗和诊断中剂量过大或时间过长的射线损伤，战时核弹爆炸产生的射线造成放射性烧伤。特点是除局部损伤外，还引起全身放射病，危险性大。皮肤损伤有一定的潜伏期，发展缓慢而后果严重，从红斑、水疱到溃疡，逐渐加深，可深达骨骼，病程数月到数十年，非手术治疗难以治愈。

第二节 烧伤的损害

一、损伤因素

（一）热力烧伤

热能是随机的分子动能，这种能量很容易在接触过程中从高能分子向低能处转移。热源（火焰，高温气体、液体和固体等）可通过热的传导、对流和辐射而致人体组织烧伤。致伤的严重程度取决于热源的温度和皮肤接触或暴露的时间，以及热能转移的效能。皮肤对热的耐受有一定的限度，正常皮肤可以耐受的热力为 $24 \text{ J/}(\text{min} \cdot \text{cm}^2)$。当表皮受高温作用时，向皮肤组织内和皮下传导的热能是皮表受热温度（Ts）、皮肤组织热扩散特性（a）、时间（t）和深度（x）的函数。火焰、激光、热金属或钢水等的温度可达 1 000℃以上，不仅会烧焦皮肤，而且可深达皮下脂肪乃至肌肉和骨骼。当肌肉受到热损伤时，肌红蛋白释放入血，通过肾小球基膜滤孔，由尿中排出，呈酱油色，称之为肌红蛋白尿。烧伤初期红细胞的破坏一般认为是热力直接损伤红细胞的结果。红细胞的热力阈值是50℃，40 ~ 50℃的热力可使红细胞膜抗氧化能力降低，ATP 含量减少，细胞内钾离子丢失等，是临床上出现延迟性溶血和血红蛋白尿的原因。红细胞的双凹形及其抗压的弹性是由于质膜的细胞质面具有亚膜网状结构的"骨架"，对红细胞的形态、刚性和通过微循环时切应力等有决定性作用。SDS–PAGE 电泳显示膜骨架主要由收缩蛋白（spectrin）、连接蛋白（ankyrin）、带 3 蛋白（band 3）、带 4.1 蛋白及肌动蛋白（actin）等组成。收缩蛋白约占膜骨架总量的 25%，先由亚基和亚基组成异质二聚体，然后在膜骨架中形成四聚体，这种四聚体结构有助于膜骨架的稳定性和应变力，构成膜韧性的分子基础。在热损伤过程中，随着温度的上升，四聚体解聚成二聚体的比例增加。带 3 蛋白又称阴离子交换蛋白，当红细胞通过肺泡毛细血管时，由于 HCO_3^- 和 Cl^- 的交换而放出 CO_2。这种交换是通过膜上的特殊阴离子通道实现的，用放射性标记证明此阴离子通道即带 3 蛋白，热力作用可使带 3 蛋白功能出现异常。热力作用还使红细胞 ATP 含量降低，当 ATP 含量降到低于正常 15% 时，可迅速导致膜收缩蛋白脱磷酸化，使膜变形能力减低；ATP 不足会使钙泵功能降低，引起细胞内钙超载，红细胞变硬（即变形能力降低）而易于被网状内皮系统捕获；ATP 不足还使膜的通透性升高，引起渗透性溶血。核爆炸时形成的光辐射也可造成热力损伤，由于光速极快，人体的瞬间保护性反应相对滞后，易造成视网膜和气道损伤。在光辐射的作用下，角膜细胞和晶体易发生坏死和变性。

（二）化学烧伤

腐蚀性化学制剂和遇水发热的化学试剂接触人体表面时均可造成化学烧伤。常见的有强酸（如硫酸、硝酸、盐酸、石炭酸、三氯醋酸、氯磺酸、氢氟酸等）、强碱（如氢氧化钠、氢氧化钾、生石灰、氨水、氟化钠、氯化钡等）、磷、糜烂性毒剂（如芥子气）等。这些物质不但在局部造成热力损伤，而且使皮肤甚至皮下组织的细胞发生脱水、变性、凝固、坏死、皂化等改变。如果造成烧伤的化学物质未得到及时的清除、中和或拮抗，可继续在皮肤表面、水疱下和深部继续发挥作用，使损伤加深加重。气态化学物质亦可引起烧伤。

化学烧伤的严重程度不仅取决于局部烧伤，而且还取决于化学物质对全身的毒害。许多化学物质通过皮肤和黏膜吸收引起全身中毒，严重的可能在短时间内造成死亡。例如，氢氟酸可引起低钙血症；氯化钡可引起低钾血症；磷可引起肝、肾损害；苯胺、硝基苯和硝基氯苯等，可引起高铁血红蛋白血症、溶血和肝损害；二硫化碳可引起意识障碍，呼吸衰竭；氢氰酸可抑制细胞色素氧化功能，造成细胞内窒息。

（三）电烧伤

电烧伤可分为人体构成电流通路，一部分的电接触损伤和人体在电路之外的电弧损伤或电火花损伤。前者为真正的电烧伤，而电火花烧伤与一般热烧伤无异，高压电弧烧伤多为瞬间高温（3 000 ~ 4 500℃）的皮肤热烧伤，但在一定距离内，在强度较大的电场中，仍会受到电流的作用，导致电击和电接触伤。尤其是在关节部位，电流引起强直性肌肉痉挛可使关节过度屈曲，使皮肤之间距离缩小形成短路，不但烧伤局部皮肤，且在骨骼周围大量产热，引起其周围肌肉严重热损伤。

电流对心脏、神经、血管、肌肉和眼晶状体产生直接损害，25 mA 以上的电流如通过心脏，可导致室颤或心脏停搏；100 mA 以上的电流通过脑部，可立即丧失知觉。电流产热与组织电阻、电流强度的平方及接触时间成正比。人体各组织的电阻不同，由大至小依次为骨、脂肪、肌腱、皮肤、肌肉、血管神经。电流接触皮肤时，电流转为热能，高热使皮肤凝固炭化。皮肤炭化后电阻变小，电流进入体内并沿电阻最小的血液和神经走行，造成血管内膜损伤和神经变性坏死，血管内血栓形成，导致大范围肌肉缺血坏死；电流尚可对某些细胞，如肌细胞和神经细胞的细胞膜产生击穿效应，引起细胞代谢紊乱而变性坏死。低电压（110 ~ 220 V）电流可直接引起触电死亡，大于 650 V 电压的电流可引起电休克。

（四）放射性烧伤

放射性烧伤见于大剂量 X 射线、γ 射线、放射性尘埃和电子束外照射后，损伤程度取决于射线种类和照射剂量。放射性烧伤可分为 4 期，即初期、假愈期、反应期和恢复期。几种射线中以 γ 射线和硬 X 线穿透能力较强。放射性皮肤损伤有一定的潜伏期，病程发展较缓慢，后果严重，常伴有全身毒性反应。由于放射产生电离辐射作用，造成细胞染色体凝聚、核蛋白体脱失、线粒体肿胀空泡化，微血管内皮细胞的肿胀、变性，还会导致局部供血不足，缺血乏氧性损害均会严重妨碍创面修复。核武器爆炸产生的致伤因素多，往往造成复合伤，可分为放烧复合伤和烧冲复合伤。复合伤的特点为病情重，救治困难，休克发生率高，感染来势凶猛，病死率高。

二、免疫功能紊乱

受到致伤因素直接作用的部位，受损组织会发生变性坏死，其周边区域会发生充血和水肿等炎性反应。当体表的烧伤面积和深度超过一定严重程度时，机体的反应将不再局限于受损的部位，进而会影响全身各部。过于强烈的全身反应会影响机体各个系统和器官的正常功能，能引发各种并发症，甚至会危及生命。免疫功能紊乱是造成全身性组织损伤和机体对感染易感性增高的主要原因。

严重烧伤的刺激信号作用于体内巨噬细胞通过胞膜上的受体激活细胞内信号途径，转录因子将信号转入细胞核内，启动某些基因和相应靶蛋白合成，从而表达细胞对刺激信号的功能反应。巨噬细胞由于过度活化而表现出功能紊乱，其趋化吞噬能力和抗原递呈能力降低，造成非特异性免疫功能和特异性免疫功能均受抑制；而分泌功能却明显增加，大量释放肿瘤坏死因子 -α（TNF-α）、IL-1、趋化因子、IL-8、IL-6、前列腺素 E_2（PGE_2）、氧自由基活化磷酸酶（PLA_2）等一系列促炎性细胞因子和炎性递质，引起全身炎症反应综合征和导致多器官功能不全。在巨噬细胞分泌的促炎性细胞因子和脂质代谢产物 PAF 的激发下，中性粒细胞也被过度激活。这些过度激活的中性粒细胞不但大量游走和聚集于炎症反应组织的细胞间隙，而且将原本应在细胞内进行的吞噬消化过程转向了细胞外，向细胞外大量释放超氧阴离子和水解酶，使组织和细胞受到损伤。

烧伤后淋巴细胞虽然也被激活，但其功能表现却是低下的。由于对受体 TCR 和共受体 CD28 所介导的信号的反应有缺陷，T 细胞的增殖反应和对 IL-2 的分泌功能受到抑制。根据部分学者的研究表明，烧伤导致辅助性 T 细胞 Th 转化率迅速降低，Th1 型细胞因子（IFN-R、IL-2）和 Th2 型细胞因子（IL-4，IL-10）在血液循环、脾脏和肠系膜淋巴结内的水平急剧升高，其 mRNA 表达迅速增强；随着烧伤后时间的推移，体内 Th1 型细胞因子含量进行性下降，Th2 型细胞因子含量则进行性升高，有发生 Th1/Th2 功能性极化失去平衡的倾向；焦痂提取物也能诱导 T 细胞体外产生 Th1、Th2 型细胞因子。深度烧伤早期切痂植皮能够遏制上述变化。

烧伤后受损和被活化的内皮细胞则迅速表达黏附分子（P 选择素、E 选择素、ICAM-1、VCAM-1 等），促使中性粒细胞进入组织间隙；内皮细胞还合成和分泌多种炎性递质，其防止凝血功能也转向促进凝血功能。当体内发生炎性递质级联反应，并在引起全身性炎症反应综合征（SIRS）的同时，也随即启动内源性抗炎机制，以拮抗炎症递质，限制其过度作用。同时抑制细胞免疫功能，从而发生代偿性抗炎反应综合征（CARS），使机体对感染的易感性增高。与 CARS 的发生有关的一些细胞因子出自 Th2 型 T 细胞。倘若全身炎症反应综合征和代偿性抗炎反应综合征同时存在，这种状况被称之为混合性抗炎反应综合征（MARS）。

三、氧自由基的产生和清除平衡失调

氧自由基属于活性氧的范畴，在体内存在的时间非常短暂，但其化学性质极为活跃，具有强烈的引发脂质过氧化的作用。烧伤后体内氧自由基的产生与清除失去平衡，有关这种紊乱状态加剧的表现以烧伤休克延迟复苏更为突出。由于细胞膜、线粒体膜等膜性结构富含不饱和脂肪酸，容易遭受自由基攻击，导致脂质过氧化反应。蛋白质也对活性氧的攻击敏感，由于蛋白质功能的多样性，活性氧损伤可以广泛涉及免疫、代谢等方面。其中具有催化活性的酶或者具有信息转导作用的受体受到损伤后，活性氧的损伤效应还将扩大。自由基对核酸的毒性作用可以导致染色体畸变、DNA断裂和细胞凋亡。

一氧化氮也是氧自由基之一，既是弱氧化剂，具有自由基性质；又是抗氧化剂，对Fe^{2+}和过氧亚硝酸诱导的脂质过氧化有明显的抑制作用，并能穿入多层细胞阻止脂过氧化和防止维生素E的损耗。但是，一氧化氮与其他氧自由基反应能产生多种氧化性能更强的自由基，如过氧亚硝酸阴离子，甚至可扩散到邻近的靶细胞造成严重的细胞损伤。

四、内皮素的分泌和效应

内皮素是1988年发现的血管内皮细胞分泌的一类活性多肽。是迄今为止体内缩血管作用最强的生物因子。除了缩血管的作用之外，内皮素还有很强的使微血管壁通透性增高的作用。根据某医院烧伤中心的研究表明，大面积烧伤后血浆内皮素水平迅速升高，伤后4 h达高峰，24 h仍显著高于正常对照，大约于伤后48 h恢复至正常水平。延迟复苏组的血浆内皮素水平在各时相点均高于立即复苏组。内皮素的受体主要分布于血管内皮细胞和其他血管外组织，其受体亚型的分布和密度的差异决定了内皮素对组织具有不同的作用。用烧伤血清刺激血管内皮细胞，可使血管内皮细胞的内皮素受体mRNA表达水平明显升高。心脏微血管内皮细胞膜上与内皮素结合的特异性位点是内皮素β（ETβ）受体，该受体在心脏微血管内皮细胞膜上呈高密度分布，其最大结合容量为（142 ± 27）fmol/mg蛋白，平衡解离常数（Kd）为（119 ± 22）pM。cGMP是内皮素介导内皮细胞功能改变的主要信使之一，内皮素与血管内皮细胞膜上的受体结合后，细胞内cGMP水平增高。一氧化氮合成酶激活，血管内皮细胞合成一氧化氮增加。cGMP还能促使血管内皮细胞收缩蛋白收缩和构架蛋白构型改变，细胞间的间隙扩大，血管通透性增高。

内皮素通过其受体诱导一氧化氮的生成和释放，而一氧化氮又经cGMP途径抑制内皮素的产生。两者的比值变化影响血管的舒缩。根据某大学的研究表明，烧伤后体内一氧化氮的水平升高，但其增高幅度不及内皮素。加之一氧化氮半衰期短，使内皮素与一氧化氮比值持续增高，血管持续收缩，脏器持续缺血。烧伤后内皮素使毛细血管通透性增加的作用也与一氧化氮有关，据某医院烧伤中心的研究提示，用一氧化氮合成酶抑制剂可有效缓解内皮素增加血管通透性的效应。

五、局部损害

（一）热能传递的惯性

皮肤表面受到热力作用时，温度向皮下传导需要时间，皮表和皮下的温度最终将达到平衡；当热源去除后，皮下温度在一段时间内（$0.5 \sim 2$ h）仍保持在一个较高水平；瞬间高热致伤时，即使脱离热源，由于热能传递的惯性作用，皮下温度仍在继续升高。继续加重的损伤，提示在烧伤早期现场急救时，不仅要脱离热源，而且应通过冷疗减轻进一步的损伤。

（二）蛋白质变性

在烧伤局部，随着温度的升高蛋白质破坏的严重程度也增加。早期蛋白质严重变性被称之为蛋白质凝固。在蛋白质凝固过程中，其三级结构解体，新的键联形成，产生与原结构完全不同的次分子。这种情况可以发生在皮肤接触高温的瞬间，如温度不很高，则须较长时间才会发生上述变化。

（三）细胞损伤

当受损局部温度达到44℃以上时，热力对细胞所造的损伤便超过了细胞内在的修复能力，如果受热时间更长，则会造成受热局部细胞坏死。实验研究提示，细胞在45℃温度的环境中持续1 h，细胞质膜

出现的损害足以造成细胞坏死。

烧伤创面由受热中心向外周可分为 3 个区带，即凝固坏死带、组织淤滞带和充血带。凝固坏死带通常在与热源直接接触的部位，这一区带内的损伤为不可逆性细胞完全坏死，形成焦痂；凝固坏死带下方和周围为组织淤滞带，该区带内的皮肤角质层疏松呈分层状；表皮和真皮，甚至皮下组织细胞质膜和核膜的脂蛋白变性产生细胞水肿、高尔基体和线粒体肿胀且数量减少；核蛋白固缩、细胞膜破裂、内皮细胞坏死和基膜暴露等改变。此外，尚可见到毛囊扭曲，毛鞘上皮细胞坏死，汗腺管腔消失，皮脂腺破裂等组织病理学改变，组织淤滞带的外围为充血反应带。组织淤滞带和充血反应带均为可逆性损伤区域，治疗得当时可以或有可能恢复正常，反之，则向渐进性坏死的方向发展。

（四）胶原降解

烧伤不但引起皮肤细胞的坏死，还导致皮肤组织中胶原结构的改变。当接触温度超过 50 ~ 52℃时，就可引起胶原损伤，这种损伤可能是由于热力减弱了胶原纤维分子间的多联键或氢键，使胶原组织易于被酶消化。正常情况下胶原由于含大量羟脯氨酸而成聚合状态，羟基使分子间联结非常稳定，不易被降解。大面积深度烧伤后，患者尿中羟脯氨酸的含量持续升高达 2 个月之久，说明受热损伤后胶原的分解会持续很长时间。

（五）局部循环障碍

烧伤局部的组织淤滞带的微循环发生进行性紊乱。该带的血管内皮细胞肿胀、变形甚至坏死。毛细血管壁通透性增高，血浆渗出，血液浓缩，红细胞变形功能降低，白细胞附壁，血小板黏附，微循环内血流缓慢甚至停滞。毛细血管和小静脉内有血栓形成，继而可在大静脉内形成血栓。受热力损害严重时，毛细血管和小血管壁可立即发生凝固坏死。由于血管扩张、管壁通透性增高及血管外区域渗透压升高，很快形成水肿。胶原纤维和透明质酸盐的分解导致血管外渗透压增高，随着血浆蛋白的外漏，致使组织间液胶体渗透压进一步升高，造成组织水肿加剧。这些变化对局部供血和微循环会继续造成不良影响，使损伤范围进一步扩展。

六、远隔部位及全身的损害

（一）低血容量、低血钠、低蛋白血症

大面积烧伤引起血液浓缩和有效循环血量减少。烧伤后早期，血浆量较伤前减少，功能性细胞外液随之丢失。伤后 2 h，血浆丢失速度最快，6 ~ 8 h 以后丢失速度渐缓。观察大面积烧伤即使在液体复苏条件下，伤后 24 h 内平均血容量和血浆容量都低于正常值。大面积烧伤在血容量减低的同时，还会出现低钠血症和低蛋白血症。烧伤后体内钠离子可转移到烧伤局部组织和循环中的红细胞，以及远隔部位重要脏器的细胞内，而血浆蛋白（主要是分子量较小的清蛋白）则主要渗出到血管外区域。烧伤实验不支持烧伤后肝细胞合成清蛋白的功能受抑制的推论。提示烧伤后血浆清蛋白水平降低可能主要是由于自血管内丢失。

（二）组织缺血缺氧和细胞能量代谢紊乱

烧伤后由于心输出量减少，有效循环血量不足和微循环紊乱等因素，导致组织缺血缺氧。组织缺血缺氧引起细胞代谢障碍，如 ATP 合成受抑制，糖酵解途径占优势，细胞内酸中毒等，最终导致细胞受损伤。

动物实验表明，严重烧伤后 24 h，心、肾、肝、小肠黏膜等处无机磷酸盐与高能磷酸化合物的比值升高，能量负荷降低。Trump 等在超微结构的基础上，将缺血缺氧所致的细胞损伤过程分为初期、可逆期、细胞濒死期和坏死期。在初期和可逆期，细胞内腺苷酸系统主要的变化为 ATP 和 ADP 迅速降解；到细胞濒死期和坏死期，主要表现为 AMP 和总腺苷酸浓度降低，而无机磷酸盐浓度升高。当总腺苷酸浓度降至正常值的 20% 左右，器官就不能存活。

细胞内作为能源的高能磷酸化合物对细胞活性和功能的维持具有重要意义。细胞内高能磷酸化合物浓度改变与细胞膜电位降低的程度有线性关系。当细胞内高能磷酸化合物减少时，细胞膜便不能维持细胞内、外电解质梯度。在不同的组织中，当 ATP 水平降低时，cAMP 水平也随之降低。由于 cAMP 作为神经体液调节的第二信使，能控制细胞的多种代谢过程。这一系统受抑制将导致体内广泛的代谢和功能

紊乱。ATP 还有稳定溶酶体膜，抑制溶酶体悬液酸性磷酸酶释放的作用，细胞内 ATP 水平降低将导致溶酶体酶释放。

（三）细胞膜功能障碍和膜结构异常

大面积烧伤后，远隔部位乃至全身各系统脏器的细胞膜均可发生结构和功能的改变。

1. 细胞膜功能变化的主要表现

（1）细胞膜离子泵对离子的泵出或泵入能力，如线粒体膜和细胞质膜对钠和钙的泵出能力，以及内质网膜对钙离子的泵入能力均下降。

（2）离子通道异常开放，这一现象可通过膜片钳技术加以证实。

（3）维持细胞膜两侧离子分布和跨膜梯度的能力降低。

2. 细胞膜结构异常主要表现

（1）细胞膜通透性用镧标记细胞化学的方法显示，正常心肌细胞膜对镧颗粒具有相对不通透性，镧颗粒仅沿细胞膜外表排列，不能进入细胞内；而烧伤后，镧颗粒由心肌细胞外表面进入细胞，并沿线粒体外膜沉积。提示细胞膜通透性增高。

（2）细胞膜脂成分可用 5- 氮氧自由基硬脂酸（5NS）和 16- 氮氧自由基硬脂酸（16NS）分别标记细胞膜浅层和深层膜脂，结合自旋标记顺磁共振研究。

（3）烧伤后心肌细胞膜深层的膜脂（标记）流动性降低（膜脂序参数 S 增高）；膜蛋白强固定化成分相对增加，位于膜表面的自由度较大的弱固定成分相对减少，两者之间比值相对增大。

（4）细胞膜蛋白成分可用 3- 甲基马来酰胺氮氧自由基（3MP）标记膜蛋白巯基，结合自旋标记顺磁共振研究。提示心肌细胞膜蛋白的强固定化成分增多，弱固定化成分减少，强固定化与弱固定化成分比例升高，细胞膜蛋白由一种构象转变到另一种构象的时间延长。烧伤后机体远隔部位细胞膜损伤和氧自由基代谢紊乱有关。部分学者采用顺磁共振波谱技术在烧伤动物心肌组织中直接捕捉到增加的氧自由基；还有部分学者采用铈细胞化学电子显微镜技术发现，烧伤后心脏血管内皮细胞表面存在大量过氧化氢，证实烧伤后氧自由基对心脏有损伤作用。

（四）钠离子重新分布和细胞内钙超载

钠离子是维持细胞内、外晶体渗透压的主要成分，其浓度和分布，以及与其他分子的相互作用，对维持细胞功能具有重要意义。有学者通过 ^{23}Na 磁共振波谱技术（^{23}Na–NMR），在活体上直接观察烧伤大鼠肝脏的细胞内区域和细胞外区域钠离子含量的变化，并通过测定磁共振横向弛豫时间（T_2）和分析 T_2 快、慢时相的构成，了解细胞内、外钠离子的存在状态。

T_2 受体液黏度随大分子的影响而变化。^{23}Na 磁共振 T_2 的分析得到钠原子所处微环境的信息；^{23}Na 的磁共振横向慢弛豫时间（T_{2s}）代表"自由钠"（free sodium），当钠原子所处微环境中大分子增多或黏度增高时，"自由钠"相对减少，"约束钠"（bound sodium）相对增多，^{23}Na 的磁共振横向快弛豫时间（T_{2f}）代表"约束钠"。研究提示，烧伤后 24 h，烧伤组大鼠肝脏的细胞外的钠离子含量较假烫组减少 17%，细胞外的 ^{23}Na 磁共振横向快弛豫时间（T_{2f}）不变，但其在总横向弛豫时间中所占比值增加。细胞外基质中钠的结合位点相对增加；细胞内钠离子含量增加，但其磁共振横向弛豫时间和快、慢 T_2 成分相对比值不变。细胞内分解代谢产物增加，以至细胞内基质中钠离子结合位点与钠离子含量成比率增长。研究表明严重烧伤早期，远隔部位肝脏器官的细胞外钠离子可因部分丢失于细胞内区域和钠离子结合位点增多而致相对不足。

细胞质游离钙和环式腺苷酸共同起到细胞内第二信使的作用，调节细胞形形色色的生命活动、代谢和功能。有学者应用具有高解离常数（Kd）的细胞内钙离子指示剂 TF–BAPTA 和 ^{19}F NMR 波谱技术，研究烧伤大鼠离体灌注心脏细胞胞质游离钙的浓度 $[Ca^{2+}]i$。结果显示，对照组心肌细胞 $[Ca^{2+}]i$ 为（0.807 ± 0.192）μmol/L，烧伤组心肌细胞 $[Ca^{2+}]i$ 显著升高，为（3.891 ± 0.929）μmol/L，与对照组之间存在非常显著的差别（$P < 0.01$）。这一结果与观察到烧伤后分离的心肌细胞内钙蓄积的现象相吻合。除了胞质游离钙浓度增高之外，钙细胞化学加电子显微镜显示对照组心肌细胞内钙离子分布呈隔室化，而烧伤组心肌细胞内这种"钙分布隔室化"现象消失；X 线能谱分析显示，细胞线粒体内游离钙水平也

增高。部分学者的研究发现烧伤大鼠肝脏库普弗细胞胞质游离钙水平也异常增高。烧伤后重要脏器细胞内游离钙浓度升高源于细胞内外两条途径。

1. 细胞内钙浓度升高的途径

（1）Ca^{2+}-ATP 酶活性的下降引起胞质 Ca^{2+} 摄入肌浆网、线粒体及跨膜外流的减少，进而引起细胞质游离钙浓度的增加。

（2）细胞膜 L 型钙通道过度开放。

2. 细胞内钙超载对机体的损伤作用

（1）增加 Ca^{2+}-ATP 酶的活力，使细胞内 ATP 消耗增加，加剧了细胞能量缺乏状态。

（2）启动黄嘌呤脱氢酶（XD）的蛋白水解作用，使之转化为黄嘌呤氧化酶（XO），对氧自由基的生成增加，并在氧自由基活化磷脂酶 A_2（PLA_2）的过程中起协同作用。

（3）作为去甲肾上腺素、精氨酸加压素、胰高血糖素等，作用于细胞的第二信使介导这些激素的血管活性和代谢作用。

（4）持续活化免疫细胞（如腹腔巨噬细胞）NF-κB 信号转导通路，促使肿瘤坏死因子（TNF）等前炎性细胞因子大量释放；实验显示，细胞膜 L 型钙通道阻滞剂维拉帕米，可以有效阻断烧伤血清刺激巨噬细胞释放前炎性细胞因子。

（五）红细胞

膜脂质过氧化是烧伤后红细胞损伤的另一个重要因素，代表红细胞潜在抗氧化能力的 GSH-PX/LPO 比值在烧伤后随休克时间的延长而进行性下降，提示红细胞的过氧化损伤随休克时间的延长而加剧。由于红细胞膜浅层和深层脂质所处的位置不同，导致脂质过氧化后流动性的变化差异，浅层脂质受蛋白交联的影响较小，膜脂质过氧化主要导致不饱和膜脂酸链的断裂，膜脂发生降解，流动性增加；而深层脂质紧贴着膜骨架蛋白，受膜蛋白交联的影响较大，伤后膜脂主要表现流动性降低。另外，脂质过氧化还可使膜带 3 蛋白产生抗原性的改变，促进自身抗体的产生和结合。烧伤休克期体液中某些物质，如血清凝集素、儿茶酚胺、前列腺素等的持续作用也能增加红细胞膜硬度。

（六）重要脏器的损伤

烧伤创面的毒性产物和炎性递质释放入血，可引起全身各系统脏器的一系列变化和损伤。

1. 心脏

烧伤后心脏的收缩和舒张功能迅速降低，主要为左心室内压（LVP）、左心室内压上升速率（+dP/dt）和左心室内压下降速率（-dP/dt）均变小，对容量和正性肌力药物（如异丙肾上腺素）的反应性降低。烧伤后早期心脏功能降低的原因尚不十分明了，研究提示心肌局部血流量减少部分构成心肌收缩性降低的病理基础，但补足循环血量并不能很快纠正心功能不全。放射性微球技术提示，烧伤后 3 h 心肌血流量显著降低，降低最为显著的是心室壁外层，其次为中层和内层。

近年的研究发现，烧伤后心肌细胞表达和分泌 TNF 增多，细胞膜通透性增高，膜脂深层流动性显著降低，膜蛋白构象异常和运动受限，能量代谢紊乱，细胞内钠离子和钙离子增高。正常情况下心肌细胞胞质游离钙的浓度只有细胞外的千分之一甚至万分之一，心肌细胞胞质游离钙浓度虽低，却是心肌兴奋-收缩的重要调节者，心肌细胞兴奋-收缩耦联过程包括 4 个步骤。

（1）钙离子通过细胞膜上的 L 型钙离子慢通道进入细胞内。

（2）少量的钙离子进入心肌细胞内，即可触发细胞内质网中的钙声子由 Ryanodine 敏感的钙释放通道将储存钙向胞质大量释放，使胞质游离钙浓度进一步升高。

（3）胞质游离钙与肌钙蛋白 C 结合活化心肌收缩蛋白，启动交联桥循环（crosslinking bridge cycle），使心肌发生收缩。

（4）胞质内游离钙通过内质网膜上的 Ca^{2+}-ATPase，以及肌纤膜上的 Na^+-Ca^{2+} 交换和 Ca^{2+}-ATPase 而恢复到兴奋前的低水平状态。心肌细胞胞浆游离钙水平增高，与肌钙蛋白 C 结合，启动交叉桥连循环的连锁反应，心肌收缩力应表现为增强。但烧伤后心肌细胞胞质游离钙水平增高却伴随着心肌收缩力的减弱，提示心肌细胞在兴奋收缩耦联方面发生了故障，或心肌收缩蛋白对肌钙蛋白的反应性降低。大多数烧伤患者的心肌功能降低可在伤后 48 ～ 72 h 改善或恢复。

休克期死亡尸解病理检查可见心肌充血、水肿、纤维变性、横纹不清。少数有心肌纤维断裂，心外膜和心内膜可见灶性出血。

2. 肾

肾是机体血流量最多的器官，烧伤后由于神经体液对全身血流重新分布的调节作用，肾血流量可降低至正常的 30% ～ 50%；加上外源性（如化学烧伤、抗生素等）和内源性（血红蛋白、肌红蛋白、烧伤毒素等）肾毒性物质的影响，以及再灌注损伤的作用，容易导致急性肾功能不全。

3. 胃肠

烧伤后持续的应激原作用能够引起强烈的交感神经兴奋，致使儿茶酚胺类物质大量释放，使胃肠黏膜血管收缩、黏膜下短路开放及血液分流，导致胃肠黏膜遭受缺血缺氧性损伤，屏障保护功能降低。严重时会发生应激性溃疡，导致肠道细菌和毒素移位等。

4. 肝

应用 ^{32}P 磁共振波谱研究表明，烧伤后肝细胞内能量储备减少，高能磷酸化合物 ATP 水平降低；^{23}Na 磁共振弛豫时间研究提示，烧伤后细胞内有钠蓄积的现象。肝细胞外的钠减少，细胞内钠增加，细胞外游离钠所占的百分比减少，结合钠所占的百分比增加；细胞内钠虽然增加，但是游离钠和结合钠各自所占的百分比不变。提示在细胞内钠增加的同时，细胞内钠的结合位点亦相应增加。

烧伤后肝脏工作负荷加重，要合成急性期蛋白，还要通过提高回补反应和糖原新生的速率，来保证体内其他重要脏器能够有足够的能量底物。肝脏的糖原新生对维持血糖水平起重要作用，这种作用对体内某些仅以血糖为能量底物的细胞，如神经细胞等来说十分重要。采用 ^{13}C 磁共振波谱技术对烧伤肝脏三羧酸循环、糖原新生和回补通路的碳流量进行分析，结果表明严重烧伤后肝细胞内通过三羧酸循环的底物碳流量明显减少，而通过回补通路用于糖原新生和蛋白合成的底物碳流量则明显增加。这些结果说明肝脏在自身能量补充不足的情况下超负荷地工作。磁共振波谱研究还提示，在肝细胞内由糖代谢中间产物丙酮酸向丙氨酸的转化过程加速，对肝细胞合成应激蛋白可能具有重要意义。

烧伤后肝细胞内的高能磷酸化合物供给短缺，但肝细胞内钠离子和氢离子的蓄积，以及细胞膜两侧钠离子梯度值降低，并不能单纯用"高能磷酸化合物供给短缺"解释，可能有其他炎性细胞因子参与烧伤后细胞膜通透性增高的病理过程。

肝脏在烧伤病程中举足轻重，但对肝功能却缺少有效的检测手段。磁共振波谱技术有可能在不久的将来成为临床上检测肝脏代谢和功能的有力工具，例如，^{32}P 磁共振波谱可提供有关肝细胞能量代谢、细胞内 pH 和 Mg^{2+} 代谢的有关信息；^{23}Na 磁共振波谱加弛豫时间测定可提供有关肝细胞膜功能、细胞内外钠分布和状态的信息；^{18}F 磁共振波谱可提供肝细胞内钙超载和氧摄取等的有关信息；^{13}C 磁共振波谱可提供肝细胞对代谢底物的选择和摄取、三羧酸循环、糖原新生、回补反应、戊糖通路，以及糖、脂肪酸和氨基酸代谢途径中各种酶活力的有关信息。这些检查无放射性污染，不给患者增加痛苦和损伤，可连续观察与重复测定。

5. 肺

严重烧伤可以引起急性肺损伤，临床表现主要有呼吸困难、低氧血症、肺的顺应性降低（X 线检查可见两肺呈播散性浸润形成的阴影）等。这种肺部损害可以起因于烧伤组织感染或炎症反应释放的递质引起全身性病理过程，也可以直接由吸入性损伤对肺部造成的损害，组织病理特征为肺泡因充满富含蛋白和炎细胞的液体而实变。烧伤后的急性肺损伤通常发生在以下两个时期。

（1）烧伤早期：烟雾吸入性损伤或呼吸道化学性烧伤引起肺毛细血管通透性增高，黏膜刺激症状包括支气管分泌黏液及咳嗽。纤毛功能不全使肺支气管增加感染的机会。烟雾吸入性损伤的 3 ～ 4 d 后，受损伤的坏死黏膜开始脱落，加上呼吸道黏性分泌物增多，可导致远端气道阻塞和肺不张。由于气道炎症反应和支气管血流量增加，可以不断加重弥漫性组织间隙水肿。

（2）烧伤后期：由烧伤创面组织或肠道来的细菌和细菌毒素启动全身炎症反应。组织中巨噬细胞分泌大量细胞因子，内皮细胞在细胞因子的作用下转换成一种前炎性、前凝血内皮细胞表型，对中性粒细胞产生趋化性，并刺激中性粒细胞产生蛋白酶和氧化剂，激活体液中多种蛋白，包括补体和凝血系统的级联反应。这些活化的细胞和蛋白级联反应进一步损害淋巴系统功能，引起非心源性肺水肿，使肺顺应性呈轻度到中度降低和功能性残余肺容量（functional residual lung capacity，FRC）减少，肺短路分数（Q_s/Q_T）和通气催流（V_A/Q）之间的差异性增加。

肺静脉和毛细血管充血，伴内皮细胞肿胀和坏死是早期成人呼吸窘迫综合征（ARDS）的特征，大多数烧伤后数天内发生肺动脉高压。部分由于血栓素 A_2 所介导的肺血管收缩和肺间质压力增高是肺血管阻力高的原因。肺间质和肺泡水肿又是远端气道阻塞的原因。肺不张会使肺短路分数进一步增加。液体进入肺泡后，肺泡液中的蛋白，尤其是胶原蛋白的沉积可使肺泡表面活性物质（surfactant）灭活，从而进一步增加发生肺不张的倾向。Ⅰ型肺泡细胞覆盖 90% 气体交换面积，由于其本身极端脆弱和不可再生而迅速消失，肺泡基底部裸露，只剩Ⅱ型肺泡细胞。蛋白和坏死物碎屑沉积在肺泡表面，由于成纤维细胞、白细胞和组织细胞的浸润使肺泡壁不断加厚。这一时期，毛细血管损伤所伴有严重多发性肺不张会越来越明显。

七、预后

（一）多脏器功能不全综合征（MODS）

MODS 是大量炎性递质和细胞因子的释放和相互作用所造成的失控性全身炎症反应的表现。研究表明，全身性炎性反应综合征（SIRS）发展的结果是多脏器功能不全，后者是烧伤死亡的原因之一。SIRS 的本质是机体在受到严重打击后发生的失去控制的、自行持续放大和自我破坏的炎症。表现为播散性炎性细胞活化、炎症递质大量入血，由此引起远隔部位的炎症反应。严重大面积烧伤的休克、延迟复苏、严重内环境紊乱、创面坏死组织残留和感染等因素均可引发 SIRS。MODS 的发病机制中有二次打击，这往往是引发全身炎症反应失控的诱因。根据美国胸科医师协会和危重医学学会联合会议提出的标准，体温高于 38℃ 或低于 36℃，心率快于 90 次/min，呼吸快于 20 次/min 或 $PaCO_2$ 小于 4.5 kPa（34 mmHg），白细胞计数大于 12×10^9/L 或未成熟的杆状核白细胞大于 10%，便可诊断为 SIRS。但将该项标准用于烧伤临床显示，在严重烧伤后的 1 个月内会有 28 d 处于 SIRS 状态。

为使 SIRS 的诊断标准有助于临床医师判断烧伤患者的预后，第二军医大学长海医院解放军烧伤中心对 1990 年 1 月—1998 年 7 月间入院的 52 例大面积特重烧伤患者的临床资料进行了多元回归分析，以探讨 SIRS4 项诊断要素（体温、心率、呼吸频率、白细胞计数）对器官功能不全的影响，表明在诊断 SIRS 的 4 要素中，呼吸频率和心率的异常改变对器官功能不全最有警示意义，而体温和白细胞计数对器官功能不全的警示意义却不十分明显。在此基础上，第二军医大学长海医院烧伤科还提出针对烧伤患者 SIRS 严重程度的评分标准。

（1）体温高于 38℃ 或低于 36℃，白细胞计数大于 $12\,000 \times 10^9$/L 或小于 $4\,000 \times 10^9$/L，存在上述条件者记 1 分。

（2）心率超过 90 次/min 记 1 分，超过 120 次/min 记 2 分。

（3）呼吸频率超过 20 次/min 记 1 分，超过 24 次/min 记 2 分，超过 28 次/min 记 3 分。

上述 3 项综合评分小于或等于 3 分，诊断为轻度 SIRS；评分等于或大于 4 分，诊断为重度 SIRS。只有重度 SIRS 才对器官功能不全有警示意义。

（二）瘢痕、挛缩和畸形

深度烧伤创面的修复是个复杂的问题，受损伤的皮肤在解剖学和生物学意义上完整性的恢复牵涉到生理学、生物化学、细胞学和分子学上的一系列问题。在生物进化的过程中，哺乳动物失去被毁损组织从解剖和功能结构上完美再造的能力，只有少数组织保留了有限修复能力。皮肤是人体最大的器官，其结构成分均分别来源于外胚层和中胚层，这在一定程度上增加了皮肤创面修复的复杂性。来源于外胚层的表皮细胞保留了不断更新的能力，但在深度烧伤时其往往不复生存；而来自中胚层的真皮结构如被毁损，就只能通过成纤维细胞进行瘢痕修复。显然，皮肤烧伤创面的修复效果，不但取决于细胞增殖能力，而且取决于表皮细胞残留数量和真皮基质的重建情况。大面积深Ⅱ度和Ⅲ度烧伤创面往往由于未能及时处理，处理方法不当，感染或皮源不足，最终形成瘢痕。有关瘢痕形成的病理机制包括表皮覆盖延迟，成纤维细胞因反复炎性刺激而增殖，局部高浓度转化生长因子-β（TGF-β），胶原代谢失去平衡和真皮基质中蛋白多糖比例改变等因素。TGF-β可诱导平滑肌肌动蛋白在成纤维细胞中的表达，使成纤维细胞向肌成纤维细胞转化。如果瘢痕中有较多的肌成纤维细胞，将会发生瘢痕挛缩和严重畸形。烧伤创面的瘢痕、挛缩和畸形是对容貌、外观和功能的严重伤害。

（三）心理后遗症

烧伤患者，特别是严重烧伤患者在治疗期间，以及创面愈合后若干年乃至终身，往往伴有程度不同的心理精神方面的异常，如失眠、焦虑、恐惧、幻觉、噩梦、创伤后抑郁症、精神分裂症等。康奈尔大学对70例烧伤患者的调查表明，烧伤患者的疼痛对伤后应激性心理失常和代谢紊乱均有一定作用。烧伤面积、伤后手术次数和住院时间可作为烧伤后应激性心理失常（PTSD）的预警指标。对经历2次以上手术的患者，应高度警惕PTSD的发生。美国135个烧伤中心大多数工作人员认为，目前所采用的镇痛措施仍不能令人满意。我国烧伤治疗的镇痛措施仍显薄弱，对烧伤患者的心理治疗重要性的认识明显滞后。随着我国经济的快速发展和国民生活水平的提高，对烧伤患者的心理治疗和生活质量将会给予更多的关注。

第三节　烧伤的严重程度分类

一、烧伤面积估计

烧伤面积是以皮肤烧伤区域占全身体表面积的百分率来计算，决定着病情的严重程度和预后。目前，我国常用通过实测符合我国人体实际的简便的估计方法，主要有以下几种。

（一）估计方法

1. 手掌法

不论年龄或性别，将手的五指并拢，手掌面积即占全身体表面积的1%。这种计算方法，对估计小面积烧伤很方便。在估计大面积烧伤时，也可用此法估计健康皮肤面积，在用总体表面积减去即可得烧伤面积，也常与中国九分法或十分法结合使用。但应注意应用时要以患者手的大小为标准，而不是以检查者手的大小为标准（图1-1）。

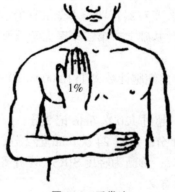

图1-1　手掌法

2. 十分法

将人体表面积分为10个10%来计算，具体为头颈部10%，双上肢为20%，躯干为30%（包括臀部和会阴），双下肢为40%。此法的优点是容易记忆，使用方便。不足之处是欠准确，尤其是躯干部分差异较大，但仍适用于平时或战时大批伤员的现场初步分类。

3. 中国九分法

将全身体表面积划分为若干个9%的等分来计算烧伤面积，具体为：成人头颈部占9%，双上肢为2×9%，躯干前后（各占13%）及会阴部（1%）占3×9%，双下肢及臀部为5×9%+1%，成年女性双足及双臀部各为 6%（图 1-2，表 1-1）。

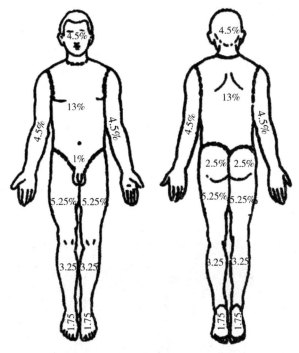

图 1-2　人体各部位体表面积估计

表 1-1　人体表面积估计的中国九分法

部位	体表面积（%）	分部位	体表面积（%）
头颈	9×1	头面	6
		颈部	3
上肢	9×2	手	5（2.5×2）
		前臂	6（3×2）
		上臂	7（3.5×2）
躯干	9×3	躯干前	13
		躯干后	13
		会阴	1
下肢	9×5+1	足	7（3.5×2）
		小腿	13（6.5×2）
		大腿	21（10.5×2）
		臀部	5（2.5×2）

4. 小儿面积估计

小儿的躯干和双上肢所占体表面积的百分比与成人相同，而头部面积相对较大，双下肢面积相对较小，并随着年龄增大而改变，12 岁以后大致与成人相同。可按下列简化公式计算：头面颈部面积 % = 9%+（12- 年龄）%，双下肢面积 % = 46%-（12- 年龄）%。

（二）注意事项

（1）无论用哪种方法，虽然都属估计，但是要力求近似，并用整数记录，小数点后数字采取四舍五入，即不到 1% 的烧伤面积记为 1%。

（2）估计烧伤面积时，应将浅Ⅱ度、深Ⅱ度及Ⅲ度烧伤面积分开计算，供治疗时参考。累加总面积时，不计算Ⅰ度面积。

（3）吸入性损伤不计算面积，但在诊断中必须标明其严重程度（轻度、中度或重度）。

（4）大面积烧伤，可只估计正常皮肤，然后从整个体表面积减去正常皮肤，即为烧伤面积。

（5）严重烧伤早期血容量不足，不宜为详细估计面积而反复翻动伤员，否则易加重休克，可先粗略估计，伤后72 h再给予修正。

二、烧伤创面深度

判断烧伤深度是根据所伤及的皮肤组织学深度及临床表现划分的，取决于致热源温度及作用时间。我国目前普遍采用Ⅲ度四分法，即分为Ⅰ度、Ⅱ度（浅Ⅱ度、深Ⅱ度）和Ⅲ度（图1-3）。深达肌肉、骨质者仍按Ⅲ度计算。临床上为表达方便，将Ⅰ度和浅Ⅱ度称为浅度烧伤，将深Ⅱ度和Ⅲ度合称为深度烧伤。2003年中华医学会烧伤外科学会时论认为，Ⅳ度五分法更符合客观实际，即将原来的Ⅲ度烧伤分为Ⅲ度（全层皮肤烧伤）和Ⅳ度（伤及皮下、肌肉、血管、骨组织）。

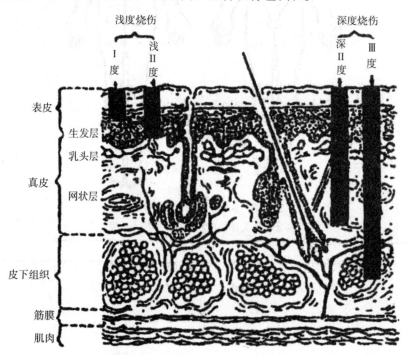

图1-3 烧伤深度的三度四分法组织学示意图

（一）三度四分法的组织学划分及临床特征

1. Ⅰ度烧伤

Ⅰ度烧伤又称红斑性烧伤，仅伤及表皮浅层——角质层、透明层、颗粒层，有时可伤及棘状层，但生发层健在，因而再生能力活跃。临床表现为皮肤发红，局部干燥，有轻度肿胀和疼痛，有烧灼感，无渗出及水疱。一般3～5 d内脱屑痊愈、不遗留瘢痕。有时有色素沉着，但绝大多数可于短期内恢复至正常肤色。因Ⅰ度烧伤对全身影响不大，故在制订输液计划和判断严重程度时不计算在内。

2. 浅Ⅱ度烧伤

浅Ⅱ度伤及整个表皮和部分真皮乳头层。由于生发层部分损伤，上皮的再生有赖于残存的生发层及毛囊、汗腺等皮肤附件上皮的增殖。其特征是局部红肿明显，渗液多，大量渗出物积聚于表皮与真皮之间，形成大小不等的水疱，可于伤后立即或24 h内形成，故又称水疱性烧伤。水疱内含淡黄色或淡红色澄清液体，成分与血浆相似，只有蛋白含量低，数日后可凝成胨状物。水疱破裂后，可见红润潮湿的创面，质地较软，温度较高，疼痛剧烈，感觉过敏，并可见扩张、充血的毛细血管网，表现为颗粒状或脉络状，在伤后1～2 d更为明显。如处理得当，无继发感染等并发症，一般经7～14 d达一期愈合，愈后不留瘢痕。由于有色素细胞的破坏，可有较长时间的色素改变。

3. 深Ⅱ度烧伤

深Ⅱ度除表皮、全部真皮乳头层烧毁外，真皮网状层部分受累，位于真皮深层的毛囊及汗腺尚有活力。由于人体各部分真皮的厚度不一，烧伤的深浅不一，故深Ⅱ度烧伤的临床变异较多。浅的接近浅Ⅱ

度,深的临界Ⅲ度。局部肿胀,表皮呈较白或棕黄,间或有较小的水泡。表皮撕脱后,创面微潮,渗出不多,可见基底部呈白中透红或红白相间。质地较韧,感觉迟钝,温度降低,有拔毛痛,并可见针孔或粟粒大小的红色小点,伤后 1 ~ 2 d 更明显,压之不褪色。创面干燥后,可见栓塞的真皮血管网。如无严重感染,残存的毛囊,汗腺和皮脂腺的上皮增生覆盖创面,经 20 d 左右而自行愈合。愈合后的上皮比较脆弱,摩擦后易产生小水泡。因为修复过程中有部分肉芽组织,故愈合后常有瘢痕形成。如发生感染,残留的皮肤附件往往被破坏,变成Ⅲ度创面,需植皮才能愈合。

4. Ⅲ度烧伤

Ⅲ度烧伤又称焦痂性烧伤。皮肤表皮、真皮全层及其附件被烧伤,深达皮下组织,甚至肌肉、骨骼、内脏器官等也被烧伤。皮肤坏死脱水后形成焦痂,由于损伤程度不同,可呈苍白色,黄白色、焦黄或焦黑炭化状。干燥坚硬的焦痂可呈皮革样,焦痂上可见到已栓塞的皮下静脉网呈树枝状,多在伤后立即出现,有时需待 1 ~ 2 d,焦痂干燥后方显出,以四肢内侧皮肤较薄处多见。创面痛觉消失,皮温低,拔毛试验易拔出而不感疼痛。烫伤的Ⅲ度创面可呈苍白而潮湿。在伤后 2 ~ 4 周焦痂溶解脱落、形成肉芽创面。直径 2 cm 以内的Ⅲ度创面,可由创周边缘上皮及创缘收缩而达到愈合,但遗留严重的瘢痕。面积较大的Ⅲ度创面,必须行自体皮移植才能愈合,且常遗留瘢痕挛缩畸形。

(二)四度五分法的组织学划分及临床特征

1. Ⅰ度及Ⅱ度烧伤

Ⅰ度及Ⅱ度烧伤同三度四分法。

2. Ⅲ度烧伤

Ⅲ度烧伤系全层皮肤的损伤,表皮、真皮及其附件全部被毁。

3. Ⅳ度烧伤

深及皮下组织、肌肉甚至骨骼、内脏器官等。呈黄褐色或焦黄或炭化,丧失知觉,活动受限。早期,深在的Ⅳ度损伤往往被烧损而未脱落的皮肤覆盖,临床上不易鉴别。由于皮肤及其附件全部被毁,创面已无上皮再生的来源,创面修复必须有赖于植皮及皮瓣移植修复,严重患者须行截肢术。

(三)烧伤深度识别的注意事项

烧伤深度的估计主要是根据临床表现。一般情况下,经过细致观察,多可做出正确的诊断。但由于烧伤深度的划分是人为的,不同深度间可有移行、混合和交错,有时难以截然划分。介于深Ⅱ度与Ⅲ度间的移行部分或两者混杂部,常称为混合度。致伤原因、皮肤厚度也可影响临床表现,使烧伤深度的判断容易出现误差。故需注意以下事项。

(1)由于人体体表厚度不一(如上臂内侧 0.91 ± 0.30 mm,而外侧较厚为 1.14 ± 0.28 mm;大腿内侧为 1.00 ± 0.20 mm,而外侧较厚为 1.32 ± 0.20 mm),因而同样热力在不同部位所引起的损伤深度也不一样。

(2)同一部位的皮肤,因年龄、性别、职业等不同,其厚度也不一样。如小儿、60 岁以上老人皮肤较成人薄,女性较男性薄。故小儿、老人及女性烧伤深度往往容易估计偏浅,应经常注意观察。

(3)烧伤原因不同,临床表现也不一样,往往给深度判断造成困难。如酸烧伤致表层蛋白凝固变性、变色,容易估计偏深;而碱烧伤具渗透性破坏,使脂肪皂化,有逐渐加深的过程,容易估计偏浅。其他许多化学烧伤,也有继续加深的过程。因此深度估计应反复核实。

(4)对烧伤深度的判断,要注意外界条件对皮肤的影响,如受压、潮湿、感染等,不利于皮肤的再生,反而可促进皮肤坏死。因此,最后应根据实际深度进行修正。

(5)Ⅲ度烧伤偶尔也可出现水泡,一般是致伤时热力较低而持续时间较长所致。此外,温度很高但作用时间短暂,真皮内的水分迅速蒸发积于表皮之下,也可形成水泡。因此,不能以有无水泡来判断深度,尤其在烫伤情况下还应观察创面的基底情况。

三、烧伤严重程度分类

烧伤严重程度受多种因素影响,如年龄、合并伤、合并中毒等,但基本因素是烧伤面积和深度。即使烧伤面积与烧伤深度两种基本因素的组合,也会形成无数不同严重程度的烧伤。如同样面积的烧伤,由于深度烧伤的面积不一样，预后截然不同。另外，由于治疗水平的提高，区分烧伤的轻、重也有变化。因此临床上准确区分烧伤的严重程度并非易事。为了突出Ⅲ度烧伤的严重性，临床上有人用烧伤指数（BI）来估计其严重程度。

烧伤指数（BI）= Ⅲ度烧伤面积 + Ⅱ度烧伤面积/2。

尽管烧伤严重程度分类困难，同时对平时救治烧伤并无重要指导意义，但是在成批烧伤时，作为分类的标准，却有重要的指导意义。20世纪70年代全国烧伤会议按烧伤面积和深度划分为轻、中、重、特重4个等级，仍适合于成批烧伤的分类，兹介绍如下。

（一）轻度

总面积10%以下的Ⅱ度烧伤。

（二）中度

总面积11%～30%或Ⅲ度烧伤面积在9%以下。

（三）重度

总面积31%～50%或Ⅲ度烧伤面积10%～19%，或烧伤面积不足31%，但有下列情况之一者。

（1）全身情况严重或有休克。

（2）复合伤（严重创伤、冲击伤、放射伤、化学中毒等）。

（3）中、重度呼吸道烧伤（呼吸道烧伤波及喉以下者）。

（4）特重度：总面积50%以上或Ⅲ度烧伤面积达20%以上者。

按以上分类成批烧伤时，轻度烧伤可于门诊治疗；中度烧伤治疗较简单且无须特殊手术，故可收治于其他外科甚至内科病房；烧伤面积31%～50%的重度烧伤，则需烧伤专科处理，但按目前治疗水平，一般尚无生命危险，可收容于普通烧伤病房；总面积50%以上的特重烧伤，处理不当，便可死亡或发生严重并发症，因此要收容于烧伤病房的重病区。

此项分类只适用于成批烧伤的收容，不适用于平时单个患者的估算。

微信扫码
◆临床科研
◆医学前沿
◆临床资讯
◆临床笔记

第二章

创伤整形与重建外科中的基本问题

第一节　创伤整形外科治疗时机的选择

创伤的治疗有较大一部分已纳入整形外科范畴，例如：头皮撕脱伤、手外伤等。而讨论创伤整形外科时机问题，其概念应该是治疗方法上的时机问题。如大家所熟悉，作为外科的一部分，整形外科技术包括了普通外科技术和整形外科专科技术，这些技术的应用有着不同的治疗目的。例如：面部的创口处理，可以选择应用普通外科技术来缝合关闭伤口。也可以选择清创后，按整形外科的特有技术，如"Z字改形术""菱形皮瓣"等技术来关闭伤口。前者的目的是关闭伤口，后者的目的是在关闭伤口的基础上，减少对面部器官功能与形态的影响，并减少伤口愈合后的瘢痕。从这二者的效果看，当然后者是大多数医生和伤者所倾向选择的，但临床情况却十分复杂，许多时候往往不能允许选择后者。而对于更为复杂的创伤，如涉及肌肉、神经、内脏组织外露和肢体、体表器官血运障碍等情况，如何适时应用整形外科的游离组织移植或带蒂、局部皮瓣转移等技术，来挽救这些组织、器官，还是优先挽救生命或群发事件中挽救其他个体。使得创伤整形外科的时机问题，成为这一分支学科的主要命题。

综上所述，可以看到时机问题，即为何时、何情况下可以应用复杂、精细的整形外科技术处理创伤。反之，则应以二期的治疗为主，以及在一期治疗时，如何为二期的治疗创造条件。一般来说，应遵循以下原则。

（一）生命优先原则

当创伤涉及生命威胁，整形外科医生应优先配合或主持生命体征的维持和抢救。尽可能简化伤口的处理，以止血和封闭伤口、引流减压等处理为主。

（二）群体优先原则

在群发事件中，应注意将有限的时间和医生的精力，优先应用于多个个体的生命或重要组织、器官的抢救。而非对某一个体的某一肢体、器官的挽救。

（三）组织、器官保有优先原则

创伤修复的最大瓶颈为组织、器官的供体缺乏。如在急诊救治中，涉及断离的组织、肢体或体表器官，如手指（手掌）、肢体、耳、阴茎等，应尽可能通过重建血供来挽救，如断离处伤口不利于一期吻合血管，可选择异位吻合血管寄养，如将离断的手指与足背动脉吻合，寄养于足部。对于大面积的皮肤软组织撕脱伤，判断无法重建血供后，应及时切取中厚皮肤组织，通过植皮覆盖创面。任何组织器官的丢弃，都将极大影响二期整形治疗的效果。

（四）重要组织、器官功能保全的原则

对于创伤中涉及重要组织、器官的外露，如不及时覆盖，可形成严重的继发后果，如创面中大血管暴露、重要神经的外露以及腹部、胸和颅腔的外露等，均应优先应用皮瓣技术来覆盖。对于常见的眼角膜暴露、骨关节外露等也均属此类情况。

（五）减少后继并发症的原则

对于较为轻和小的创伤，整形外科技术的应用，目的在于减少瘢痕增生、挛缩以及对邻近器官、关节功能等的影响，而不是单纯的关闭伤口。而这一施治中，如何避免感染及其引起的并发症则为关注重点。如动物咬伤、枪弹伤、污染伤口等，均应客观评估采取旷置、引流等处理方法。

除上述原则之外，对烧伤等特殊创伤，尚有其相应的病理特点和内在规律。以烧伤为例，应考虑烧伤类型、瘢痕愈合的病理特征、不同治疗方法选择的特点和病人心理状态等。同样，对于骨组织为主的创伤，也应在遵循上述原则的同时，对影响重要生命功能的结构尽早复位、修复和固定。由于目前关于创伤中整形外科技术应用的治疗时机讨论的文章报道较少，更多和详细的针对性方案还有待在今后的实践中，进行总结和推广。

第二节　创伤重建外科治疗技术发展

一、创伤重建外科的内涵

创伤重建外科（traumatic and reconstructive surgery）是在系统外科学的基础上，以"修复缺损""重建功能""改善外形"为目标，强调在治疗中将"结构""功能""形态"三者有机结合与统一。同时，它是细胞生物学、分子生物学、免疫学、干细胞与组织工程学、生物医用材料学、康复医学等新兴学科形成的交叉边缘学科。它以自体组织移植、生物材料替代、干细胞与组织工程化植入为手段，对组织器官缺损进行修复和重建，从而达到治疗伤病、减少伤残、改善患者生活质量的目的。

二、创伤重建外科的技术发展

（一）新的再造阶梯

整形外科医生为复杂缺损的治疗提供了各种各样的再造选择，并形成一种思维模式，即传统再造阶梯（图 2-1），指导外科医生选择针对各式各样的缺损的创面闭合的方法。对解剖理解的进步和技术的革新提高了实现各种各样缺损的最终闭合的能力。然而，传统的再造阶梯有它的局限性。虽然在给定的问题上，再造阶梯有提供最简单的解决方法的优点，但是很多时候，即使简单的方法能够达到伤口愈合的目的，一些更复杂的方法可能会是更好的选择。为了强调这些观点，已经提出了对于传统再造阶梯的几处修改。Mathes 和 Nahai 提出了由组织扩张、局部皮瓣和显微外科组成的"再造三角"（图 2-2）。Gottlieb 和 Krieger 介绍了"再造电梯"，虽然仍旧肯定复杂度的提升级别的概念，但是建议如果有需要可以直接上升到需要的水平（图 2-3）。

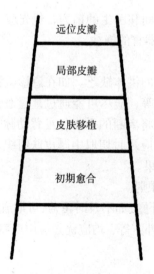

远位皮瓣

局部皮瓣

皮肤移植

初期愈合

图 2-1　传统再造阶梯

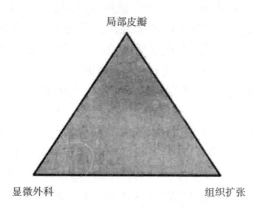

图 2-2 再造三角

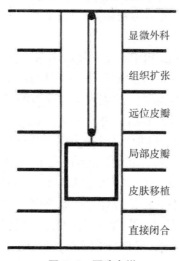

图 2-3 再造电梯

Wong 和 Niranjan 建议梯级应该被当做手术技术的发展阶段，强调再造问题的难度与技术和外科医生的训练有关。Erbaet 等人将手术方案、技术复杂程度和手术的复杂度等融入一个模子，帮助组织不同的再造方法和为更进一步的讨论提供一个框架。

虽然对它进行很多修改，但是在创伤愈合和再造上的几个重要进步还没有融入阶梯中。特别是，负压吸引疗法和真皮基质的使用，虽然两者都达到了临床应用的有效水平，但是不容易融入现存的模式当中。或者是有蒂的或者是游离的穿支皮瓣，对于再造阶梯的梯级来讲，值得进一步考虑。

（二）负压吸引创伤疗法

负压吸引创伤疗法在临床上的优势包括提高肉芽组织形成率、降低创面周围水肿、缩短愈合时间、更少地换敷料、控制细菌生长和潜在的经济优势。负压吸引创伤疗法的应用已经被应用到了更广领域的创伤。一个普遍的临床问题是基底部缺乏带有血供组织的小创伤，如骨或肌腱。因为这些组织应用传统治疗方法可能无法愈合，试图通过二期愈合来闭合创口可能会失败。皮肤移植可能难以黏附，或造成薄的、不稳定的覆盖。传统的方法、植皮或者游离组织移植可能解决问题，但是在很多时候，因为创面本身的限制，这些方法似乎不合适。

最近，有大量的病例报道和一系列的描述使小块骨、肌腱成功生产出肉芽组织的方法，甚至应用了负压吸引创伤疗法，通过二期愈合或移植达到最终的闭合。

（三）真皮基质

由于基础研究的推动，皮肤美容学和制药业已经引领了皮肤重建的革命。已出现了真皮再造物，一种合成的细胞外基质，即胶原－糖苷聚糖－聚氨基葡萄糖海绵，含有超微观组织构造的再造真皮能够促进表皮的分化，表皮能够通过真皮－表皮连接，紧紧地附着在真皮上，并能够多层再生。再造皮肤的进化使得烧伤和慢性创伤能够实现更高的移植成活概率。真皮基质的应用是另一个没有被写入再造阶梯的近期的进步。由胶原和 6- 硫酸软骨素组成，可以以成片或者注射形式应用，这种产品可以在数周内在创伤基底形成血管化。原本是为了烧伤再造发明的，现在已经被引入到其他的很多再造问题中。当结合移植时，与单纯的断层皮片移植相比，得到的皮肤质量更高、更厚、更有弹性。更重要的是，真皮基质能够被用于暴露关键结构，如没有骨膜的骨、没有腱旁组织的肌腱和没有软骨膜的软骨。真皮基质从创伤边缘开始形成血管化，最终用血管化的基质覆盖缺乏血供的创伤基底，使其后的植皮能成功。

（四）穿支皮瓣

我们对于血管解剖的认知和其在穿支皮瓣中的应用在不断地完善。从描述详尽的股前外侧皮瓣到游离的穿支皮瓣，通过对穿支解剖的理解，存在无尽的可能。虽然当面对重大的缺损时，再造的所有方式都应该被想到，但是至少应该考虑到穿支皮瓣，带蒂或者游离的都可能选择。膝关节创伤肯定应该用局部带蒂腓肠肌皮瓣，但是膝上动脉穿支皮瓣能够达到同样的目的，应在游离组织移植前被考虑到。虽然腹直肌肌皮瓣和背阔肌肌皮瓣是万能的，对多数外科医生来说是熟知的，但是股前外侧动脉穿支皮瓣或胸背穿支皮瓣在减少供区损伤的情况下能够达到相同的目的。

（五）富血小板血浆

富血小板血浆（platelet-rich plasma，PRP）是一种新血浆，在不同的组织类型损伤后，应用 PRP 能加强愈合能力。PRP 是通过患者的外周血液经过离心后获得的高浓度的血小板样本，能够通过降解释放出促进愈合的生长因子。PRP 里也含有血浆、细胞因子、凝血酶及其他的生长因子，具有促进愈合的特性及固有的生物特性、黏附特性。经过离心后，将其注射到患者的受伤部位，可以是损伤内部，也可以是关节内，或者是组织床的周围。预制的 PRP 已经被应用到从移植到血管溃疡等各种各样的临床领域，很有潜力推进运动医学和关节镜检查领域的进化。运动医学的患者渴望快速恢复到受伤前的功能水平，PRP 的应用将会加速肌腱、韧带、肌肉、关节等紊乱的康复。特别是关节的交叉韧带的重建已经表现出更好的自体移植的成熟，加速供区创伤好转，很好地控制疼痛，并且提高了与异体移植结合的能力。通过应用 PRP 加速了移植物的生物结合能力，患者能够更快地、更广泛地康复，再次参加运动。因为 PRP 是自体成分，容易获取，有极好的安全性，PRP 的出现将会为运动医学医生和整形修复外科医生开启另一个治疗途径。

（六）显微外科技术

显微外科学，又称显微修复外科学，是近代外科技术发展的里程碑。它使外科技术从宏观扩展到微观领域，给外科所属的许多专业带来了飞跃，如断肢（指）再植与移植的成功。同时大大拓宽了整形修复外科带蒂组织移植的内容及范围，加之对皮瓣血流动力学的深刻了解，有数十种岛状皮瓣、肌皮瓣、骨皮瓣、筋膜皮瓣等在临床上得到广泛的应用。在组织、器官缺损的再造手术中，显微外科的介入，使供区的损伤更小，操作简便，成功率更高，避免多次手术给患者带来的身心和经济上的负担，将为早期缺损的修复和重建发挥巨大的作用。

显微外科既是一种新颖的技术，又是一门新的边缘学科。其与解剖学、生理学、细胞生物学、分子生物学、干细胞与组织工程学等学科融合在一起，将会提高显微外科在临床上的广泛应用。如血管吻合成功是显微外科组织移植、再植、再造成功的关键。基因工程学的发展，如采用血管内皮细胞相关因子的基因调控手段，促进吻合血管的内皮愈合，为显微外科在临床上的广泛应用提供了保证。应用显微外科进行四肢创伤重建时，可以在软组织和微血管的损伤区域应用 CT 血管造影，有助于临床判断，进行血管吻合时应该在受损区以外。CT 血管造影也可以显示隐蔽的静脉血栓形成，因此，显微外科也可以应用到开放的静脉系统。

（七）再生医学——生物支架材料的研究进展

随着疾病和创伤造成了越来越多的组织缺损，硬组织和软组织的重建对于再生医学而言是极大的挑战。成熟的细胞在数量和质量上无法达到要求，现代组织工程结合干细胞的三维生物材料解决了这一难题。生物支架不仅提供了作为干细胞载体的支持，而且在细胞黏附和增殖过程中能够促进细胞的应答。结合细胞黏附分子、趋化因子等的化学修饰能够加强组织的再生。生长因子经过广泛的研究已经证实，将其应用到结合干细胞的生物支架上时，能促进细胞的再生、分化和血管化。

骨诱导性生物材料：目前聚合体如羟基磷灰石（HA）和聚乳酸聚乙醇酸聚合物（PLGA）被证明有骨诱导性，能够诱导异常骨形成。除了生物材料的化学特性，其他的材料特性在骨诱导性中依然起着重要的作用，这包括生物材料移植物的多孔性、表面特性（如微观形态）等。

高级水凝胶：因为水凝胶独有生物相容性和适宜的物理特性，早已用作组织工程的材料。水凝胶不仅能作为组织工程和再生医学的基质，而且能够模仿细胞外基质的形态，传递促进组织再生的必需的生物活性因子。胶原和明胶综合而成的聚合物已经被应用于骨组织工程。

碳纳米管具有显著的力学、热力学、电力学特性，同时具有简单的功能化能力和生物相容性。在口腔颌面再生医学和骨重建中，口颌系统的功能康复是必要的。然而供区只能提供少量的骨质，需要高额的手术费用，因此单独应用碳纳米管或结合生物聚合物有潜力作为一种修复骨缺损的新生物材料。并且，最近有证据证明碳纳米管已作为鼠牙槽骨骨形成的可行材料。

非原位生物组织工程是体外器官再造的最有前途的前瞻性再生医学领域之一。心血管系统、呼吸系统、生殖系统、消化系统中的大量的空腔内脏已经成功地通过体外生物工程加工，生成了具有原位器官相近三维形态的生物相容性支架。然而，非空腔脏器，特别是内分泌腺仍旧是实质性的挑战。主要的原因是至今既没有形成内分泌腺的具有器官形态的生物相容性支架，也没有再生细胞具有生物反应器特性的证据，因此没有生成完整的非原位宏观内分泌腺。因此对于内分泌腺的研究仍旧是再生医学的一个非常有潜力的研究方向。

三、创伤重建的原则

在最小的供区损伤的情况下，获得最佳的解剖结构和功能重建。依赖缺损病因学，不同的再造选择在优化再造结果上都是可用的。最佳的再造重建应该是通过交叉学科的方法获得，主要目标是为每一位患者提供最好的结果。

第三节　组织修复材料

创伤总是伴随着组织损害和缺损，修复缺损首先要面对修复材料选择这个基本问题。从古印度人采用额部皮瓣行鼻再造，赝复体的使用，到后来发明取皮、植皮技术，广泛应用带蒂和游离皮瓣，现代关于异体复合组织（颜面、手等）移植的探索，以及近年来再生医学领域的欣欣向荣，可以说，整形外科是在继承传统外科的基本知识和基本技术的基础上，伴随着组织修复材料的研究而成长起来的。近年来修复材料的选择已从传统的"选择已有材料"向"定制材料、诱导组织再生"转化，展现出更为广阔的前景。

一、自体组织

采用自体组织修复创伤后的缺损是目前最为安全、可靠的方法。

（一）自体皮片

皮片移植的应用始于19世纪后叶，当初仅限于刃厚皮片和全厚皮片的切取和移植。自1939年Padgett-Hood发明鼓式取皮机后，外科医师可以精确切取各种厚度的断层皮片，使取皮、植皮术在临床上应用更为普遍。

自体皮片按皮片厚度可分为断层皮片（刃厚、薄中厚、一般中厚、厚中厚）、全厚皮片及含真皮下血管网皮片3种。

刃厚皮片最薄，在各种创面上易于成活是其优点，但后期收缩、色泽加深最显著，主要用于供皮区有限而急需覆盖的情况，如大面积烧伤，或先用于暂时覆盖消灭创面，待二期修复时再去除，如带有感染的肉芽创面。

全厚皮片及含真皮下血管网皮片，移植存活较难，但存活后在质地、收缩性、色泽等方面改变不明显，是理想的皮肤移植材料。但其皮源受到限制，主要用于修复面部及功能部位（如关节周围、手掌、足底等）的皮肤缺损。

中厚皮片通常分为0.3～0.4 mm厚的薄中厚皮片、0.5～0.6 mm厚的一般中厚皮片、0.7～0.8 mm

厚的厚中厚皮片。中厚皮片存活较易，在收缩性、耐磨性、色泽改变等方面又近似于全厚皮片，因此在整形外科中被广泛应用。

（二）自体皮瓣

皮瓣由具有血液供应的皮肤及其附着的皮下组织所组成。皮瓣在形成过程中必须有一部分与本体相连，此相连部分称为蒂部，是皮瓣转移后的血供来源。

皮瓣的血液供应与营养在早期完全依赖蒂部，皮瓣转移到受区，与受区创面重新建立血液循环后，才完成皮瓣转移的全过程。

由于皮瓣自身具有血供，所带组织类型更为完整和丰富（包括皮肤、皮下结缔组织、脂肪组织、肌肉、神经以及骨组织等），因此在很多方面比单纯皮片移植具有更大的使用价值，包括：有重要结构如大血管、神经、关节裸露的创面或复合组织缺损；鼻、耳、阴茎、手指等器官的再造；各种洞穿性缺损；放射性溃疡、褥疮等局部营养贫乏的慢性创面。

皮瓣的传统分类有多种，常用的是根据其血供分类，分为随意型皮瓣和轴型皮瓣。

随意型皮瓣是由真皮下血管网供血，供养有限，因此切取时需受到一定的长宽比例限制。随意型皮瓣如按转移的方式可分为推进皮瓣或旋转皮瓣等，按转移的目的地又可分为局部皮瓣、邻位皮瓣和远位皮瓣，也可按其立体构型称呼，如皮管。

轴型皮瓣是由轴心血管（知名血管）供血，只要在轴心血管的供养区域内切取都是安全的，从而突破了随意型皮瓣的长宽比例限制。轴型皮瓣又可分为 4 种类型：直接皮血管皮瓣、肌间隙（隔）皮血管皮瓣、主干带小分支血管皮瓣和肌皮血管皮瓣。

穿支皮瓣（perforator flap）概念起于 20 世纪 80 年代后期，近年来其基础研究和临床应用进展迅速。穿支皮瓣是在轴型皮瓣基础上发展的，但又有别于传统的轴型皮瓣，是指仅以管径细小（0.5 ~ 0.8 mm）的皮肤穿支血管供血的轴型皮瓣，而不论其来源（肌肉、肌间隔等）如何。手术中需解剖游离出穿支血管，直接供养皮瓣的血管蒂不是深部主干血管。穿支皮瓣是显微外科的新发展，开创了皮瓣小型化、精细化、薄型化、微创化的时代。

解剖研究发现人体潜在的由知名血管供血的穿支皮瓣可达 40 多种，分布于全身各个部位，但实际应用时会受到多方面的限制，因此目前临床上常用的穿支皮瓣主要包括腹壁下动脉穿支皮瓣（DIEP，穿经腹直肌）、臀上动脉穿支皮瓣（SGAP，穿经臀大肌）、胸背动脉穿支皮瓣（TAP，穿经背阔肌）、旋股外侧动脉降支穿支皮瓣（ALT，穿经股外侧肌）、旋股外侧动脉横支穿支皮瓣（TFL，穿经阔筋膜张肌）、腓肠内侧动脉穿支皮瓣（MASP，穿经腓肠肌）。

在轴型皮瓣发展的前期，随着人们对全身皮肤血供研究的不断深入，许多轴型皮瓣供区被开发出来，这就是皮瓣外科发展早期的由少到多。

在已有众多可供选择的轴型皮瓣供区面前，一些解剖稳定、血供可靠、手术相对简便、部位隐蔽、损失少的皮瓣供区，逐渐成为临床应用的常用选择，这就是皮瓣外科发展成熟时期的由多到少。

经多年的实践，皮瓣外科已总结出许多具有高度共识、带有规律性的普遍原则。在皮瓣的选择上，要以次要组织修复重要组织；先带蒂移位，后游离移植；先分支血管，后主干血管；先简后繁，先近后远；重视供区美观和功能保存。在此原则的基础上针对每个患者进行"个性化"的皮瓣的选择和设计。

（三）预制和预构皮瓣

除了研究如何更好地应用已有的皮瓣，修复重建医生进一步考虑的是是否可以在皮肤质地理想但缺乏轴型血管的区域"创造"出轴型皮瓣，或对已有的皮瓣进行按需改建？在这样的背景下皮瓣预构（向供区引入轴型血供）和皮瓣预制（向供区引入新的组织类型）应运而生。皮瓣预构和预制主要是用来解决复杂的组织缺损（如缺损超过一种组织类型）以及理想供区缺乏的情况。手术一般分两期进行，第一期对供区进行所需的改建，第二期再进行移植修复、再造缺损。近年来的使用越来越普及，已在面颈部、五官和一些特殊器官如口腔、食道、阴茎等的重建中扮演越来越重要的角色。

（四）扩张器

扩张器从 1976 年由美国整形外科医师 Radovan 发明到现在已成为整形外科的常规工具，但一直历久弥新，整形外科医师在不断地赋予它新的应用。

近年来发现其与干细胞有紧密的联系，有研究发现扩张器引发的机械牵张力引发局部组织的趋化因子增高，会诱导外周血中骨髓间充质干细胞向扩张皮肤处迁移，从理论上证实扩张器确实可以引发皮肤再生。

在皮肤扩张中也可以主动引入干细胞来提高扩张的质量，有学者把皮瓣预构与扩张技术结合，将旋股外侧动脉降支及其相邻的肌间隔组织取下后一端与甲状腺上动脉或面动脉吻合，另一端引入颈胸部皮下，并在其下放置扩张器进行注水超扩张，注水过程中如果出现皮肤过薄不能耐受扩张，则向其皮下注入患者的骨髓单个核细胞（BM-MNC），注射后皮肤可以继续耐受扩张直至预定目标实现——获得了足以覆盖全面部的单块大面积皮瓣，转移后可以成功地实现全面部重建。

（五）其他自体组织移植类型

除去皮肤和皮瓣移植外，创伤整形外科中还会应用到黏膜、软骨、骨、神经、肌肉、肌腱、脂肪、血管、毛发移植等多种自体组织类型的移植。

其中脂肪移植近年来进展很快，引人注目。脂肪组织过去被认为只有比较单纯的能量储备功能，但现在发现脂肪细胞所分泌的细胞因子、生长因子及激素类物质有几十种之多，其中有很多已被证实参与了创面愈合。

另外，目前已知脂肪组织中存在多种潜能干细胞，包括表皮干细胞、血液来源的间充质干细胞、脂肪来源的间充质干细胞（ADSC）等。已经发现ADSC可以有效地促进骨和软组织缺损和慢性创面的愈合。

在这些新的研究成果的支撑下，脂肪移植正在由过去以改善轮廓外观为主向治疗性移植转变。

自体组织材料的移植应用目前仍然是创伤整形重建外科的主要手段和医疗常规，主要缺点是存在供区损伤（二次损伤）和移植自体组织往往无法完全在组织结构和功能上恢复原缺损组织，尤其是颜面、四肢、躯干、咽喉等复合组织的严重毁损或丧失，这类患者人数众多，功能和心理障碍严重，迄今仍无有效的治疗手段，成为一个亟待解决的医学科学和社会问题。能彻底克服供区损伤、提供完全对应修复的一种可能修复方案是同种异体复合组织移植。

近年来随着特效免疫抑制药物环孢素A、他克莫司的出现，CTA的临床应用开始呈快速增加趋势，其中异体手移植、面部移植常常成为科学界和社会大众关注的热点。自1975年到目前为止，全球已进行了70多例手移植、18例面部移植以及膝关节、喉、腹壁组织等其他CTA移植，为组织修复和功能重建展示了广阔前景。

但是，目前CTA临床推广存在一个主要障碍：现有的免疫抑制剂长期使用会给病人带来明显的毒副作用，甚至会缩短预期寿命，使得CTA存在争议。目前由于仍未能很好地解决这个主要障碍，CTA还不能在临床广泛应用成为医疗常规。

二、人工代用品（生物医学材料）

国际标准化组织（ISO）在1987年对生物材料的定义为：以医疗为目的，用于和活组织接触以重建功能的无生命材料，包括那些具有生物相容性的或生物降解性的材料。

近年来世界经济持续发展，人类生活水平提高，健康意识增强，以及各类创伤逐年增加等多种因素驱动着生物医学材料的研究和应用快速发展，2011年我国已成为仅次于美国的世界第二大医疗器械市场，并仍以每年10%以上的速度增长，医疗器械市场份额的一半以上来源于生物医学材料和医用植入体。

生物医学材料由于其与人体组织接触，因此对其各项性能指标有着严格的要求。①生物学方面：应具备良好的人体相容性、无抗原性、无毒性，与脉管系统接触者要有抗血栓特性。②生物力学方面：用于机体不同部位的材料其生物力学性能要求不同，弹性模量要接近修复的组织，材料要有一定的强度，能承受一定的负荷。③化学方面：需要长期植入的要求化学性能稳定，具有良好的耐蚀性。对于可降解的植入材料，则要求降解产物无毒无害，可完全从人体排出。

在这方面曾有过惨痛的教训，如20世纪20年代曾广泛应用液状石蜡作为填充材料，后因发现会引起石蜡瘤而被停用。20世纪90年代在国内曾大量、广泛使用聚丙烯酰胺水凝胶作为填充材料，一直争议不断，最后由于出现大量的不良反应而停用，并演化成一起引发广泛关注的公共健康事件，至今余波未消。这些都说明在修复材料的选择上不可不慎，需要有科学的论证、正规的动物实验与临床试验、严格完善的相关法律法规和建立不良反应及时报告和退出机制。

合适的生物医学材料可以提供类似于自体组织材料的一些特性，合理应用可以有效修复缺损，减少供区损伤，已成为自体组织修复材料的良好补充手段，在创伤整形外科中有着广泛的应用。具体包括有体表修复材料（如人工皮肤、功能敷料等）和体内植入材料。体内植入材料主要应用于如下几个方面：①充填材料，分为软组织充填材料和骨充填材料（四肢长骨、颅骨和颌骨）。②种植体及固定材料，如携带赝复体的种植体以及修复固定用材料（各种夹板、螺丝、螺钉等）。③骨关节系统的替代。④人工血管；等等。

（一）化学属性分类

生物医学材料一般按其化学属性对其进行分类，可分为金属材料、非金属类无机材料、高分子材料和复合材料。

1. 金属材料

金属作为人体植入材料有着悠久的历史，常用的有不锈钢、钛合金、镍钛合金、钴铬合金，特点是易于加工成形，机械强度高，抗疲劳特性强。

钛合金具有优良的生物相容性和耐蚀性能，强度高，比重小，弹性模量低，比其他金属更接近人骨的弹性模量。

镍钛合金是一种形状记忆合金，能将自身的塑性变形在某一特定温度下自动恢复为原始形状的特种合金。可满足牙齿正畸、骨科和整形外科的一些特定需要。

2. 非金属类无机材料

又称生物陶瓷，其化学稳定性高、生物相容性好，主要包括以下三类。

（1）惰性无机材料。包括医用碳素材料、氧化铝、ZrO_2、Si_3N_4 等。其中医用碳素材料稳定性好、抗血栓和抗溶血，是人工心脏瓣膜的首选材料。而氧化铝、ZrO_2 等传统医用陶瓷材料主要是用作硬组织的修复，如制造人工骨、牙齿、关节等，但其生物活性差，植入材料易与周围组织分离，从而影响使用效果。

（2）生物活性陶瓷。主要有羟基磷灰石、生物活性玻璃等，生物相容性好，与自然骨成分相近，植入体内后其表面可生成新的磷灰石层，该层与骨组织结合强度高，但存在缺乏机械强度、受到一定压力时易发生折断的缺点，在整形外科常用于颅骨、上下颌骨、眶底等骨类缺损的充填性修复。

（3）可吸收陶瓷。主要指磷酸三钙，医学上通常使用的是 β-磷酸三钙，其成分与骨基质的无机成分相似，与骨结合好，适应证与生物活性陶瓷相似。

3. 高分子材料

包括天然和合成两种类型，当前发展得最快的是合成高分子医用材料。通过分子改造，可以获得许多优良物理机械性和生物相容性的生物材料。其中软性材料常用作人体软组织如血管等的代用品；硬材料可以用来做硬脑膜、心脏瓣膜等。

医用高分子材料主要分非生物降解和可生物降解两类。

（1）非生物降解医用高分子材料。也称作生物惰性高分子材料。包括硅橡胶、聚甲基丙烯酸甲酯（PMMA，有机玻璃）、膨体聚四氟乙烯（ePTFE）、高密度聚乙烯（HDPE，商品名 Medpor）等。

医用硅橡胶生物相容性好，可长期埋置于人体，如脑积水引流装置。硅橡胶作为各种假体材料在整形外科中应用十分广泛，包括颅颌面骨性和软组织缺损的充填，五官、四肢赝复体以及乳房假体的制作等等。

（2）可生物降解医用高分子材料。这类材料一般在体内最终降解成对人体无害的小分子物质后排出体外，如二氧化碳和水。以往主要用于可吸收缝线、骨科植入物和药物缓释载体的使用。近年来这类材料由于它独特的性质而广泛用于再生医学的研究与应用，颇受瞩目，具体将在后节的再生医学概念材料中讨论。

4. 复合材料

单一材料往往不能适应体内复杂的生理环境，采用两种或多种不同材料复合形成复合材料以各取所长、发挥合力的作用常成为一种解决策略。例如各种表面技术已被应用于制备金属的生物涂层，以改善单一金属材料的生物活性，如具备羟基磷灰石涂层的钛合金。有研究尝试将生物陶瓷与高分子材料结合得到接近自然骨的复合材料，如聚乳酸－乙醇酸／磷酸三钙双层复合支架（PLGA／TCP 支架）。

（二）纳米材料

2011 年欧盟委员会将纳米材料定义为是一种由基本颗粒组成的粉状或团块状天然或人工材料，这一基本颗粒的一个或多个三维尺寸在 1 ～ 100 nm 之间，并且这一基本颗粒的总数量在整个材料的所有颗粒总数中占 50% 以上。

纳米材料基本颗粒的尺寸已经接近电子的相干长度和光的波长，因此会生产诸多物理和化学上的特殊性质，往往与该物质在整体状态时所表现的性质有很大的不同。

哺乳动物的细胞大小一般在微米级，而纳米材料的基本颗粒的尺寸小于 100 nm，为细胞直径的 1/100 ～ 1/1 000，与生物大分子（如多肽、蛋白质、核酸）大小相仿，使其更容易进入细胞内和细胞间质内。与微米级以更大尺寸的生物材料相比，纳米材料拥有显著增大的表面积，这使得纳米材料与细胞或组织有更大的接触面积和接触概率。

目前的研究发现，纳米材料可用于以下几个方面促进创伤修复。

（1）抗菌作用。众多纳米材料中以纳米金属类，尤其是纳米银颗粒抗菌抗炎疗效最为明显。相对于纳米银而言，传统的普通银制剂，例如磺胺嘧啶银颗粒，颗粒体积较大，不易穿透组织细胞或细菌菌壁，其溶解性也相对较差，从大颗粒表面释放的银离子少，因此杀菌作用有限。目前纳米银已被证实对包括大肠杆菌、金色葡萄球菌和绿脓杆菌在内的多种细菌均有良好的抗菌效果。

（2）一些纳米材料可以直接作用于缺损组织处细胞，促进细胞增生、移行及分化，从而实现对缺损组织的修复。在应用羟磷灰石修复骨损伤的研究中发现添加纳米氧化铁后能上调成骨细胞基因表达，促进成骨细胞的增生，胶原蛋白形成和钙沉积明显增多。研究还发现纳米氧化铁通过激活 MAPK 信号通路上调表达神经细胞黏附因子，也同时有助于神经细胞的生长与修复。

（3）调控细胞外基质（ECM）。ECM 对细胞的生长及再生起着重要的作用，胶原蛋白和一些可降解高分子材料制作的纳米纤维支架在各方面的特性更加贴近 ECM，可用于营造和优化创伤组织修复的微环境。静电纺丝纳米纤维支架（ENS）是目前广泛应用的一类纳米支架，通过控制理化条件可制成不同纳米尺寸、孔隙大小、生物降解性和机械功能的 ENS，也可携带药物分子或生物活性大分子如多肽，调控修复过程中组织细胞的各项功能，促进细胞再生和组织修复。

近年来应用纳米材料构建有助于细胞定植的特异性微环境（niche）的研究成为一个热点，有实验发现三维多孔聚左旋丙交酯纳米支架能同时诱导骨髓间充质干细胞向软骨、骨细胞方向分化。

三、再生医学概念（生物医学材料）

上节所讲的传统概念的生物医学材料是无生物活性的，植入人体后往往是单纯的替代，并不具有原组织器官的组织结构，尤其是惰性材料，始终以异物的形态存在，不是真正恢复缺损的组织，也只能部分达到原结构的功能，与周围正常人体组织始终存在某种程度的"对抗"。在材料植入后期，惰性材料的磨损、腐蚀、变性和慢性排斥往往成为令人头痛的问题。

在这样的背景下研究人员开始转变思路，关注从惰性材料转向可降解的生物材料（又称可生物降解高分子聚合物，biodegradable polymers），以往可降解材料主要用于可吸收缝线、止血材料、骨科内固定物和药物缓释载体，由于植入后只是短暂存在，强度往往不足，在以往的修复模式下对这类材料不够重视。

随着现代细胞生物学的快速发展，体外细胞培养技术的成熟，研究人员设想这类可降解材料如果在体外先与种子细胞复合后再植入体内组织缺损处，随着材料的逐步降解，种子细胞逐步增殖形成目标组织，最终材料完全降解，而新生组织则完成对组织缺损的再生修复，从根本上解决了以往惰性材料带来的难题。这就是近些年来兴起的再生医学概念的雏形，推动着创伤修复重建外科发生重要的变革，开始从损害供区的"组织移植"模式向不损害供区的"组织再生"模式转变。

在这个革命性的转变过程中可降解生物材料，又称再生医学概念材料在其中起着重要的作用，材料要在缺损区域修复重塑过程中提供充分的三维支架结构和功能支持，能够提供并维持细胞友好的环境，利于细胞附着、生长、增殖和分化，利于目标表型的表达。再生生物材料还可以结合生长因子等生物活性大分子以调节修复细胞功能，其降解速率应该与组织再生速率相匹配。

可降解生物材料按其来源一般可分为天然来源和人工合成两种。

（一）天然来源材料

很多天然可降解材料本身就是细胞外基质成分，细胞外基质在调节细胞黏附、迁移、增殖和分化等多种功能方面有着重要作用，因此天然来源材料具有良好的细胞-材料友好界面，在模拟组织的自然特性方面具有独特的优势。

但是天然来源材料也存在一些缺点，如有微生物感染的风险，具有抗原性，材料供应不稳定，批次间的变动较大，这些缺点影响了天然来源材料在再生医学中的广泛应用。

1. 胶原

为结缔组织的重要组成部分，含量占人体蛋白质总量的30%以上，是细胞外最重要的不溶性纤维蛋白，构成细胞外基质的骨架，为组织提供抗张力和弹性。具有拉伸强度高、生物降解性可控、能促进细胞黏附、生长和迁移等优良性质，成为再生医学中广泛应用的材料之一。

2. 糖胺聚糖

糖胺聚糖，曾称黏多糖和氨基多糖，为杂多糖的一种，主要存在于高等动物结缔组织中，植物中也有发现。糖胺聚糖是细胞间质的重要组成部分，具有很强的亲水保湿功能，吸收水分后膨胀，赋予细胞外基质抗压的能力。主要包括透明质酸、硫酸软骨素等。

透明质酸又称糖醛酸、玻尿酸，与其他糖胺聚糖不同，它不含硫。它的透明质分子能携带500倍以上的水分，为目前所公认的最佳保湿成分，广泛用于眼外科手术、关节内注射、防术后粘连和促进创面愈合方面，目前是皮肤软组织的注射填充塑形的热点产品。

硫酸软骨素，是哺乳动物体内最丰富的糖胺聚糖，除大量存在于软骨外，也存在于皮肤、角膜、巩膜、骨、动脉、心瓣膜及脐带中。

3. 甲壳质（几丁聚糖）

甲壳质俗称壳聚糖、几丁质，广泛存在于甲壳动物的外壳中，生物相容性良好，机械强度较好，具有促进创面愈合的能力。壳聚糖是甲壳质的脱乙酰化产物，与GAG分子结构类似。有很强的吸湿性，仅次于甘油（图2-4）。

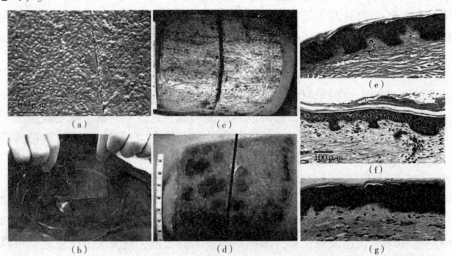

图2-4 人角朊细胞-甲壳质-明胶膜片促进整复手术供皮区愈合的实验研究

（a）显微镜下观察由角朊细胞与甲壳质—明胶膜片构建的人表皮膜片（100×）；（b）体外培养1周时的表皮膜片；（c）术中供皮区使用表皮膜片及对照区域的情况；（d）术后7天时供皮区的愈合情况，使用膜片侧明显好于对照区域；（e）术后3个月时对照区域的组织学情况（HE染色）；（f）术后3个月时表皮膜片使用区域的组织学情况；（g）正常皮肤组织学情况

（二）人工合成材料

人工合成材料较之天然材料具有明显的优点，材料结构改造和修饰容易，材料性质可控，品质稳定。这类材料一般含有易被水解的酯键、醚键、氨酯键、酰胺键、酸酐键等。目前常用的包括：聚 α - 羟基酸，如聚乳酸（polylactic acid，PLA）、聚羟基乙酸（polyglycolic acid，PGA）、聚 β - 羟基丁酸（polyhydroxybutyrate，PHB）；聚 ε - 己内酯（polycaprolactone，PCI）；聚醚，如聚乙二醇（polyethylene glycol，PEG）、聚氧乙烯（polyethylene oxide，PEO）；聚氧乙烯 / 聚氧丙烯共聚物（pluronic）等等。其中聚乳酸和聚羟基乙酸应用最为广泛，可用于软骨、骨、皮肤、肌肉、神经等多种组织的工程构建。

聚乳酸也称聚丙交酯，属于聚酯家族，热稳定性好，对水解敏感，具有良好的机械和加工性能。聚羟基乙酸是最简单的线性脂肪族聚酯，高度结晶，不溶于大多数溶剂，纤维强度和模量高，适合于做编织物，降解半衰期为 2 周。

PLA 和 PGA 在体内主要是通过非特异性的水解反应降解，降解形成的单体最终通过三羧酸循环形成 CO_2 和 H_2O 完全排出体外。降解速率与很多因素有关，如植入物的尺寸、材料的种类、平均分子质量大小、材料相态（部分结晶或非结晶）、异构特性、添加剂、植入部位以及植入物的应力状态等。

未来随着可降解材料与细胞（尤其是干细胞）相互作用关系的进一步揭示，材料科学新技术的进展，对已有的可降解生物材料可以进行修饰或设计合成出新的高分子聚合物，有望产生出更多更好的材料以满足再生医学的巨大需要（图 2-5）。

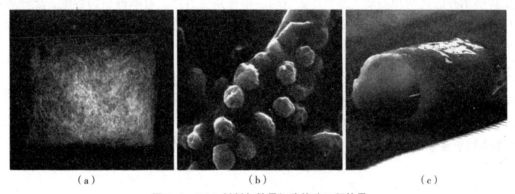

（a）　　　　　　　　（b）　　　　　　　　（c）

图 2-5　PGA 材料与软骨细胞构建工程软骨

（a）PGA 无纺纤维；（b）兔耳软骨细胞 -PGA 复合物体外培养 1 周时电镜下观察软骨细胞黏附于材料表面的情况；（c）兔皮下培养 4 周后 PGA 材料基本降解，软骨细胞构建出富有弹性的管状软骨

微信扫码
◆临床科研
◆医学前沿
◆临床资讯
◆临床笔记

第三章

烧伤创面的处理

第一节　现场急救

一、概述

急救是烧伤治疗的起始和基础。急救是否及时，措施是否恰当，对减低损伤程度，减轻患者痛苦，降低伤后并发症和病死率都有十分重要的意义。

二、入院评估

（一）病史询问要点

（1）尽快查明烧伤原因，是否是特殊原因烧伤。

（2）了解受伤环境，注意有无呼吸道烧伤和复合伤。

（二）体格检查要点

1. 生命体征

血压、脉搏、呼吸等。

2. 局部检查

（1）估算烧伤面积、深度，有无Ⅲ度环状焦痂压迫。

（2）注意口鼻周围烧伤，有无呼吸道烧伤。

3. 全身检查

（1）观察尿量及其颜色，注意有无血红蛋白尿。

（2）全身体格检查，注意复合伤。

三、急救原则

尽快去除致伤原因，脱离现场和进行危及生命的救治措施。

四、急救措施

（一）灭"火"

迅速采取有效措施尽快灭火，消除致伤原因。

1. 一般火焰的灭火

保持镇静，忌奔跑、呼叫，以防增加头面部烧伤或吸入性损伤。迅速脱去燃烧的衣服，或就地卧倒，缓慢打滚压灭火焰，或跳入附近水池、河沟内灭火。旁人急救时，将伤员按倒，同时用就便材料如棉被、雨衣、毯子、雪或砂土压灭火焰。

2. 凝固汽油燃烧的灭火

凝固汽油弹爆炸时，即用雨衣或他物遮盖身体，待油滴落下后抛掉遮盖物，离开燃烧区。灭火时忌直接用手扑打，可用湿布或砂土覆盖，或跳入水中，如有浓烟，用湿布掩盖口鼻保护呼吸道。

3. 磷烧伤的急救

磷及磷的氧化物接触皮肤黏膜，均可造成烧伤。急救时宜用湿布覆盖创面或将患处浸入水中。切忌将创面暴露于空气中，忌用油膏包扎（磷溶于油脂类，溶解后被吸收）。用湿布掩盖口鼻能防止磷化物吸入呼吸道。

4. 化学烧伤的急救

各种强酸碱烧及皮肤，应立即用水反复冲洗干净，尽快缩短化学物质接触皮肤的时间。沥青烧及皮肤时，亦迅速用水冲洗冷却，然后结合清创术用松节油或汽油洗去沥青。

热力致伤者，急救后可行"创面冷疗"。即用清洁水（如自来水、河水、井水等），冷敷或浸泡创面，需持续 1/2 ~ 1 h，以取出后不痛或稍痛为止。适用于中、小面积烧伤，特别是头、面、四肢。

（二）保持呼吸道通畅

灭火后迅速离开密闭和通风不良的现场，以免发生吸入性损伤和窒息。如有严重呼吸道烧伤应及早做气管切开。

（三）保护创面

灭火后除必要时脱去衣服或顺衣缝剪开，将伤员安置于担架或适当的地方，可用各种现成的敷料作初期包扎或清洁的衣服被单等覆盖创面，避免再污染或损伤。

（四）止痛

烧伤后疼痛是很剧烈的，需安慰和鼓励伤者，使其情绪稳定，必要时给了止痛剂，如口服止痛片或注射苯巴比妥（鲁米那）、哌替啶（度冷丁）。合并呼吸道烧伤或颅脑损伤者忌用吗啡，以免抑制呼吸。

（五）补充液体

口服淡盐水、淡盐茶或烧伤饮料。如病情严重，有条件时应及早静脉输液（如生理盐水、右旋糖酐、血浆等）。切忌口服大量无盐茶水或单纯输入大量 5% 葡萄糖溶液，以免加重组织水肿。

烧伤饮料片：每片含食盐 0.3 g，小苏打 0.15 g，苯巴比妥 0.005 g，糖适量。溶于 100 mL 水中即为烧伤饮料。

（六）其他措施

口服或注射抗生素，注意合并伤的处理，对大出血、开放性气胸、骨折先施行相应的急救处理。眼烧伤时应冲洗眼睛，涂抗生素眼膏。注射破伤风抗毒素 1 500 U。天冷时注意保暖。

第二节　早期清创

早期清创是指伤员经现场急救后到治疗医院后的首次创面处理。

一、早期清创的目的

主要目的在于预防和控制创面感染，为烧伤创面愈合创造有利条件。

二、早期清创的时机

争取在伤后 6 ~ 8 h 内进行清洗创面，清除污染物及坏死组织，是防止创面感染的重要措施之一。但必须根据伤员全身情况，如有无休克、烧伤面积、深度和有无合并伤等来选择适当时机进行。如果忽略上述情况急于进行清创，往往会导致休克发生或加重休克，影响后续治疗工作的顺利进行。故清创时机应遵照以下原则选择。

（1）中、小面积烧伤，全身情况良好，无休克者，入院后即可进行清创。

（2）中、小面积烧伤伴有休克或有合并伤者（如骨折、脑外伤等），应先积极抗休克和治疗合并伤，待情况平稳后再进行清创。

（3）凡大面积或特大面积烧伤，不论有无休克，均应先积极抗休克治疗，一般需在休克平稳 2 ~ 4 h 后进行。若不平稳，应从整体观点出发可暂不清创或只做适当的清洁处理。

（4）凡伤后 24 h 入院或已有创面感染者，不予清创，只做换药或简单清理创面。

三、早期清创方法

20 世纪 60 年代初期第三军医大学西南医院烧伤科曾对大面积烧伤早期创面分别采用"彻底"清创和"简单"清创方法（表 3-1），发现两种清创方法清创前后创面细菌生长率无明显差异。

表 3-1　"简单"与"彻底"清创法细菌生长情况的比较（第三军医大学西南医院烧伤科资料）

		简单清创	彻底清创
例数		47	53
细菌阳性率	清创前	76/127 = 59 %	92/178 = 52%
	清创后	54/100 = 54%	82/155 = 53%
败血症发生率		12/47 = 25.5%	29/53 =54.7%
		（P ＜ 0.01）	
病死率		8/47 = 17%	26/53 = 49.1%
		（P ＜ 0.01）	

"彻底"清创组患者的败血症发生率、病死率反较"简单"清创组患者高。经长期临床实践，一致认为"简单"清创方法切实可行。具体操作步骤如下。

（1）清创应在良好的镇痛、镇静下进行，一般可用哌替啶（度冷丁）或吗啡（合并颅脑损伤或呼吸道烧伤者忌用吗啡），必要时可加用异丙嗪但不用冬眠合剂。

（2）剃除烧伤部位及附近的毛发、阴毛，手或脚有烧伤者应剪除指（趾）甲。

（3）清除创面上的污物，剪去已分离脱落的表皮。若创面污染较重，应以消毒肥皂水及大量清水或生理盐水冲洗；若创面被油腻污染，可用松节油或汽油擦拭，但只限于小面积使用，再加 1/1 000 苯扎溴铵（新洁尔灭）或 1/2 000 氯己定（洗必泰）清洗创面及周围正常皮肤，最后用消毒纱布轻轻拭干创面。

（4）表皮及水疱的处理，浅Ⅱ度创面应尽量保留未游离的疱皮，它可保护创面、减少渗出和防止上皮细胞干燥坏死。小水疱无须处理，大水疱影响包扎者，可在低位剪破引流或抽出水疱液保留疱皮。它对减少创面水分丢失，避免创面因水分丢失而加深，但应密切注意疱皮下有否感染，如有感染应立即去除。对深Ⅱ度创面的水疱应全部除去以防感染。Ⅲ度与深Ⅱ度创面的腐皮应及时清除，因影响水分蒸发，使焦痂不易干燥，招致早期感染。

四、注意事项

（1）清创时必须待伤员一般情况稳定，在无休克的情况下进行。

（2）清创时要注意保暖，室温宜保持在 30 ～ 36℃，大面积伤员尤其重要。

（3）操作要迅速、轻柔，以减少对伤员刺激。

（4）对于陷入创面的沙屑、煤渣等（如爆炸伤），如不易除去时不要勉强，否则会增加创面的损伤，嵌在创面上的沙屑可在创面愈合时随痂皮一起脱掉，一般不影响创面愈合。

五、焦痂切开减压术

Ⅲ度烧伤的焦痂失去了正常的皮肤弹性，当环形深度烧伤成痂后，由于其下的组织肿胀，痂下的静脉回流障碍，最终可导致动脉因机械压迫和反射性痉挛而受阻，从而发生肢体远端血循障碍甚至肢体坏死。如果坏死焦痂发生在颈部，则可压迫气管发生呼吸困难；发生在躯干则可影响呼吸运动和排痰，易导致肺部并发症。环形焦痂切开减压术，一般情况下切至深筋膜平面即可，如果筋膜下软组织张力大，则应切开深筋膜以达到彻底减压的目的。常用的焦痂切开减压切口如图 3-1 所示。减压后的切口内可填塞抗生素纱布或碘仿纱布。亦可用异体（种）皮覆盖或贴敷生物膜以保护裸露的创面。对已行切开减压的创面应尽早安排切痂植皮手术，因为已切开的焦痂易发生感染。

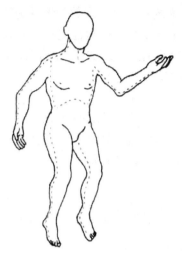

图 3-1　焦痂切开示意图

第三节　创面的处理方法

包扎疗法和暴露疗法是烧伤外科常用的治疗方法，如何选用和操作均有一定要求，它们各有优缺点和适应证。应根据烧伤部位、深度、气候等具体条件综合分析后选用。

一、包扎疗法

用厚而吸水性强的敷料将创面包扎，使创面得到充分引流，保护创面，防止感染，使其自行愈合。

（一）适应证

常用于中、小面积烧伤，手、足、四肢污染轻的创面；寒冷季节不适于暴露疗法者；不合作的小儿或烦躁不安的伤员和需要转运的伤员。对于大面积、污染重的创面、夏季或热带地区不宜用包扎疗法。

（二）方法

创面清创后，用单层干纱布或用一层薄质油纱布平整紧贴于创面上。外用多层（10～12层）干纱布及棉垫包扎。包扎时应从肢体远端开始，适当压力均匀包扎。四肢应注意功能位置。肢体远端有环形Ⅲ度烧伤者，包扎时指（趾）端应外露，以便观察末梢血运。若为Ⅱ度烧伤，伤肢远端虽无烧伤也应一并包扎，以免肢体远端因静脉回流受阻而发生水肿。敷料吸水性要强，以便引流，保持创面干燥。包扎敷料要有足够厚度，一般浅Ⅱ度渗出多，要偏厚（3～5cm）；深度创面渗出较少，包扎敷料可偏薄。包扎敷料应超过创缘5cm以上。

（三）优缺点

包扎后创面疼痛减轻，尤以浅度烧伤更为明显；有利于引流，保持干燥，防止感染；可保暖、制动，便于护理和转运。其缺点是：交换敷料工作繁重，敷料消耗大，不适于大批伤员的收治。深度创面的痂皮或焦痂易过早溶解；创面的温度和湿度较高，易招致细菌或真菌的生长。此外不易散热，夏季可使体温升高。

（四）注意事项

（1）肢体包扎后，应抬高患肢以促进静脉与淋巴的回流，以利于减轻组织水肿。

（2）包扎创面不宜长期处于同一种体位，应定期翻身，使创面交替受压，以利于改善局部血液循环，防止创面潮湿招致感染。

（3）包扎的敷料外层不宜加用不透气的塑料布或橡皮布，以免影响创面渗出液的引流和水分蒸发，防止创面潮湿、感染，尤其是铜绿假单胞菌和真菌的感染。

（4）保持敷料清洁干燥，如敷料潮湿但范围不大，可加无菌棉垫包扎；如潮湿范围较广或被大小便污染，应即时更换敷料，但内层敷料尽量不更换，只更换外层棉垫和绷带。

（5）包扎后首次更换敷料的时间无统一意见。多数学者认为浅Ⅱ度创面包扎后，如病情平稳无感染现象，首次换药时间不宜过早，以伤后 6 d 左右较为合适。深Ⅱ度包扎创面的感染发生率较高，一般在伤后 3 ～ 4 d 进行首次换药。在包扎疗法治疗中，如伤员出现体温升高、创面疼痛或有持续性跳痛、白细胞计数增高、创面潮湿或渗液增多并有臭味（应与渗出物的腥味相鉴别）时，表示可能有感染，应立即更换敷料检查创面。

（6）在更换敷料时，如见到内层敷料干燥并和创面紧贴，表示无感染，可不揭去，只更换外层敷料继续包扎，若内层敷料小块潮湿感染，可将这小块纱布开窗剪去，清洁创面后，贴一小块抗菌湿纱布，不必将全部内层敷料揭去，以免损伤创面，造成感染扩散。

二、暴露疗法

将创面完全敞开，暴露于温暖、干燥的空气中，使创面迅速干燥，结成一层干痂，从而防止细菌的生长繁殖。

（一）适应证

常用于头面、颈、躯干、臀部及会阴部的烧伤创面；深度烧伤或大面积烧伤；污染较重的创面；有铜绿假单胞菌或真菌感染的创面和炎热夏季不适于包扎者。

（二）方法

伤员清创后，可躺在铺有无菌床单或纱垫的床上，使创面直接暴露在温暖、干燥的空气中，不覆盖任何敷料。一般经 48 ～ 72 h 创面即可结痂，达到保护创面防止感染的目的。浅Ⅱ度及部分深Ⅱ度创面用暴露疗法可达一期痂下愈合。为了促使创面迅速形成干痂，可采用具有收敛、消炎作用的中草药，如虎杖、榆树皮、四季青、鱼岭素等。

（三）优缺点

便于观察创面变化情况，有利于控制感染创面，节约敷料，适用于大批烧伤患者的治疗。其缺点是需要单间清洁病房；护理工作较繁重；早期创面有干痛感；不适用于门诊治疗及伤员转运；上皮细胞可因干燥坏死使创面加深。

（四）注意事项

（1）要维持室内温度在 28 ～ 36℃，若病房保温欠佳可用红外线、烤灯等局部保温。

（2）暴露必须充分、彻底，如颈部烧伤应垫高肩部，头向后仰；腋窝烧伤上肢应外展 90°角；会阴部烧伤两下肢应尽量外展。创面上不应覆盖任何敷料或被单，以免潮湿感染。

（3）为了防止受压部位的创面潮湿，应定时侧身暴露或用翻身床定时翻身，每 4 ～ 6 h 翻身 1 次，使创面交替暴露。一般应在渡过休克或休克平稳后（伤后 48 h），方可翻身俯卧。第 1 次俯卧时间不宜过长（一般 2 h 左右），以免发生喉头水肿造成窒息。以后视患者情况逐渐增加俯卧时间至常规翻身时间每 4 h 1 次。

（4）为了保持受压创面的干燥，如确无条件翻身的伤员，可局部用热吹风，即让伤员睡在大孔泡沫塑料垫上，其下加用热吹风，以促使创面干燥，但应保持一定距离。以防发生意外。

（5）暴露疗法的室温为 28 ～ 36℃，视患者耐受情况而定，相对湿度在 50% 左右。深度创面 24 h 内即可形成干痂。但要注意水分的补充，以免引起脱水性高钠血症。在南方亚热带地区，由于高温潮湿，暴露创面不易成痂，且易发生创面真菌感染，可在病房中加装空调和除湿机，控制室温在 30℃左右，相对湿度在 50% 左右。广州南方医院采用此法治疗烧伤 2 760 例，无一例发生创面真菌感染。并对此方法做了实验研究，开机前后空气培养，每个培养皿菌落数从 7.33 ± 1.80 降为 0.890 ± 0.782。本实验证实了除湿机加空调对亚热带气候地区烧伤病房预防真菌感染有作用，不失为一种简便有效且有利于患者治疗的好方法。

（6）暴露创面的早期渗液较多，尤其是面、颈部Ⅱ度烧伤，应经常用消毒纱布或棉花球轻轻拭干，以保持创面干燥。创面周围正常皮肤应定时用 1/1 000 苯扎溴铵（新洁尔灭）或 1/2 000 氯己定（洗必泰）擦拭，保持清洁。

（7）已干燥结痂的创面要注意保护，勿使裂开，以免增加感染机会。对躁动不安及小儿伤员应妥善固定，以免创面再损伤。应经常观察检查创面，如发现痂下有感染，要及时剪开引流，并根据情况做进一步处理。

三、半暴露治疗

介于包扎和暴露疗法之间，它是用单层抗菌湿纱布或薄的油纱布或其他生物敷料贴在清洁的Ⅱ度创面上，可减轻感染、保护创面和促进愈合。适用于Ⅱ度创面、深Ⅱ度坏死组织脱落后较清洁的创面和不适于包扎部位的Ⅱ度创面，如面、颈、臀、会阴部等。具体方法：将抗生素湿纱布剪成与创面一样大小，过大容易脱落，若有分泌物会影响周围创面或健康皮肤。纱布要紧贴于创面，勿留空隙，以免分泌物存留。若纱布潮湿，下面有积脓者，应每日更换多次。如更换的范围较大，应在翻身时立即去除。因受压后较潮湿，容易揭除，可减少出血、损伤和疼痛。也可先湿敷或液状石蜡浸渍后再揭去纱布。也可用生物敷料或人工皮贴敷于创面行半暴露。现将包扎、暴露和半暴露疗法的适应证，优缺点列表（表3-2）比较如下。

表3-2 包扎、暴露和半暴露比较

	包扎	暴露	半暴露
适应证	中小面积	大中小面积	中面积
创面要求	浅度新鲜创面	深度创面	深度或已感染的创面
对创面部位要求	肢体或便于包扎部位	无	无
对创面观察	不便	方便	方便
患者舒适程度	舒适	不舒适	不舒适
更换敷料工作量	大	小	小
敷料需求量	多	少	少
室温要求	无	28℃～36℃	28℃～36℃
护理	方便	不便	不便
便于转运程度	方便	不方便	不方便

四、烧伤患者的翻身方法

烧伤创面无论采用包扎、暴露或半暴露疗法，均应适时翻身，切忌创面长期受压，以免创面溶痂感染，即使是健康皮肤长期受压也会发生压疮。

（一）床单翻身法

适用于中、重度烧伤患者翻身，伤员睡普通病床，以伤员从仰卧位向左侧翻转成侧卧位为例。

（1）在病床上铺无菌大单，上半段和下半段各加铺一条中单。由4名医护人员分立于床两侧，抬起两条中单将伤员抬到床的右侧（图3-2、3）。

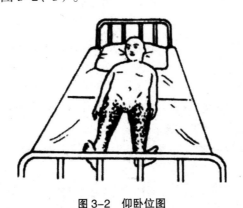

图3-2 仰卧位图

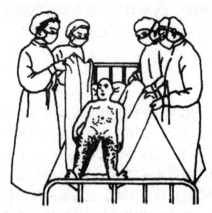

图 3-3　4 人抬床单将伤员抬至床右侧

（2）慢慢提起右侧中单，帮助患者向左翻转侧卧。侧卧位时伤员的左上肢应外展 90° 角，腋下垫一小棉垫卷，以防上肢受压（图 3-4）。

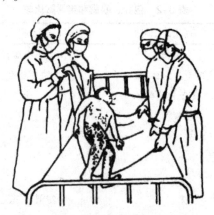

图 3-4　提床单使伤员翻转成侧卧位

（3）将伤员两下肢分开，右下肢应抬高，左下肢应尽量伸直向后（图 3-5）。

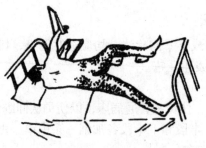

图 3-5　侧卧位

（二）翻身床翻身法

翻身床（图 3-6）对大面积伤员很适用，能做到充分暴露创面、防止受压、患者舒适；但缺点是结构复杂，不易自制。

1. 翻身步骤

（1）做好患者的思想工作，说明翻身的目的和方法，以取得伤员的密切配合。

（2）除去翻身床上的附件如搁手（脚）板和大便盆等。

（3）合拢上下床片，旋紧床片螺丝。不能被床片压紧的部位（如下肢）可垫一软枕。翻俯卧位时软枕放小腿前面；翻仰卧位时软枕放在腘窝部。

（4）床片外裹以大床单或保护带，以保护伤员不致在翻身时从上下床片中滑出。

（5）翻身时需 2 人操作。首先检查床片螺丝是否旋紧，然后除去撑脚，拔出转盘的弹簧插销，两人协同配合旋转翻身。翻身速度不宜过快。翻身后立即插入弹簧插销，固定撑脚，除去上面床片。

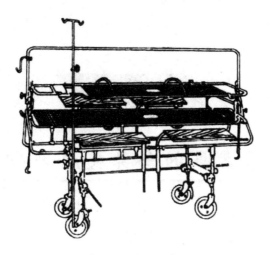

图 3-6 翻身床

2. 翻身时注意事项

（1）严重伤员在翻身前须准备急救用品及药物。

（2）翻身前做好思想工作，解除伤员顾虑和恐惧。

（3）第一次俯卧时间不宜过长，一般不超过 2 h，翻身后严密观察脉搏、呼吸等变化。

（4）翻身床宽度较小，有精神症状及不合作的伤员，应注意固定。

（5）俯卧时注意足背勿受压，以免产生足背过伸下垂畸形。

（6）骨隆突处要垫好，以防压伤。

3. 翻身床翻身的禁忌证

（1）血容量不足或已发生休克的伤员、心力衰竭、全身极度水肿和使用冬眠药物者。

（2）病情严重，神志昏迷者。

（3）腹胀及胃扩张严重而影响呼吸者。

（三）烧伤悬浮床

烧伤悬浮床又称流体治疗床（图 3-7），是利用压缩机将空气压入床体内陶瓷砂粒中，砂粒翻滚形似一锅沸腾的开水。患者躺在其上处于半悬浮状态，无须翻身而不至于创面受压潮湿不干；相反，由于该床自下而上吹的空气是干燥（相对湿度 40% 左右）、温暖的微风（温度可调范围 26 ~ 38℃），对创面干燥成痂十分有利，适用于特重烧伤患者，尤以休克期应用此床可避免患者因休克期不宜翻身，创面受压而致成痂不良甚至溶痂。此床的应用还可减轻患者的痛苦和护士的劳动强度。

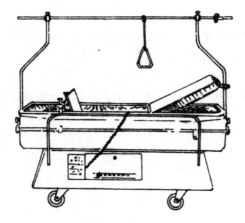

图 3-7 悬浮床

第四章

烧伤后常见的全身反应与并发症

第一节　电解质紊乱

导致烧伤后水、电解质和酸碱失衡的原因甚多。早期主要是由于烧伤破坏了皮肤屏障，大量体液与电解质自血管内渗出，从创面丢失和淤滞在组织间隙所致。激素分泌失常及有些外用药可从创面吸入体内，也影响电解质和酸碱平衡，脓毒症及一些肾毒性抗生素的应用，也可加剧其紊乱。再者，补液不当及静脉、肠道营养支持失宜，均可促使水、盐和酸碱代谢失衡。

一、脱水

（一）概述

长期以来，学术界把烧伤的早期称为休克期。其发生机制尽管复杂，但实质问题是体液丢失，存在脱水的问题。可见脱水参与了伤后早期的病理生理改变。以烧伤的病理生理为基础，可以把烧伤后出现的脱水分为 3 种类型，即等渗性脱水、低渗性脱水和高渗性脱水。病因如下。

1. 创面失水

创面失水主要发生在烧伤早期，一直延续至创面愈合为止。烧伤后除了自血管渗出而丢失或禁锢大量体液于周围组织外，尚有大量水分自创面蒸发，水分蒸发量与烧伤面积及深度成正比。深度烧伤在 2 周左右痂皮溶解时，蒸发水分又增加，至肉芽形成时蒸发量减少，若肉芽暴露不予覆盖，则蒸发水分又增加。

2. 组织间隙水潴留

烧伤早期，由于毛细血管通透性增高，大量体液渗出血管外而滞留于烧伤及其周围组织内。

（二）入院评估

1. 病史询问要点

（1）受伤时间、既往有无相关病史，如内分泌异常病史，以前的基础血压。

（2）有无口渴感，尿量如何，是否有恶心、呕吐、呕吐量。

（3）神智情况。

（4）院外补液情况，如补液开始时间，静脉通道建立情况，补液的质和量，补液速度及是否使用利尿剂等。

（5）是否有复合伤。

2. 体格检查要点

（1）神智、脉搏、血压。

（2）皮肤弹性、颜色。

（3）体重变化。

3. 化验检查

血浆渗透压、尿比重、E4A、血常规、肾功能。

（三）病情分析

1. 诊断

（1）皮肤松弛干燥，表浅静脉萎陷，体位性虚脱、口渴、恶心、呕吐、尿少、体重减轻。

（2）失代偿时，全身皮肤可见花斑、发绀、脉搏快弱、血压低、无尿、烦躁不安或对外界刺激反应差，进而出现意识不清、昏迷。

（3）实验室检查：血钠浓度和血浆渗透压因等渗、低渗和高渗性脱水而显示正常、降低和增高；血红蛋白和血细胞比容升高；血尿素氮和肌酐增高。

2. 临床类型

（1）等渗性脱水：烧伤局部水肿和创面渗出，为伤后体液丢失的基本形式。早期胃肠道功能紊乱，如急性胃扩张，食物在胃肠道内发生潴留或引起呕吐，甚至因胃肠功能紊乱引起腹泻等，都会使细胞外液丢失增多，导致脱水。烧伤早期丢失的细胞外液是等渗性的，因而被看作为等渗性脱水。其结果是细胞外液的减少，引起血浆容量的不足。由于没有渗透压的变化，细胞内液基本上不受影响。待血浆容量减少超越血循环代偿功能时，血流动力学才有明显的改变，临床上会出现低血容量性休克，有效微循环灌流不足和细胞代谢障碍。在烧伤的后续病程中，仍会因烧伤的本身和伴随着的病情变化而发生脱水，以上所述的各种有关因素依然存在，但创面体液丢失的量不如早期多。如烧伤创面和有关组织器官发生感染，会有炎症性渗出。胃肠道在病程中期和后期的变化，除上述提到的有关因素外，还可能因并发肠系膜上动脉综合征致呕吐而有大量等渗体液丢失。另外，等渗性脱水与采用胃肠吸引减压等治疗措施有关。

（2）高渗性脱水：烧伤后早期所呈现的等渗性脱水并非一成不变。若由于各种原因造成治疗不及时，又未能提供饮水，创面水分大量蒸发丢失，造成显著的不显性失水，体液自然会因浓缩而趋于高渗：即在等渗性脱水的基础上，逐渐发展成为高渗性脱水。若在临床治疗中采用高张溶液复苏致钠盐以高渗浓缩状态补充，或为适应全身代谢和局部创面处理的需要，使用热吹风机、远红外线和睡卧气垫床等，或并发呼吸道烧伤、行气管切开术后，使不显性失水明显增多，在临床上更易呈现高渗性脱水。体液高渗首先发生在细胞外液，而造成细胞外液与细胞内液间的渗透压差，促使细胞内液的水分向细胞外液转移。由此可见，高渗性脱水的细胞外液容量减低是在细胞内液的水分经渗透而起缓冲的过程中发展的，引起的细胞外液容量变化要比等渗性脱水发生得迟且慢。

因此，高渗性脱水所致休克的发生和发展速度和程度都会比等渗性脱水所引起的休克来得迟，也要相对缓和，其临床表现也要轻。

（3）低渗性脱水：烧伤后，不论复苏补液治疗是否及时，若无节制地给予大量饮水或盲目地静脉输入较多的等渗葡萄糖溶液，会使细胞外液因水分过多而被稀释，从而使细胞外液从等渗转变为低渗，使未能被及时纠正的等渗性脱水变为低渗性脱水；细胞外液的低渗，使其与细胞内液之间产生渗透压差，细胞外液中的水分向细胞内液转移，细胞外液的容量会因水分向细胞内液丢失而减少。

因此，低渗性脱水的细胞外液的病理生理变化要比等渗性脱水的变化发展得更快，而且其细胞外液的容量将会减少得更快。因此，烧伤早期因低渗性脱水造成的休克会比因等渗性脱水的休克来得更快，而且休克的程度也更严重。

（四）治疗计划

1. 治疗原则

其治疗原则为对已丢失的水和盐要予以补充，给予每日基础量。预补即将丢失量，辨明和调整酸碱紊乱。在短期脱水的治疗中，不必补充钙、镁和磷酸盐。

烧伤早期休克是由于脱水而形成的低容量性休克；烧伤早期复苏补液是针对脱水所采取的替代治疗。应当指出的是，烧伤补液公式指导下的早期复苏补液治疗是防治脱水引起的休克，但对于延迟复苏已发生休克的病人就不能盲目照搬公式，而应该积极大量快速补液，尽快纠正休克。

2. 治疗方法

按照此症状、体征和实验检测结果判断和把握脱水性质并予以治疗。

（1）等渗性脱水：根据体重变化补。

体重的变化是一项主要的指标。以此可以掌握脱水治疗的力度。实测体重比估计体重要更为可靠。临床上应注意，禁食、靠静脉补液的患者，体重会有所下降。体重下降幅度每日约 0.5 kg。有明显分解代谢者，体重下降幅度会略有增加。当呈现更大幅度的体重下降时，必须考虑到脱水的问题。

等渗性脱水引起体重下降 1 kg，可补给 1 kg 等渗电解质溶液。临床上采用的液体是等渗平衡盐溶液，不宜用生理盐水，因生理盐水含氯过多，大量输用易致高氯性酸中毒。

（2）高渗性脱水：根据血清钠的变化补。

高渗性脱水应补给水分，可输用等渗葡萄糖溶液，所应补给的量除参照临床表现，特别是体重变化以外，可以用血清钠的变化来计算。即通过血清钠来计算实际体液量，再进一步计算出应补的水分。

实际体液量（mL）＝正常体液量（mL）× 正常血清钠（mmol/ 人）/ 测定血清钠（mmol/L）

应补水量（mL）＝正常体液量（mL）– 实际体液量（mL）

（3）低渗性脱水：属轻度和中度的脱水，可以补给等渗平衡盐溶液。而重度者，可以先补给高渗盐水，即将失钠量的 1/3 用 3% ~ 5% 氯化钠液补给，其余可用等渗平衡盐溶液。

补液量除根据临床表现，特别是体重变化以外，也可以用血清钠来计算。

应补给钠量（mmol）＝ [正常血清钠（mmol/L）– 测定血清钠（mmol/L）]× 体重 ×0.6（kg）。

应补给所用电解质溶液量（L）＝应补给钠量（mmol/L）/ 所用电解质溶液含钠量（mmol/L）。

以上补给量的计算方法为起步治疗计划量的估算，在治疗中应经常检测作为计算的有关指标，对补给计划应根据实际情况不断予以必要的调整。

（五）病程观察

补液过程中应检测血压、脉搏、尿量、皮肤弹性、神智、生化检查等。

（六）临床经验

烧伤后脱水主要发生在烧伤早期，值得注意的是，在严重烧伤的早期，可以只在补液公式的指导下进行补液。对已经发生休克者，原则上应予以抗体克的治疗，进行大力复苏补液。在观察中，上述有关脱水治疗的估算和休克的临床征象都很重要。烧伤早期体液丢失的补充治疗已有早期复苏补液公式作指导，以防治可能发生的休克。但应强调的是，由于补液公式的变量只限于Ⅱ度和Ⅲ度烧伤创面的面积，难以达到满足个体化的要求。临床机械地搬用公式复苏，很难获得满意的疗效。鉴于烧伤水疱液反映的电解质含量与血浆一样，而其血浆蛋白含量仅有血浆的一半，可以认为烧伤引起的体液丢失是由脱水和血浆丢失组成的。烧伤早期休克是体液丢失发展的结果。补液公式仅能起到防治脱水和血浆丢失的基本作用，对于具体患者，既不能反映其实际要求，又不能有助于解决问题，为此需有一个修正和补充方法以弥补其不足。现仅提出临床经验性修正补充方法，供参考。

所谓修正补充方法是使临床医师能较为全面地进行思考，而不致遗漏影响补液治疗的重要病情。其意义在于增加补液公式未能包括进去的变量，使经过修正补充的补液计划能较多地适应患者的需要：也就是说，尽可能地做到个体化。这种方法是根据临床经验设置的，可以启发临床思维，结合具体患者的实际情况，如考虑致伤原因、地点、条件、时间、伤情特点、现场急救、后送处理和病情发展经过进行临床分析，此外，还应包括患者对治疗的反应及与患者自身情况有关的某些因素等。任何试图以具体的数字来代替有关变量因素都不符合个体化要求。医生应对以上因素逐项考虑，适应各种需要，来补充胶体溶液、电解质溶液和水分，从而使公式的不足得到修正和补充，使补液治疗更能符合临床需要使烧伤早期复苏补液的疗效有所提高。烧伤休克防治的意义关系到烧伤全程的治疗进程和救治效果。对如何掌握烧伤早期补液，Carvajal HF（1994 年）在论述儿童烧伤复苏补液时提出，尽管补液后血容量可以得到充分的补充，但仍有少尿，这是因为除了体液平衡问题之外，还有应激中抗利尿激素所发挥的作用。为此，应提请注意，不得一味追随尿量，以防过多补液。Puffinbarger NK 等提出儿童复苏补液按公式预计的第一个 24 h 量在伤后 4 h 内补给，效果比在 8 h 内补给要好，认为快速补液小儿能够耐受。这表明传统的补液方法正在经受冲击，但却反映学术界的重视和谋求有益探索的动态。临床参照务必慎重。

二、水过多

（一）概述

1. 水中毒（单纯水过多）

（1）病因：机体在神经内分泌功能和肾功能都正常的情况下，有能力处理摄入过多的水，即经肾排出体内多余的水。在烧伤后，由于体液丢失过多，心血管功能不全，发生休克，肾上腺皮质功能不全，抗利尿激素分泌过多，特别在有急性肾衰竭少尿或无尿时，大量无节制地饮水和（或）静脉补给大量的等渗葡萄糖溶液等，就容易发生水潴留，为水中毒提供条件。

（2）病理生理：体内水过多，使细胞外液增多，稀释，渗透压降低。水因渗透梯度而进入细胞内，使细胞内液也随之扩大。细胞内和细胞外都可发生水肿，最后可因并发肺水肿和脑水肿而死亡。

2. 输液过多综合征（水和钠过多）

（1）病因：一般见于应激情况，特别伴有心、肝、肾功能障碍的患者，输入过多的盐水，滞留于体内。

（2）病理生理：严重烧伤后的早期，由于血管通透性增加，大量体液渗出，在复苏补液治疗中常需输入大量的含钠溶液。进入体内的水和钠随体液渗出，除有少部分渗出体表外，大部分进入并潴留在组织间，不能及时被排除，形成烧伤局部和远隔部位的水肿，构成异常扩大的第三间隙。延迟复苏采用大量液体进行冲击输液时更易发生这种变化。待这部分体液回吸收时，特别是在有肾功能损害、排尿受到影响的患者，血管末梢内过多的循环血容量将会超越心脏的负荷能力，甚至可引起急性心力衰竭，导致肺水肿和脑水肿。

3. 抗利尿激素分泌失调综合征（SIADH）

（1）病因：本综合征可以有很多原因，如肺燕麦细胞瘤、十二指肠腺瘤、胰腺腺瘤、淋巴肉瘤、细菌性和病毒性肺炎、正压呼吸、肺脓肿、肺结核菌空洞形成、慢性胸部感染等胸内原因，糖皮质激素缺乏、黏液性水肿等内分泌变化，吗啡、巴比妥酸盐等药品的不良反应，以及各种原因引起的应激和特发性原因。烧伤后，并发本征的原因主要为烧伤本身、麻醉、手术和治疗等强烈刺激所引起的应激，以及烧伤病程中并发或伴有的上述有关的情况。

（2）病理生理：这是由于垂体及其异位组织无节制地释放抗利尿激素，同时摄水又未受限制，致使水潴留，造成体液容量扩张和稀释。为使有效动脉容量恢复正常，肾行使其排水和排钠的功能。同时由于醛固酮的暂时减少和第三因子的作用，使肾减少对钠的回吸收。然而，抗利尿激素还在继续发挥作用，使水不能较多排出。临床上出现低血钠。久而久之，尿的含钠量也减少，尿渗透压随之降低。最后，这一变化逐渐发展，在调整中使之达到临床上的平衡，即每日排出的尿液量、钠量与摄入的水量、钠量在动态中处于平衡状态。

（二）入院评估

1. 病史询问要点

伤后静脉补液及口服进液情况，如补液量，是高渗液还是等渗液，烧伤面积及时间，既往有无心、肝、肾功能障碍及内分泌病史。

2. 体格检查

皮肤弹性，血压，脉搏，神智，组织水肿情况。

3. 门诊资料

尿比重、E4A、血常规、肾功能。

（三）病情分析

1. 诊断

（1）过量摄入液体病史。

（2）体查组织肿胀，血压升高，周围静脉充盈明显，并可有颈外静脉怒张，中心静脉压高。

（3）生化检查血细胞比容和血红蛋白降低，血清钠可以正常或降低，尿的含钠量减少，尿渗透压降低。

2. 疾病分型

主要分三型——水中毒（单纯水过多）、输液过多综合征（水和钠过多）、抗利尿激素分泌失调综合征（SIADH）。

（四）治疗计划

治疗轻度水中毒仅需限制饮水和输注葡萄糖溶液，同时可以给予溶质性利尿剂，以利于水的排出。但临床上往往因意识不到，未能观察到这一并发症的早期病情，而不易得到及早诊断和及时治疗。如属重症，除限制给水和使用溶质性利尿剂外，应根据全身情况进行治疗。如出现肺水肿，行气管插管，必要时尚应行人工通气。为纠正体液低渗，可输入高渗盐水，即 3% ~ 5% 氯化钠液。高渗盐水应从静脉缓慢输入，成人氯化钠用量每日不得超过 20 g，儿童则应酌情减量。值得强调的是，应用高渗盐水的目的是尽快缓解脑水肿，进而解除肺水肿，而不是追求迅速纠正低血钠。若操之过急，过快地提高体液的渗透压，可使脑细胞在不易察觉的情况下从水肿转变成脱水。应用肾上腺糖皮质激素可有助于改善脑水肿和肺水肿。并发少尿型急性肾衰竭者，应给予透析治疗。

（五）病程观察

注意尿量，生命体征。

（六）临床经验

对于抗利尿激素分泌失调综合征的治疗针对低血钠，给予补钠治疗，但却不能奏效。由于并无特殊的临床表现，一般也无须给予特殊的治疗。由于属自制性或自限性的临床疾病或并发症，在弄清楚有关问题的性质以后，可以维持一般的治疗，无须做更进一步的治疗。待基础疾病得到治疗以后，能自行缓解和恢复。

三、非酮症性高渗性高血糖性昏迷

（一）概述

非酮症性高渗性高血糖性昏迷是由于代谢异常而引起体液渗透性的改变和伴有水、电解质变化的临床症候群。在烧伤患者中，常为烧伤本身和并发感染等应激所诱发的代谢紊乱所致。多发生在高代谢阶段，特别容易发生在革兰阴性杆菌引起的全身性侵袭性感染。昏迷不能进食的患者常加上胃肠进水不够，更易发生。

病理生理：在烧伤和感染的应激中，糖代谢异常，导致高血糖症。进而因高血糖引起的渗透性利尿，使水大量丢失，而使血清钠增高。高血糖和高血钠使体液更趋向高渗，渗透性利尿就更为严重。久而久之，由于钠和钾不断在利尿时随尿排出，血钠转而降低，血钾也伴随下降。渗透性利尿时，大量水的排出会使细胞脱水，重症者可影响意识状态，甚至出现昏迷，进而造成死亡。在高代谢过程中，蛋白质分解明显，尿素增多。由于尿素容易通过细胞膜在半透膜的两边达到平衡，因而尿素的改变不会加重因脱水而发生的临床变化。

（二）入院评估

1. 病史询问

是否有高热等感染情况，是否有不能进食、进饮而存在补液不足、尿量减少情况，既往是否有糖尿病史。

2. 门诊资料分析

血常规是否提示严重感染，E4A 中血钠和血钾情况。

3. 需要继续检查项目

血糖，尿常规。

（三）病情分析

1. 诊断

（1）临床表现：多尿，意识障碍，甚至昏迷。

（2）实验检测：血糖增高，血钠和血钾均有不同程度降低。虽有高血糖，但却无酮体。

2. 鉴别诊断

年龄大者应与脑血管意外鉴别。脑血管意外常用药物多对本病有害，例如甘露醇、高渗糖、皮质固醇等均加重高渗状态；苯妥英钠不能制止高渗状态所致的抽搐和癫痫发作，而且能抑制胰岛素分泌，使高血糖进一步恶化。所以鉴别诊断很重要。

（四）治疗计划

高血糖症可用胰岛素治疗。由于存在耐胰岛素的问题，需用较大剂量的胰岛素，水和钠都应予以补充。但病情变化多不容易控制，临床上常在全身性侵袭性感染治疗有效时才能全面控制。

（五）病程观察

注意观察神志变化、出入水量、尿量、监测血糖、E4A。

（六）临床经验

当血糖较高时，一方面由于耐胰岛素而要大剂量使用胰岛素，才能使血糖降低；另一方面又要防止血糖下降过快。如血糖快速下降，会使血浆渗透压也随之较快下降，其后果是血浆渗透压由高转低，会使脑细胞由体液高渗时的脱水转为体液低渗时的水肿，中枢神经异常的体征未好转就又有所加重，临床上会误认为治疗不力，产生错误的导向，为此，临床上多主张胰岛素的治疗力度不得过大，以防血糖骤然下降到 15 mmol/L 以下，以策安全。

另一个值得注意的是，在血清钾已降低的情况下使用大剂量的胰岛素，会在促进糖原的合成时结合、利用钾，使血清钾进一步降低。为此提出，在大剂量使用胰岛素时必须重视钾的补充。若不注意补钾或补钾不力，将会发生致死性的低血钾，后果将非常严重。

加强口服补液，可根据具体情况进食多量白开水或补液盐水，不能进食者争取置入胃管，在胃肠道自身的调节下治疗更易掌握。

四、钾代谢紊乱

（一）低钾血症

1. 概述

血清钾正常值为 3.5 ~ 5.5 mmol/L，低于 3.5 mmol/L 表示有低钾血症。烧伤后低钾血症较常见，主要由以下原因引起：

（1）摄入减少：由于休克、严重感染等常伴有消化道功能紊乱、食欲缺失、消化道黏膜水肿、糜烂或溃疡，影响消化吸收功能，以致含钾饮食摄入不足。

（2）丢失增多：①从尿液丢失。烧伤后组织坏死，大量钾离子自细胞内释出后从小便排出，有时每天可达 200 mmol。烧伤早期应激反应、严重感染、频繁的切痂植皮术等，肾上腺皮质功能亢进持续时间长；有的病例常使用利尿剂、肾上腺皮质激素等，也促使尿液丢钾；创面涂敷甲磺米隆量大时，可引起多尿而使尿钾丢失增加。②从创面丢失。烧伤创面渗出液中含钾量与血清钾相似，烧伤早期，大量渗出或焦痂自溶脱落渗出增多时，丢失钾也增多；局部使用磺胺嘧啶银时，也使通过焦痂失钾增加。

（3）需要增加：烧伤伤员进入合成代谢期，合成糖原、蛋白质均需要大量钾，如摄入不够，易发生低钾血症。

（4）异常转移：如输注葡萄糖、碱性药物过多、过快。钾离子从细胞外转入细胞内。

2. 入院评估

（1）病史询问：补液、进食情况，是否存在钾摄入减少及异常转移，利尿、创面用药情况，是否存在钾丢失增多，是否存在全身无力，是否有食欲缺失、恶心呕吐、腹胀或肠麻痹等。

（2）体格检查：肌张力、腱反射、血压、心律。

（3）门诊资料分析：血钾。

（4）需要继续检查项目：心电图。

3. 病情分析

诊断：①有摄入减少、丢失增多等病史。②全身无力，是否有食欲缺失、恶心呕吐、腹胀或肠麻痹等。③血钾低、心电图表现：T波降低、变宽、双向或倒置，或出现明显U波。

4. 治疗计划

关键在于预防，尽可能消除上述各种原因，及早恢复正常饮食和消灭创面是防治低钾血症的根本措施。大面积烧伤创面未基本愈合前，应每天常规补充钾离子80～120 mmol，如有额外丧失，还应酌情增补。

5. 病程观察

注意监测血钾，观察临床症状改善情况。

6. 临床经验

（1）正常血清钾为3.5～5.5 mmol/L，低于此范围的即可称之低钾血症。但由于受其他许多因素的影响，临床症状的严重性并不与血清钾降低的程度完全成正比；血清钾的水平也不完全代表缺钾的严重程度。心电图的主要改变为ST段下降，T波低平、倒置或双相，或出现明显U波，但这些也不是低钾血症的特有表现，同时也不与缺钾的程度相平行。因此必须结合病史与临床进行全面分析，以避免片面性。

（2）在一般伤病人，如果缺钾的时间较长，则尿中钾离子量也可降低至10～20 mmol/24 h以下或更低，因此可作为辅助诊断方法之一。但是在烧伤病人，特别是焦痂自溶、严重感染或败血症时，由于组织破坏，大量钾离子逸出后从肾脏排出，则24 h尿钾量不仅不低，相反甚高。因此不能由于尿钾量水平不低，误认为全身不缺钾。相反，如果小便大量排钾则应提示有缺钾的可能。

（二）高钾血症

1. 概述

血清钾高于5.5 mmol/L即称高钾血症，主要病因为：①医源性，即补钾不当，速度过快或病人少尿时补钾。②大量K^+从细胞内释放，如大量组织损伤（肌肉坏死、血肿等）、中毒、溶血等。③钾排出障碍，在烧伤中，常见的是急性少尿型肾衰竭。

2. 入院评估

（1）病史询问：补钾情况、是否有组织损伤、中毒、溶血等，尿量如何。

（2）体格检查：心率、心律、皮肤色泽、神志。

（3）门诊资料分析：血钾

（4）需要继续检查项目：心电图。

3. 病情分析

诊断要点如下。

（1）抑制心肌收缩：可出现心搏缓慢、心律不齐，严重时心室颤动、心脏停搏于舒张状态。高血钾心电图的特征是T波高尖、P波消失、QRS段增宽、心室颤动、心脏骤停。

（2）神经肌肉症状：四肢及口周感觉异常（麻木）苍白、寒冷、全身无力、肌肉麻痹、反射减弱或消失等。

（3）实验室检查：血清钾超过0.5 mmol/L。

4. 治疗计划

高钾血症的治疗应以预防为主。

1）预防：①首先要消除、控制诱发高钾血症的原因和积极治疗原发病。如静脉补钾时速度要均匀，切勿太快；休克时注意保护肾脏等。②肾功能有障碍时尤应注意控制感染，给予足够热量以减少蛋白分解而释出钾；在无尿、少尿时，应严格限制钾的摄入量。③及时纠正酸中毒，尤其是有发生高钾血症倾向的病人。

2）治疗：除立即停止补钾外，治疗目的主要有二：一是保护心脏的急救措施，对抗钾的毒性作用，促使钾向细胞外转移；二是排除体内过多的钾。

（1）急救：①立即静注钙剂（10%葡萄糖酸钙或10%氯化钙）10～20 mL，必要时可重复使用。钙与钾有拮抗作用，能缓解K^+对心肌的毒性作用。近期使用洋地黄患者则忌用钙剂。②高渗碱性钠盐（5%碳酸氢钠）的应用；立即静脉注射5%碳酸氢钠100 mL，必要时可重复注射或滴注。③25%～50%葡萄糖 100 ～ 200 mL 加胰岛素（4 g 糖加 1 U 胰岛素）作静脉滴注，目的是当葡萄糖合成糖原时，将 K⁺ 转入细胞内。④注射阿托品，对心脏传导阻滞有一定作用。

（2）排钾：①如无肾功能障碍，则以补充血容量、纠正水与电解质紊乱及酸中毒、使用肾上腺盐皮质激素、利尿剂等，促使肾脏排钾。②已有肾衰竭者，则可用阳离子交换树脂，口服或灌肠，透析疗法以除去血浆中过多的钾。简单的透析方法为洗胃和结肠灌洗，但效果不肯定。最好是用血液透析，其次是腹膜透析。此条着重于治疗原则和治疗方案。

5. 病程观察

尿量、血钾、心电监护。

6. 临床经验

预防为主，补钾应以口服为主。

五、钠代谢紊乱

烧伤后，早期渗出和休克，创面丢失，并发症的影响，营养和代谢的改变，以及药物和液体治疗，都会直接或间接地影响钠的代谢。钠的紊乱可以表现为血清钠（正常值 136 ～ 145 mmol/L）的降低或升高。

（一）低钠血症

1. 概述

血清钠低于 135 mmol/L。原因：

（1）丢失过多：伤后早期，渗出和经创的渗液均为含钠量较高的细胞外液。呕吐、腹泻和胃肠吸引、大汗等均会丢弃钠。

（2）补充不足：休克期采用低张盐溶液复苏，体液丢失量仅以低张盐溶液或葡萄糖水补充；口渴时听任大量饮水等。

（3）抗利尿激素分泌不适当综合征（SIADH）。

2. 入院评估

（1）病史询问：烧伤后是否有大量饮水等，详细补液情况，既往病史，是否有呕吐、腹泻和胃肠吸引病史。

（2）体格检查：神志、心率、皮肤弹性、组织水肿情况，烧伤面积。

（3）门诊资料分析：E4A。

（4）需要继续检查项目：血浆蛋白、血细胞压积、尿钠、尿比重。

3. 病情分析

（1）诊断：①临床上表现心率增快、直立性低血压、少尿等。肌力减弱、腹痛、肌肉痉挛、惊厥。神志改变，意识不清，昏迷。如有心力衰竭、肝硬化和肾上腺皮质功能不全等，可出现水肿。②实验室检查：血清钠低于 135 mmol/L、血浆蛋白升高、血细胞比容增高。尿钠低、尿比重可低于 1.010。

（2）疾病分型。①轻度缺钠：血清钠介于 135 ～ 130 mmol/L，每千克体重缺钠 0.5 g。②中度缺钠：血清钠介于 120 ～ 130 mmol/L，每千克体重缺钠 0.5 ～ 0.75 g。③重度缺钠：血清钠小于 120 mmol/L，每千克体重缺钠 0.75 ～ 1.25 g。

4. 治疗计划

应停止或减少摄水，给予等渗的平衡盐溶液，使用溶质性利尿剂。重症者，必要时用 3% ～ 5% 氯化钠液，成人氯化钠摄入每日不得超过 20 g。目的是改善血浆晶体渗透压，进而缓解脑水肿，而不是立即纠正低血钠。Cohen BJ 等（1991 年）提出，迅速纠正低血钠会引起神经系统的疾病，发生中央脑桥脱髓鞘症，表现为瘫痪。有痉挛者，可对症用巴比妥类或地西泮（安定）等药物。

5. 病程观察

E4A，尿量。

6. 临床经验

低钠血症可伴随水过多，也可缺水，应酌情补液。

（二）高钠血症

1. 概述

血清钠高于 150 mmol/L，病因：

（1）补充蒸发水不足：大面积烧伤通过焦痂丧失水分可高达每天 4 ~ 6 L，如再有高热、气管切开、热风吹创面、气流悬浮床等，水分丧失量更大。若水分补充不及时，极易引起高渗性脱水，出现高钠血症。

（2）渗透性利尿：多见于烧伤后出现应激性血糖增高，输注高渗葡萄糖过多以及摄入高糖、高氮饮食而未予补充相应水分。

（3）输钠过多：烧伤复苏时输入大量钠盐，包括氯化钠、碳酸氢钠或乳酸钠，由于醛固酮及肾上腺皮质激素的增加而排钠减少，易致高钠血症。因此，休克期后应适当控制输钠。

（4）细胞内高渗：烧伤早期细胞间隙内潴留水和钠，休克期后若肾功能正常，则将其逐渐排出体外。但若缺氧及再灌注损害严重，细胞内大分子蛋白质分解成多个小分子有机代谢产物，使细胞内渗透压增高，则细胞外液也相应维持于高渗状态，使钠离子保留而发生高钠血症。此外，其他危重情况如严重脓毒症等，也可能由于细胞内物质的分解而造成高渗状态，以致形成血钠增高。再者，以上提到的脓毒症脱水、脓毒症肾综合征、尿崩症样综合征等均可引起高钠血症。

2. 入院评估

（1）病史询问：补液利尿情况，创面处理方法，有无肾病史。

（2）体格检查：神志、皮肤弹性。

（3）门诊资料分析：血常规可有血液浓缩表现，E4A 显示高钠。

（4）需要继续检查项目：尿常规、比重，血糖和血尿素氮。

3. 病情分析

（1）临床表现：可有烦躁、少尿、尿色加深、皮肤干燥等水分不足的表现。重症者还会有躁动、恍惚、嗜睡、谵妄和昏迷等中枢神经异常的症状，是脑细胞脱水的表现。

（2）实验检测：血钠超过 150 mmol/L，血浆晶体渗透压高于 300 mmol/L，尿渗透压也会有所升高。血糖和血尿素氮也可以升高。在反映血液浓缩的指标中，血细胞比容不如血红蛋白敏感。

4. 治疗计划

停止补钠，口服或鼻饲白开水同时静脉输入 5% 葡萄糖溶液，注意输入速度不得过快，以防迅速扩大血容量和体液迅速转为低渗，使脑细胞由脱水转为水肿。早期应避免或减轻缺氧性损害，复苏后应控制输钠，注意补充水分，调节糖及胰岛素的用量，调整摄入的糖、蛋白、氨基酸及水分的比例，以及尽早清除病灶、控制感染等。除针对原发病情处理外，对于轻度病员，停止钠盐输入后，多可自行调整，有缺水者，应同时给水。对于全身钠过多所致重度高钠血症病员，除停止钠盐输入外，在补水的同时，可合用襻利尿剂，促使排钠，但应注意把握利尿的程度，保证及时补水，不得出现入不敷出的情况。同时应注意避免引起循环负荷超载及加重细胞内脱水，并须注意补钾及适量给水。对于未控制糖尿所引起溶质性利尿而形成的高钠血症，除予以补充水及钾等电解质外，主要应调整胰岛素用量以控制糖尿。

5. 病程观察

注意观察尿量、皮肤弹性、神志、脉搏、中心静脉压、尿比重、血钠。

6. 临床经验

高钠血症与全身钠过多不完全一致，高钠血症时全身钠不一定过多，水也不一定少。钠潴留时常伴有水潴留，故血清钠可以正常或甚至降低。这在诊断高钠血症时必须注意。使用渗透性利尿剂不当或过多，均可造成高血钠。这类病人由于尿量不少，甚至增多，易误认为水分补充已够。

第二节　酸碱平衡紊乱

酸碱平衡是机体内环境稳定的重要组成部分。正常血 pH 是各种生化反应正常进行的基本条件，正常的生化反应又是维护正常血 pH 的保证。伤病情况的病情变化，会影响生化反应的正常进行和血 pH 稳定，甚至会发生酸碱紊乱。有关治疗会对血 pH 产生明显影响。伤病和治疗引起的血 pH 变化会削弱机体的免疫功能和康复能力，还会失去某些药物发挥疗效的 pH 条件。血 pH 变化超越生理调节能力，可以构成功能紊乱，甚至需要治疗。酸碱紊乱的治疗应建筑在调整的基础上。以下分列有关酸碱紊乱。

一、代谢性酸中毒

（一）病因

烧伤本身或伴随情况引发的以下原因。

1. 摄入或代谢产生氢离子过多

进食酸性食物或输入酸性药物，如盐酸、乳酸等过多；代谢产生过多的酸性物质，如乳酸、酮酸等。

2. 氢离子排出减少

肾功能不全，特别是肾衰竭，或药物对肾功能的影响（排出氢离子的能力减弱，甚至失去排酸的功能，如使用碳酸酐酶抑制剂，肾小管上皮细胞不能分泌氨和 / 或失去排出氢离子的泵作用，醛固酮缺乏或使用醛固酮拮抗剂）。

3. 碱丢失过多

腹泻，肠、胆、胰瘘，输尿管小肠吻合术后，肾小管上皮细胞不能保留碱（肾功能不全或肾衰竭，以及使用碳酸酐酶抑制剂）。

（二）临床表现和诊断

1. 临床表现

临床无明显的症状，主要呈现烧伤引起的代谢紊乱和并发症的临床表现。动脉血 pH 减低使脑脊液 pH 也降低，刺激延髓的呼吸中枢，增大通气，产生呼吸功能的代偿性改变。由于氢离子不容易透过血脑屏障，不能直接或及时地和中央化学感受器接触，致使代偿性的呼吸改变表现进展缓慢。待呈现代偿性呼吸改变，已不是代谢性酸中毒的早期。乳酸酸中毒则例外，因脑组织本身参与乳酸的产生。

代谢性酸中毒早期没有什么特殊的临床症状，代偿性的呼吸改变也就成为重要的临床表现。临床上却常把这一表现当作原发性呼吸系统疾病的症状，延误诊断，也耽误了治疗。待呈现典型的呼吸改变，即呈现规律性的深沉叹气状呼吸，酸中毒已经发展到严重程度。值得强调，对代谢性酸中毒要有预见，重视主动观察，以便察觉代偿性呼吸改变，及早明确诊断，给予妥善处理。重症者可有软弱无力、恶心、呕吐、精神恍惚、躁动不安，甚至昏迷等症状。代谢性酸中毒可引起血管张力减低，动脉血 pH 低于 7.1，还会使心肌收缩力降低，临床上会因心血管功能减低而呈现循环衰竭。

2. 实验室检测

重点是动脉血气分析，相应地测定血清钾。

3. 高钾血症

代谢性酸中毒一般伴有高钾血症。若存在钾丢失，如腹泻的肠道失钾或用乙酰唑胺或肾小管性酸中毒的肾性失钾，有可能显示不出高钾血症的表现，甚至还会引起低钾血症。明确代谢性酸中毒的诊断，证实有低钾血症，则表明严重缺钾。

（三）治疗

1. 原则

应以病因治疗作为基础处理，即应采取治本的办法，再行体液治疗帮助调整。

代谢性酸中毒时有机酸在体内堆积，经肝脏处理转化成 HCO_3^-，增加碱储备。若给碱性药物，会造成内源性和外源性 HCO_3^- 叠加，使碱储备增多，形成医源性代谢性碱中毒，故一般不宜应用碱性药物。

当酸中毒加重到动脉血 pH 低于 7.1，会因血管扩张和心脏收缩力减弱发生循环衰竭。对乳酸酸中毒施用碱性药物会刺激糖代谢，导致产生更多的乳酸，加重乳酸酸中毒。碱性药物会使血 pH 迅速上升，而红细胞中已减少的 2，3–DPG 来不及恢复，造成组织缺氧。血浆碳酸氢盐增高会持续通气过度，引起呼吸性碱中毒。血 pH 上升会有 PCO_2 增高，CO_2 在全身组织平衡；而碳酸氢盐却不能很快地进入脑组织，脑 pH 进一步降低，意识受抑制。提高血浆碳酸氢盐、力争恢复正常、完全纠正酸中毒的做法不仅无益，反而有害。故轻、中度代谢性酸中毒应行病因治疗，重度者应在病因治疗的同时施与碱性药物，以便维持血 pH 在 7.1 以上，以防治循环衰竭。临床上根据有关病情发展，考虑治疗需要而灵活掌握起用碱性药物的 pH 标准。为安全计，pH7.2 就可以着手施以药物治疗。

碱性药物的用量难以准确计算，曾采用过的公式实际并不可靠。为提高预定血浆碳酸氢盐的幅度，动脉血 pH 很低时碱性药物的用量，要比动脉血 pH 略低时的用量要大。

2．方法

病因治疗和使用碱性药物。

用碱性药物的指征和时机为血 pH 7.2。每千克体重给碳酸氢钠 1.5 ~ 2 mmol，可使血清碳酸氢盐提高 2 ~ 4 mmol/L，使血 pH 维持在 7.2 ~ 7.3。剂量取决于酸中毒的程度，程度越重剂量需偏大。

（四）几种有机酸引起的代谢性酸中毒

1．乳酸酸中毒

乳酸产生过多和利用减少致乳酸堆积。可分为缺氧型和非缺氧型两种。正常情况下，靠肝脏糖原异生和三羧酸循环的氧化作用解决大部分乳酸的代谢，而小部分乳酸则通过肾脏代谢。使血乳酸维持在 1 mmol/L。乳酸酸中毒时，血乳酸升高到 4 ~ 5 mmol/L 以上，且可达 10 ~ 30 mmol/L。严重者死亡率高达 50%。

应行病因治疗，积极复苏休克，予以输血、补液和给氧等治疗。一般不宜用碱性药物。围绕乳酸还有两个原因：一是乳酸经肝脏处理转变成碳酸氢盐，再给碱性药物会造成碱储备增多，致医源性代谢性碱中毒；二是给碱性药物使 pH 增高，刺激糖代谢，产生更多乳酸。

（1）缺氧型乳酸酸中毒：临床最常见。多见于低血容量性、创伤性、感染性、心源性休克。病生基础为缺氧、组织灌注不良和细胞代谢障碍。尚有一氧化碳或氰化物中毒。通过乏氧糖酵解过多产生乳酸，多发生在糖酵解率高的组织，如肠道、骨骼肌、脑、皮肤和红细胞。由于肝脏组织灌注不良会影响肝脏对乳酸的代谢，严重酸中毒会进一步削弱肝脏提取处理乳酸的能力，造成乳酸堆积。

（2）非缺氧型乳酸酸中毒：因代谢紊乱，如糖尿病、酮症酸中毒、肝脏疾病、肾衰竭、感染、白血病或淋巴瘤，以及乙醇、甲醇、水杨酸、异烟肼、苯乙双胍（降糖灵）等中毒。

2．糖尿病酮症酸中毒

糖尿病代谢异常使酮体增多引起代谢性酸中毒，即乙酰乙酸和 β–羟丁酸增多致高酮血症，使阴离子间隙（AG）增大。酮体消耗碱储备，形成代谢性酸中毒。还因高糖溶质性利尿致水、盐和钾丢失。动脉血 pH 可低至 < 7.25，血浆碳酸氢盐可低达 < 16 mmol/L。

高糖血症的血清钠稀释效应会使增大，干扰病情判断。要根据实测血清电解质计算 AG。代谢异常的高酮血症和组织灌注不良与乏氧代谢产生乳酸，使 AG 变化。糖尿病酮症酸中毒恢复会变成正常 AG 的高氯性酸中毒。用氯化钠增高肾小球滤过率，氯潴留使 AG 减低。尿酮体增多，消耗碱储备，呈酸中毒。给予胰岛素，补充水和电解质，即补钠、钾。钾丢失伴有磷酸盐丢失，可补给磷酸钾。

二、代谢性碱中毒

（一）病因

烧伤和有关病情可涉及以下原因。

1．给碱过多

给碱过多主要是医源性，如酸中毒治疗用碱性药物纠正，致碱储备过多；针对血红蛋白与肌红蛋白尿碱化尿液，用过多的碱性药物；治疗溃疡病用碱性药物过多。

2. 丢失氢离子过多

呕吐胃液或胃内吸引，致氢离子丢失过多，同时还丢失氯离子，可致体液中碱的比重增大。

3. 钾的丢失

用大剂量利尿剂、盐皮质激素、葡萄糖等会致钾缺乏，促成氢离子丢失。

（二）临床表现和诊断

无明显症状和体征，可有病因表现，如胃内吸引，用利尿剂，低钾血症；涉及容量不足，直立性低血压和虚脱；会有神经肌肉应激性增强，呈口周和四肢麻木，抽搐。严重者意识模糊、谵妄、木僵、昏迷，甚至死亡。能使氧解离曲线左移，可有缺氧表现。

实验室检测动脉血气分析示 pH 和碳酸氢盐增高，以及 PCO_2 增高。

（三）治疗

（1）补盐扩容：针对细胞外液容量不足，可补给生理盐水和氯化钾。

（2）停用利尿剂和 H_2 受体阻抑剂。

（3）用碳酸酐酶抑制剂：心肺功能不全，不能承受容量补充，可静脉给乙酰唑胺，每 4 ~ 6 h 250 ~ 500 mg。注意因此有钾的丢失，要给予补充钾。

（4）使用强酸：给盐酸仅作急症应急治疗。不得经周围静脉输入，必须经中心静脉补给。用碱丢失推算剂量。即 2 ~ 4 h 内，所需剂量能使增高的碳酸氢盐减低一半。以体重一半的体液计算。

（5）透析疗法：对肾功能不全者适用。

（6）使用血管紧张素转换酶或螺内酯：是针对非容量不足采用的措施，以阻断醛固酮的效应。由原发性醛固酮增多症引起的代谢性碱中毒，补钾是唯一有效的措施。

三、呼吸性酸中毒

（一）病因

呼吸性酸中毒主要是呼吸系统的并发症与并发症所引起。各种原因引起通气不足均可导致呼吸性酸中毒。通气不足造成二氧化碳潴留，形成高碳酸血症，为其特点。

1. 气道阻塞

气道阻塞可因误吸、气管异物、喉上水肿（喉头水肿）等引起。

2. 肺部疾患

有严重的哮喘、肺炎、肺充血、间质性肺疾患、慢性阻塞性肺疾患等。

3. 胸廓异常和功能障碍

如扁平胸、气胸、融合性椎体炎、脊柱后侧弯症、Pickwickian 综合征等。

4. 呼吸神经肌肉缺陷

呼吸神经肌肉缺陷见于脊髓前角灰白质炎、吉兰 - 巴雷综合征、重症肌无力、脊髓损伤、低钾或高钾血症性麻痹、腊肠杆菌中毒等疾病与症候。

5. 呼吸中枢抑制

延髓肿瘤，延髓脊髓前角灰白质炎，脑膜炎，椎动脉栓塞或血栓形成；药物作用，如麻醉剂和镇静剂，吗啡类药物的作用，属于药物引起的暂时性变化。

（二）临床表现

呼吸性酸中毒表现为瞌睡、不安、精神错乱、颤抖、肌震挛。当有血碳酸急剧增高时，可使脑血流增加，脑脊液压力增高，颅内压增高，如视盘水肿和假性脑瘤的症状和体征。待 PCO_2 在血中储积较多高达 10.7 kPa（80 mmHg）以上时，则呈现木僵和昏迷。急性呼吸衰竭伴呼吸性酸中毒，6 ~ 12 h 经肾脏代偿功能使血浆碳酸氢盐有所增高，呼吸性酸中毒因而得到缓解。代偿进展过程较缓慢，需要数日才完成。若能用呼吸机使呼吸紊乱迅速缓解，代偿性碱储备增多需经 2 ~ 3 d 才能排出，呈高碳酸血症的代谢性碱中毒。通气不足有缺氧的变化和表现。慢性呼吸性酸中毒的病因性病变不易及时解决，病情难以缓解。

（三）实验室检测

动脉血气分析示动脉血 pH 降低，PCO_2 增高。同时 HCO_3^- 有所增高，但却不能完全补偿血碳酸增高的幅度。

（四）治疗

1. 病因治疗

有效地治疗原发性疾病，从根本上改善通气。

2. 给氧

及时改善缺氧状态。慢性呼吸性酸中毒需给氧治疗，注意观察动脉血气分析，保证既能达预期水平，又不致使 PO_2 过高。还要注意脉搏变化，即给氧能使每分钟脉率下降 10 次，则表示呼吸在依靠低氧推动。要警惕给氧引起的呼吸抑制。

3. 针对可逆性病因的治疗措施

如对吗啡中毒造成的呼吸抑制所致的急性呼吸性酸中毒，可静脉给予纳洛酮，剂量为 0.04 ~ 2 mg。

四、呼吸性碱中毒

（一）病因

通气过度使二氧化碳呼出过多致 PCO_2 降低，血 pH 增高。诱发原因有缺氧、心理性精神紧张、反射性刺激、代谢性酸中毒突然恢复、药物和毒素对中枢神经的刺激和中枢神经系统功能紊乱，以及妊娠期黄体酮的作用。

（二）临床表现

原发性生理或病理情况的临床表现，还可有眩晕、轻度头痛、神经过敏、焦虑、感觉异常、口周发木、手足刺痛。严重时脑血管明显收缩，脑血流量减少和缺氧，会伴游离钙降低，表现为抽搐甚至意识障碍。二氧化碳呼出过多，抵制过度通气，以控制二氧化碳排出过多。呼吸性碱中毒是自限性的。

（三）实验室检测

动脉血气分析示血 pH 升高，PCO_2 降低，HCO_3^- 降低属于代偿，一般不致过低。血清氯会增高，以助维持电中性。

（四）治疗

1. 病因性治疗

针对原因，给氧，使用镇静剂。

2. 重复呼吸

用纸袋罩住口鼻，行重复呼吸。用人工气道，增大生理无效腔。虽属自限性，仍应重视治疗。慢性呼吸性碱中毒控制过快，会在代偿性变化的基础上出现代谢性酸中毒。

五、混合型酸碱紊乱

（一）组合

混合型酸碱紊乱是临床复杂的病情，是 2 种或 3 种单纯型酸碱紊乱同时存在，相互组合。

（二）动脉血 PH

每一种单纯型酸碱紊乱都有各自的 pH 变化。组合后，pH 同向变化，血 pH 可因重叠而加重；pH 反向变化，血 pH 相互抵消而减轻。紊乱为主一方主宰血 pH 的动向。两种 pH 反向变化完全抵消时，血 pH 呈现正常。变化与单纯型酸碱紊乱的代偿功能根本不同。

（三）诊断原则

病情复杂，临床表现不足以诊断。而临床经验十分重要，可引导病情观察、实验室检测和综合分析。

动脉血气分析可提供有关指标，对诊断具有重要意义。结合血清电解质检测进行全面分析，一般可得出诊断。对反映酸碱两方面的结果，究竟是代偿，还是超越代偿构成混合型酸碱紊乱，需要根据有关指标的预测来判断。表 4-1 提供预测代偿能力的计算方法。

表 4-1　主要的酸碱紊乱及其代偿能力的预料

	紊乱		原发缺陷	pH	代偿反应	代偿幅度
呼吸性	酸中毒	急性	↑PCO_2	↓	↑HCO_3^-	↑PCO_2 每 1.3 kPa（10 mmHg）会有 ↑HCO_3^- 1 mmol/L
		慢性	↑PCO_2	↓	↑HCO_3^-	↑PCO_2 每 1.3 kPa（10 mmHg）会有 ↑HCO_3^- 3.5 mmol/L
	碱中毒	急性	↓PCO_2	↑	↓HCO_3^-	↓PCO_2 每 1.3 kPa（10 mmHg）会有 ↓HCO_3^- 2 mmol/L
		慢性	↓PCO_2	↑	↓HCO_3^-	↓PCO_2 每 1.3 kPa（10 mmHg）会有 ↑HCO_3^- 5 mmol/L
代谢性	酸中毒		↓HCO_3^-	↓	↓PCO_2	↓HCO_3^- 每 1 mmol 会有 ↓PCO_2 0.17kPa（1.3 mmHg）
	碱中毒		↑HCO_3^-	↑	↑PCO_2	↑HCO_3^- 每 1 mmol 会有 ↑PCO_2 0.09Kpa（0.7 mmHg）

根据测定的 HCO_3^- 推算校正的 $[HCO_3^-]$，结合血清电解质检测，以助判断 AG 增大叠加的代谢性碱中毒或 AG 正常的代谢性酸中毒。动脉血气分析的检测结果常不能对复杂的酸碱紊乱做出精确的诊断，还必须查阅 Siggaard-Andersen 列线图解，以明确诊断。

（四）治疗原则

混合型酸碱紊乱对血 pH 产生同向变化，从紊乱任何方治疗都会使动脉血的 pH 变化得到改善；对血 pH 产生反向变化，应从对血 pH 影响大的紊乱方开始治疗；当产生反向效应时两方血 pH 的影响正好抵消，应同时从各方进行对等幅度的治疗，旨在使血 pH 不致因治疗而产生更大的偏离。各种紊乱对血 pH 还会有新的变化和影响。不断对治疗效果进行细致观察和深入分析，经常检测有关指标，特别是动脉血气分析，以便随时根据新变化做出及时的判断，对治疗做出妥善调整。在治疗中不断观察病情，判断变化为主方，集中治疗。随时识别病情变化和幅度，调整治疗措施和力度，做到判断无误、处理正确和治疗有效。

（五）不同组合的可能性

1. 2 种紊乱同时存在

4 种单纯型酸碱紊乱一对一进行组合，形成 2 种紊乱相互组合的混合型酸碱紊乱。从形式上看，有 6 种组合的可能。由于不可能同时既有通气不足，又有通气过度，因而呼吸性酸中毒和呼吸性碱中毒不可能同时存在。也就是说，实际上只有 5 种组合，分列如下。

（1）混合型代谢性酸中毒和代谢性碱中毒：两者可以同时出现或先后发生，其严重程度可以有轻有重或轻重相当。因而，动脉血 pH 可以有高有低或者正常，需要切实辨认方能做出有效的处置。血清电解质的检测，有助于动脉血气分析结果的判断。当有 AG 增高，而 HCO_3^- 降低，则为代谢性酸中毒；若 AG 增高，而 HCO_3^- 并不降低，则表明有混合型代谢性酸中毒和代谢性碱中毒。如果为高氯性代谢性酸中毒和代谢性碱中毒混合时，则 HCO_3^- 和 Cl^- 的变化可以相互抵消。

（2）混合型代谢性酸中毒和呼吸性酸中毒：肺部疾病，特别是慢性严重肺部疾患伴肺功能不全，因 CO_2 蓄积致呼吸性酸中毒。同时发生代谢性酸中毒，会使呼吸代偿受到限制。两种紊乱均为酸中毒，属同向紊乱，无能力代偿，后果更为严重。严重者还有缺氧，治疗困难。

（3）混合型代谢性酸中毒和呼吸性碱中毒：有代谢性酸中毒，发现动脉血 pH 高于预测结果，提示伴呼吸性碱中毒。原已有呼吸性碱中毒，对伴有代谢性酸中毒的代偿能力降低。要充分估计到呼吸性碱中毒会刺激糖酵解，乳酸产生增多，导致 HCO_3^- 减少。

（4）混合型代谢性碱中毒和呼吸性酸中毒：肺部疾患，特别是阻塞性肺部疾患，在治疗中用利尿剂和激素等，在补液中限制给盐。这些均会导致代谢性碱中毒，会使血 pH 增高。呼吸性酸中毒的动脉血 pH 降低，可因之得到缓解。呼吸运动会因而减弱，进一步加重肺部病变。代谢性碱中毒会缺钾，补钾有益于增强呼吸肌的收缩力，使呼吸运动减弱得到缓解。在治疗上应注意调整酸碱，重视伴随病情的妥善处置。

（5）混合型代谢性碱中毒和呼吸性碱中毒：碱中毒使脑血管收缩，呼吸性碱中毒的这一作用较强，代谢性碱中毒则较弱。两者重叠，脑血管的收缩作用会相互加重。脑血管强力收缩，脑血流会减少，降低脑组织的供氧量。碱血症还可使氧血红蛋白解离曲线左移，增强氧合血红蛋白的亲和力，使脑组织的供氧量减少，造成脑组织缺氧，甚至发生永久性的缺氧性脑损害。对混合型代谢性碱中毒和呼吸性碱中毒的后果有致死性的提法，应予以特别重视。

2. 3种紊乱同时存在

3种紊乱的组合形式只有两种可能：一种组合是代谢性酸中毒、代谢性碱中毒和呼吸性酸中毒；另一种是代谢性酸中毒、代谢性碱中毒和呼吸性碱中毒。这两种有3种紊乱的组合比两种紊乱更为复杂，临床表现更为多样，诊断更为困难，治疗难度会更大。掌握临床病情和进行全面分析十分重要。动脉血气分析和特殊检查结果都是判断的依据。

第三节　代谢紊乱

烧伤后应激反应、缺血缺氧、感染和炎症介质等引发代谢紊乱，其特征为能量消耗增加，代谢率升高，蛋白质消耗加剧，高血糖伴胰岛素抵抗，脂类分解增加。代谢紊乱视伤情可持续数天、数周或更长。正确的代谢支持及调理，有利于降低伤后代谢消耗，纠正代谢紊乱，维护器官功能，增强免疫功能，促进烧伤修复。

一、烧伤后高代谢

（一）概述

烧伤后代谢率增高，伤后 1～3 d 增高缓慢，3 d 后增高加速。伤后即由分解代谢主导，创面及内脏损害基本修复后转变为以合成代谢为主导。除伴随创面蒸发的热量丧失引发高代谢外，烧伤后高代谢主要由应激、缺血缺氧、感染所引发，其介导物质至少有两类。

1. 激素

激素如胰高血糖素、皮质醇、儿茶酚胺、胰岛素、生长激素、胰岛素生长因子 –1。

2. 细胞因子

细胞因子如 IL-1、IL-2、IL-6、TNF、γ 干扰素。细胞因子可能并非直接发挥作用，而是通过如一氧化氮体系调节而产生作用，又如 TNF 对肌肉蛋白的分解作用有赖于皮质醇。

（二）临床表现

1. 代谢反应分期

分为两期。

（1）分解代谢期：分解代谢超过合成代谢。通常又将此期分为：①落潮期，也有称为代谢缓升期者，其特点为氧耗量、代谢率、尿氮排量等相对降低，但通常不低于正常。伤后开始，可延续至伤后 1～3 d，此期大致与休克期相当。②涨潮期：也有称为代谢速升期者。其特点为氧耗量、代谢率、尿氮排量等均持续增加，体重下降。自伤后 2～3 d 起，按伤情严重程度可延续数天至数周或更长。

（2）合成代谢期：合成代谢超过分解代谢。氧耗量、代谢率、尿氮排量等逐步降低而趋于正常，创面基本修复，脏器功能基本正常，体重逐步恢复。视伤情严重程度自伤后数天至数周开始，可持续数月。待烧伤修复后，分解及合成代谢渐趋于平衡。

2. 代谢率增高

烧伤病人的代谢率随烧伤总面积而增加，大面积、深度烧伤较小面积、浅度烧伤的代谢率升高显著，当烧伤总面积超过 60% 时，代谢率达正常 2 倍左右，此时机体反应能力可能已达最大限度，通常代谢率不再升高。代谢率的峰值在伤后 1～3 周，面积大者峰值出现迟。

（三）诊断要点

常用间接测热法即通过机体在一定时间的氧耗量、CO_2 排量间接计算静息时能量消耗量（resting energy expenditure，REE），以判定代谢率增高的程度。

1. 静息时能量消耗量

系指环境温度 18～25℃、进食 2 h 以上、平卧休息 30 min 后所测定的能量消耗。REE 较基础能量消耗约高 10%，因为 REE 增加了部分食物的生热作用和活动的能量消耗。由于创伤刺激，烧伤病人的 REE 略高于正常人的 REE，也有将烧（创）伤病人的 REE 称为代谢能量消耗（metabolic energy expenditure，MEE）。

2. 测定方法

测定 REE 的方法通常有两种。

（1）代谢车：一般由氧气分析仪、CO_2 测定仪、波形分析仪、微型计算机及气体收集装置组成。可在病床旁用标准法（口含器加鼻夹）或面罩法或头罩法 3 种收集气体的方法中任选一种测量 REE。测试开始应观察 5 ~ 10 min，待病人进入稳定状态再测量，每次测量时间一般为 20 ~ 30 min。由于代谢车的价格昂贵，尚未推广普及，目前只有少数单位使用。

（2）血气分析仪：被测者按鼻夹及口含器，将口含器的吸气及呼气通道用气流单向阀分开，吸气端与大气相通，呼气端用集气袋收集。病人佩戴集气装置适应 5 ~ 10 min，再收集 10 ~ 20 min 呼出气，通过气量计测定呼气量，揉压集气袋以混匀呼出气，抽取集气袋呼气样品注入血气分析仪，以测定呼气的 O_2 和 CO_2 百分含量，由下式计算 O_2 和 CO_2 的量以及 REE。

O_2 耗量（L/d）=（空气 O_2 含量 %– 呼出气 O_2 含量 %）× 呼气量（L/d）

CO_2 排量（L/d）=（呼气 CO_2 含量 %– 空气 CO_2 含量 %）× 呼气量（L/d）

REE（kJ/d）= [3.9×O_2 耗量（L/d）+1.1× 呼气 CO_2 量（L/d）]×4.184

本法灵敏度不及代谢车，但其正确度、精密度尚符合临床应用。

正常成人 REE 男性参考值：162 kJ ± 18.8 kJ（38.7 kcal ± 4.5 kcal）/（h·m^2）；女性参考值：141 kJ ± 13.8 kJ（33.8 kcal ± 3.3 kcal）/（h·m^2）。

正常成人 BEE（基础能量消耗）男性参考值：（1 452 ± 232）kcal/d；女性参考值：（1 108 ± 115）kcal/d。

（四）治疗方案及原则

1. 调节环境温度

将大面积烧伤病人置于 30 ~ 32℃环境中，可使其 REE 降低 10% 左右。

2. 及早封闭创面

在创面逐步封闭愈合过程中，REE 逐渐下降而趋于正常。

3. 早期肠道喂养

可使烧伤面积 50% 左右的烧伤病人降低 REE 20% ~ 30%。伤后早期过渡平稳，肠道有吸收功能时即可开始喂养，循序渐进，由少到多，由稀到稠。开始每 1 ~ 2 h 喂养 20 ~ 50 mL 5% ~ 10% 葡萄糖液、平衡盐溶液或稀释 1 ~ 2 倍肠道营养素，如无潴留、反流等胃肠反应则可逐步增加。

二、烧伤后糖代谢紊乱

（一）概述

烧伤后糖异生增强，葡萄糖生成增加。由于胰岛素抵抗，其利用率相对减低，出现高血糖症。有时因营养不良及脓毒症等，还可出现低血糖症。

（二）临床表现

1. 高血糖症

血葡萄糖浓度取决于糖的生成及组织利用的速率。烧伤的糖异生增强，葡萄糖生成明显增加；而组织对葡萄糖的利用率虽较正常增加，但由于存在胰岛素抵抗，葡萄糖的清除能力相对减低，以致形成高血糖。高血糖的程度及持续时间与烧伤的严重程度及病情变化有关，烧伤严重、病情波动大者血糖升高幅度大，烧伤程度轻、病情稳定者，血糖升高幅度小。烧伤后血糖浓度可较正常（3.9 ~ 5.8 mmol/L）高 2 ~ 4 倍。

烧伤后高血糖症由应激、缺血缺氧及感染所引发，可表现为口渴、多饮、多尿，尿量增多系渗透性利尿所致。血糖、尿糖增高，血、尿晶体渗透压增高，可合并低钾血症。

如伤前无糖尿病或隐性糖尿病，则高血糖症随烧伤的愈合而逐步恢复，也称为创伤性（假性）糖尿病。

2. 低血糖症

低血糖症发生在伤后病情波折大且治疗不当而呈现明显营养不良的病例，多见于小儿、老年体弱者，主要表现为一过性昏迷。开始可出现冷汗、烦躁、恍惚、四肢厥冷等，一旦陷入昏迷，经静脉注射高渗葡萄糖后迅速清醒。

（三）诊断要点

1. 高血糖症

血糖高，尿糖增加，但血酮体不高，无酮尿；细胞外液高渗，有口渴，尿多且比重高，氮质血症，精神症状，甚至昏迷，称为"高渗性非酮性昏迷"。

2. 低血糖症

低血糖症多发生在衰弱且营养不良尤其是小儿、老年伤员，一旦出现冷汗、烦躁、恍惚、厥冷等表现时，应与脓毒症、脑水肿鉴别，立即测定血糖，如低于 2.8 mmol/L 即可确诊，来不及等待血糖检测结果时，可立即静脉注射 50% 葡萄糖液作为治疗性诊断。

（四）治疗方案及原则

1. 高血糖症

（1）严重烧伤伤员，尤其是合并严重感染者：应观察尿糖、血糖变化，如尿糖超过 5 mmol/24 h 或 "++" 以上，或尿液氧化酶纸片法阳性者，则应检测血糖，如血糖超过 11 mmol/L，即可酌情使用胰岛素（下同）。

（2）胰岛素用量：应按伤员的血糖、尿糖具体摸索。可以下列公式估计其用量：

[（检测血糖 mmol/L–5.5 mol/L）× 18/100]× 体重（kg）× 0.6 = 全身增多糖（g）。

再以全身增多糖每 2 g 需 1 U 胰岛素估算所需的胰岛素总量，初次剂量先给予胰岛素总量的 1/3 ~ 1/2，再逐步调整。

如需输注葡萄糖，按每输 5 g 葡萄糖需 1 U 胰岛素估算胰岛素总量。

开始使用胰岛素、尚未掌握伤员的个体变化规律前，应勤测尿糖，严密观测血糖变化，既要降低高血糖，又应避免低血糖反应。

（3）注意纠正高血糖所致的高渗性脱水：细胞外液高渗，细胞内液外移，细胞外液稀释，可出现低钠血症。待血糖降低，细胞外液高渗缓解，而细胞内高渗，水分移入细胞内，由细胞脱水转为细胞水肿，应防止脑水肿的发生。

（4）补充葡萄糖、胰岛素时，应注意补钾，并注意血磷、血钙、血镁变化。

2. 低血糖症

（1）及早封闭创面，控制感染，伤后即应注意营养支持，使用胰岛素应谨慎。

（2）一旦出现昏迷等临床表现时，立即静脉注射 50% 葡萄糖，并应持续点滴葡萄糖，使血糖维持在正常水平。

三、烧伤后蛋白质、氨基酸代谢紊乱

（一）概述

烧伤后蛋白质分解增加，出现负氮平衡。分解的蛋白质除用于糖异生供能量消耗外，还由肝脏等合成蛋白质供组织修复及机体应急所用。伤后早期血氨基酸浓度升高后下降，恢复期逐步恢复正常。

（二）临床表现

1. 负氮平衡

正常成人尿氮可因蛋白摄入量而不同，为 5 ~ 10 g，严重烧伤后尿氮可超过 30 g，尿氮排量与烧伤的严重程度有关。负氮平衡的持续时间也与伤情有关，可持续数天、数周，甚至 1 ~ 2 个月。负氮平衡的持续时间长，可有浮肿、消瘦、脏器功能减退、创面愈合差、血浆蛋白低等低蛋白血症表现。

2. 血浆氨基酸谱变化

烧伤后血浆游离氨基酸浓度变化的报道不尽一致，这可能与烧伤病人的伤情、时相、伤前营养状况等不同有关。虽报道不一，但总的趋势是伤后早期由于蛋白质分解而出现高氨基酸血症，以后由于肝脏及其他组织大量摄取而使多数氨基酸血浆浓度下降，烧伤恢复期血浆氨基酸浓度逐步恢复正常。由于血浆氨基酸仅占机体氨基酸总代谢池的1%～6%（肌肉约占50%，肝脏约占10%，肾脏约占4%），目前尚无简便实用的方法检测机体总氨基酸的全身代谢变化，故血浆浓度只能作为临床参考。

3. 一些氨基酸代谢变化

（1）支链氨基酸：包含亮氨酸、异亮氨酸及缬氨酸，多数报道伤后血浆亮氨酸降低6%～16%，异亮氨酸降低22%～36%，缬氨酸降低3%～5%，血浆支链氨基酸的正常参考值（454.2±80.6）μmol/L，其中亮氨酸（136.9±26.2）μmol/L，异亮氨酸（74.5±16.2）μmol/L，缬氨酸（242.8±38.20）μmol/L。骨骼肌在支链氨基酸的分解代谢中起主要作用，至于肝脏对支链氨基酸的降解作用意见不一致。

（2）精氨酸：为"条件性"必需氨基酸，可刺激胰岛素、生长激素分泌，促进生长发育，改善氮平衡。可增加创面脯氨酸、羟脯氨酸的含量，促进创面胶原的合成。作用于胸腺及T细胞，增强细胞免疫。血浆精氨酸的正常参考值（99.2±29.4）μmol/L，轻中度烧伤降低10%左右，重度烧伤降低50%左右。

（3）谷氨酰胺：是"条件性"必需氨基酸，正常血浓度600～650μmol/L，是血浆中浓度最高的氨基酸，肌细胞内浓度比血中约高30倍，骨骼肌动用的游离氨基酸中一半以上为谷氨酰胺。谷氨酰胺比大多数氨基酸多含一份氮，是由骨骼肌向其他组织的重要氮输送者。谷氨酰胺是分化快的细胞如肠黏膜细胞、淋巴细胞等的主要能源，对肠黏膜细胞的完整性及免疫功能有重要意义。烧伤分解代谢期，血浆及骨骼肌的谷氨酰胺浓度显著降低，中度烧伤后血浆谷氨酰胺浓度降低30%～35%。

（三）诊断要点

1. 氮平衡监测

氮平衡系摄入氮与排出氮之差，差数正值者为正氮平衡，负值者为负氮平衡。摄入氮包括口服蛋白、氨基酸及静脉输入血浆、清蛋白、氨基酸等，排出氮包括尿氮、粪氮及创面氮。

氮平衡的计算方法：

24 h氮平衡（g）=（24 h摄入蛋白g/6.25）−24 h尿、粪和创面排氮（g）。

收集24 h尿测尿氮，粪氮常以1 g计算。创面丢失氮的测定困难，深度烧伤每天失氮量可以"0.2 g氮×体表面积（m²）×烧伤面积%"估算，浅Ⅱ度烧伤的失氮量可以"0.1 g氮×体表面积（m²）×烧伤面积%"估算。

2. 尿三甲基组氨酸

尿三甲基组氨酸分布于骨骼肌的蛋白及皮肤、血管、肺、肠等内脏平滑肌的蛋白，由肌肉分解释出后不再合成蛋白而由尿中排出，故其尿排量可作为肌肉蛋白分解的指标。测定期间不应摄入肉类，禁肉条件下成人24 h排量150～200μmol。

3. 血清蛋白

常用为清蛋白、转铁蛋白，有条件时还可测定前清蛋白、维生素A结合蛋白。清蛋白正常值35～50 g/L，半衰期约20 d；转铁蛋白正常值2.2～4.0 g/L，半衰期8～10 d；前清蛋白正常值150～300 mg/L，半衰期约2 d；维生素A结合蛋白正常值40～50 mg/L，半衰期仅10～12 h。至于血浆、肌肉氨基酸谱，则在有条件的单位才能检测。

（四）治疗方案及原则

复苏期过渡平稳者，即可给予肠道营养和（或）静脉营养，蛋白、氨基酸应占供应总热量的15%～20%。可酌情给予肠道营养制剂和（或）输注血浆、清蛋白、氨基酸液，有条件者尚可口服谷氨酰胺、精氨酸，静注支链氨基酸、丙氨酰谷氨酰胺、甘氨酰谷氨酰胺。

四、烧伤后脂类代谢紊乱

（一）概述

脂类含脂肪、类脂，类脂含胆固醇及其酯、磷脂等。脂肪是人体主要的能源，类脂是生物膜的主要组分，参与细胞识别及信息传递。烧伤后促使脂肪分解，使血清游离脂肪酸、甘油及三酰甘油浓度增加，易致必需的多不饱和脂肪酸亚油酸、亚麻酸缺乏。伤后血浆肉碱下降，血清酮体不高。血清磷脂及胆固醇浓度下降，出现血清脂蛋白异常。

（二）临床表现

1. 血清三酰甘油、脂肪酸、血浆甘油浓度升高

这主要由脂肪组织分解及血浆乳糜微粒和低密度脂蛋白所含的三酰甘油水解所致。烧伤休克使脂肪组织的血液灌注下降，影响水解脂肪酸运入血浆，则脂肪酸浓度增高的幅度不大。此外，血浆清蛋白大量丧失，限制脂肪酸由清蛋白转运入胞质，也使脂肪酸浓度增高。

2. 肉碱下降

伤后摄入不足，创面、尿液丢失，体内间隙变动，引起烧伤病人的肉碱缺乏，这限制了长链脂肪酸氧化，导致三酰甘油在组织尤其是肝脏的沉积。

3. 酮体不高

酮体包括乙酰乙酸、β 羟丁酸及丙酮，是脂肪酸 β 氧化产物。严重烧伤后血酮体不高甚至降低，可能与以下因素有关：清蛋白大量丢失，影响脂肪酸进入胞质；肉碱下降，限制长链脂肪酸进入线粒体氧化；缺血缺氧、感染等使肝线粒体的功能下降，生酮能力减弱；外周组织利用酮体的能力增加。

4. 必需脂肪酸缺乏

必需多不饱和脂肪酸亚油酸、亚麻酸人体不能合成，必须由体外摄入。必需脂肪酸缺乏烧伤后不常见，但如给予无脂肪胃肠外营养时则可发生。脂类是细胞膜的基本成分，饱和与不饱和脂肪酸的比例决定膜的流动性，从而影响水、离子及其他营养素通过细胞膜及线粒体膜。亚油酸缺乏可影响生长发育，皮肤干燥脱屑、小红丘疹、脱发，创面愈合延迟，代谢率增高，前列腺素 E_2 降低，前列腺素缺乏可使眼压降低。亚麻酸衍生物二十碳五烯酸（EPA）在体内与亚油酸衍生物花生四烯酸有竞争作用，抑制亚油酸代谢，减少前列腺素 E_2。所以，摄入亚麻酸量高而亚油酸量低的营养素可降低血浆三酰甘油，减少前列腺素炎症反应、血栓形成及免疫抑制效应。有建议亚油酸摄入量为总热量的 3% ~ 5%，亚麻酸摄入量为总热量的 0.5% ~ 1%。但是，烧伤后摄入亚麻酸与亚油酸的比例究竟多少合适，目前尚无定论。

5. 血清磷脂、胆固醇下降

血清磷脂、胆固醇下降水平与烧伤的严重程度有关，这可能与运送磷脂、胆固醇的低密度脂蛋白下降有关。

6. 血清脂蛋白变化

重度烧伤病人的血清高密度脂蛋白（HDL，α 脂蛋白）显著下降，可能由于创面渗液大量丢失所致。HDL 与脂蛋白脂酶的活力有关，脂蛋白脂酶的活力对极低密度脂蛋白（VLDL，前 β 脂蛋白）降解至低密度脂蛋白（LDL，β 脂蛋白）是必需的。HDL 浓度降低，VLDL 向 LDL 转换障碍，使血清三酰甘油积聚，血清胆固醇及磷脂降低。

（三）诊断要点

有条件时可做下列检测。

1. 血清总脂、三酰甘油、游离脂肪酸及血浆游离甘油测定

血清总脂正常值 3 ~ 7 g/L，血清三酰甘油正常值 < 1.70 mmol/L，血清游离脂肪酸 0.3 ~ 0.9 mmol/L，血浆游离甘油 3 ~ 10 岁者为 61 ~ 232 μmol/L，11 ~ 80 岁者为 31 ~ 187 μmol/L。

2. 血清高、低密度脂蛋白胆固醇测定

低密度脂蛋白胆固醇正常值 < 3.12 mmol/L，高密度脂蛋白胆固醇正常值 > 1.04 mmol/L。

3. 血清脂蛋白电泳

HDL（α 脂蛋白）正常值（0.318 ± 0.053）mmol/L，LDL（β 脂蛋白）（0.531 ± 0.051）mmol/L，VLDL（前 β 脂蛋白）（0.151 ± 0.041）mmol/L。

4. 血清及尿酮体检测

血清乙酰乙酸 + 丙酮正常值 3 ~ 20 mg/L，尿丙酮、乙酰乙酸定性正常为阴性，尿丙酮定量 0.34 ~ 0.85 mmol/24 h。

（四）治疗方案及原则

1. 消减应激因素

及时复苏，控制感染，尽早修复创面。

2. 摄入适量脂肪

摄入脂肪一般占供给总热量的 20% ～ 40%，烧伤成人脂肪乳剂的用量通常应在 2 g/（kg·d）以下。严重烧伤者摄入脂肪、脂乳，可使血清磷脂、胆固醇下降程度减少。每天供热量的 4% ～ 6% 用大豆油等脂乳剂，即可防止必需脂肪酸缺乏；除补充亚油酸（植物油）外，还需注意补充亚麻酸（鱼油）。除长链脂乳外，还需应用适量中链脂乳。

五、烧伤后微量元素代谢变化

（一）概述

矿物质元素按体内含量多少分为宏量、微量元素，微量元素含量小于人体体重的万分之一，总计占人体体重的 0.05%，是人体中每人每日需量在 100 mg 以下的元素。主要包括铁、锌、铜、碘、铬、硒、锰、氟、钼、钴等，虽需量甚微，但作用很重要。

（二）临床表现

1. 铁

烧伤后血清铁有一短暂的上升过程后即下降，至伤后 2 ～ 3 周才逐步回升。在严重烧伤病程中血清铁均处于低水平，甚至创面愈合后血清铁仍未恢复正常。早期血清铁上升可能与红细胞破坏有关，至于烧伤后血清铁降低除与摄入减少有关外，与大面积深度烧伤后频繁广泛切削痂手术的失血量大也有关。此外，铜的缺乏可使铁的利用受阻，这和尿铁排量增加也有关。在伤后 1 周尿铁排量显著增加，可达正常的 7 倍之多。

铁缺乏主要表现为缺铁性贫血，红细胞体积减小和血红蛋白降低，有乏力、头痛、注意力不易集中等贫血症状。

2. 锌

在烧伤病程中血清锌可下降，烧伤面积越大，Ⅲ度创面越多，则下降越多。烧伤面积 60% 以下者，烧伤 1 ～ 2 周后，血清锌可逐步趋于正常；而 60% 以上者，病程中明显低于正常。血清锌降低的原因为：

（1）早期大量补液的稀释作用和创面大量渗液的丢失，血浆中 60% ～ 80% 的锌与清蛋白松散结合，蛋白的丢失必然影响锌的浓度。

（2）长期静脉营养未予补锌。

（3）分解代谢使尿锌排出增加，大面积烧伤者的尿锌排量可达正常人的 5 ～ 10 倍以上。

缺锌表现为食欲减退，味觉障碍，创面愈合不良，皮肤湿疹样改变，在肢端、口周、眼睑、肛周出现糜烂、疱疹，皮褶处色素沉着，神经炎，免疫功能减退，抗感染能力下降，维生素 A 代谢改变而影响夜视力。

3. 铜

烧伤后血清铜下降，铜蓝蛋白也呈下降趋势，烧伤面积大、深度深者下降显著。铜蓝蛋白是急性反应蛋白的一种，一般认为创伤、感染后应增加。面积 30% 以下较轻的烧伤病人，伤后 10 d 左右血清铜蓝蛋白正常或升高，以后逐步降至正常；但面积 30% 以上较重的烧伤病人，通常铜蓝蛋白是下降的。烧伤病人的尿铜排量增加，烧伤面积大者排量也高。伤后最初 3 d 的尿铜尚在正常范围，至伤后 1 周左右尿铜量可达正常 2 倍，伤后 2 周达 2 ～ 3 倍，伤后 7 周多数病人的尿铜排量恢复正常。

缺铜使细胞色素氧化酶等活性下降以致能量代谢障碍，可表现为厌食、呕吐、腹泻，抑郁、嗜睡等精神症状，小细胞低色素性贫血，骨质疏松而易骨折。

4. 铬

三价铬为正常葡萄糖、脂肪代谢所必需的。口服葡萄糖及注射胰岛素均可使血清铬升高，也使尿铬排量增加。铬主要通过尿液排泄，尿铬的排量可反映铬的代谢状况。烧伤后尿液的排量变化不定，考虑其排量高可能与血糖升高有关，而尿铬量低与体内铬储量降低有关。

铬缺乏使葡萄糖耐量下降，血糖难以控制，脂类代谢异常，可出现高胆固醇血症。可伴有周围神经和脑的病变。

5. 硒

硒是谷胱甘肽过氧化酶的组成部分，是一种强抗氧化剂，对细胞膜结构有保护作用，对重金属镉、汞、砷的毒性有明显拮抗作用。

缺硒表现为萎靡、食欲差、腹泻、浮肿，严重缺乏则引起心脏、骨关节病变。

6. 碘

碘通过形成甲状腺素发挥作用。缺碘则甲状腺素合成受限，垂体促甲状腺激素代偿增多，使甲状腺增生肥大。

缺碘表现为基础代谢率降低，淡漠、嗜睡、怕冷、脉缓、体温低、食欲下降，皮肤干燥，头发脱落。

7. 锰

锰与骨、关节组织生长及胆固醇、胰岛素合成有关，缺锰使血清胆固醇、磷脂、三酰甘油降低，葡萄糖耐量下降，骨骼异常，以及呆滞、共济失调。

（三）诊断要点

经胃肠摄食不佳而主要依赖肠外营养、又未予补充微量元素者，易致微量元素缺乏。除上述临床表现外，还可根据条件酌情作下列检测：

1. 铁缺乏

血清铁（成人正常值男 9 ~ 29μmol/L，女 7 ~ 27μmol/L）、血清总铁结合力（成人正常值男 50 ~ 77μmol/L，女 54 ~ 77μmol/L）、血清铁饱和度（正常值 0.20 ~ 0.55）、血清铁蛋白（成人正常值男 15 ~ 200μg/L、女 12 ~ 150μg/L），以及血红蛋白均下降。

2. 锌缺乏

血清锌、红细胞锌、尿锌、头发锌、皮肤锌低于相当年龄组正常值的下限，血清碱性磷酸酶活性降低。血清锌正常值 7.7 ~ 23μmol/L，红细胞锌 183.6 ~ 198.9μmol/L，尿锌 2.3 ~ 18.4μmol/24 h。有条件时可用 ^{65}Zn、^{69}Zn 示踪观察，检测金属硫蛋白，锌缺乏时血浆金属硫蛋白水平下降。补锌治疗有效。

3. 铜缺乏

血清铜（成人正常值 11 ~ 24μmol/L）、血清铜蓝蛋白（成人正常值 150 ~ 600 mg/L）、尿铜（正常值 0.24 ~ 0.47μmol/24 h）及头发铜量均下降，小细胞低色素性贫血，中性粒细胞减少。含铜酶（单胺氧化酶、细胞色素 C 氧化酶、SOD 等）活性降低。铁剂治疗无效，而铜剂治疗有效。

4. 铬缺乏

尿铬（正常值 0.2 ~ 1.9μmol/L）排量减少，葡萄糖耐量降低，补充铬盐有效。

5. 硒缺乏

血清硒、红细胞硒、全血硒（正常值 1.3 ~ 4.3μmol/L）、红细胞谷胱甘肽过氧化物酶活性及头发硒 [正常参考值（0.343±0.173）μg/g] 均降低。

6. 碘缺乏

血清碘（正常丁醇提取碘 0.28 ~ 0.51μmol/L）及尿碘下降（尿碘 < 50μg/g 肌酐），甲状腺 ^{131}I 吸收率（正常 24 h 0.151 ~ 0.471）明显升高，血清促甲状腺激素（成人正常值 2 ~ 10 mU/L）升高。

7. 锰缺乏

全血锰（正常值 73 ~ 255 nmol/L）及尿锰（正常值 0.18μmol/L）下降。

此外，伤前无微量元素过多或中毒病史者，除致伤物中含过量微量元素或伤后摄入过量微量元素制剂外，一般烧伤病人微量元素中毒者少见。

（四）治疗方案及原则

（1）病人进食佳，又注意动物性食品（禽、鱼、蛋、乳制品等）与植物性食品（谷豆类、瓜果类、蔬菜等）混杂，海产品与陆地产品并用，通常不发生微量元素缺乏。

（2）肠道营养者，应使用含微量元素的肠道营养制剂。

（3）主要依靠静脉营养者，可使用国产安达美（Addamel，成人）、派达益儿（Ped-E1，小儿）微量元素制剂，或按中华营养学会推荐量供给（表4-2）。

（4）使用微量元素制剂者，尤其是长期、静脉使用者，要注意检测微量元素变化，避免微量元素过量而引起毒性反应。

表4-2　烧伤成人每日微量元素供应建议量

	胃肠营养 μmol（mg）	静脉营养 μmol/L（mg）
铁	男215（12），女322（18）	17.90（1）
锌	230（15）	152.95（10）
铜	31.47～47.21（2～3）	31.47（2）
铬	0.96～3.84（0.05～0.20）	3.84（0.20）
硒	0.63～2.53（0.05～0.20）	1.52（0.12）
碘	1.18（0.15）	1.02（0.13）
锰	45.50～91（2.50～5）	27.30（1.50）

注：＊参照1988年中华营养学会推荐量

微信扫码
◆临床科研
◆医学前沿
◆临床资讯
◆临床笔记

第五章

烧伤后瘢痕畸形

第一节　烧伤后创面愈合及瘢痕形成

深度烧伤创面基本愈合后，常会出现瘢痕增生、挛缩等情况，严重影响患者的外观与功能。瘢痕是机体对组织损伤产生的病理性修复反应，以成纤维细胞增生和胶原沉积为主。目前瘢痕的分类尚缺乏公认的标准，十分混乱，一般分为普通瘢痕和病理性瘢痕两类；根据瘢痕的组织学和临床表现，还可分为表浅性瘢痕、增生性瘢痕、瘢痕疙瘩、萎缩性瘢痕、瘢痕癌等。增生性瘢痕多见于各种外伤和手术切口，其中以烧伤后瘢痕增生最为常见，而瘢痕疙瘩可无明显的致伤因素。两者有相似的好发部位，生理时期和好发年龄，以头面部、肩背颈部和胸骨柄处最为常见。创面愈合后局部潮红和瘙痒不适往往是瘢痕增生的开始，持续时间越长，瘢痕增生就越严重，严重的瘢痕可高出皮肤 2 cm 以上。瘢痕增生有其自身的规律，包括炎症反应期、组织增生期和结构重塑的消退期 3 个阶段，全程需要 6 ~ 12 个月。对于瘢痕疙瘩多无规律可循，一般不受这一时间的限制，有时可相伴终身，症状轻重不一，重者痒痛不适，彻夜难眠，苦不堪言，这类多见于女性患者，可能与女性激素对瘤细胞生长和神经肽类物质分泌的调控有关。瘢痕增生还可引起严重后果，这就是瘢痕挛缩畸形。烧伤后瘢痕治疗的最佳时机是：①手术应在瘢痕稳定，即瘢痕组织充血消退、色泽变淡、质地变软、基底松动、痛痒减轻之后进行，一般为创面愈合 1 年到 1 年半后进行手术。②特殊部位应提早进行手术治疗，如眼睑外翻应及时矫正以防止角膜暴露；手指关节挛缩应提前手术以防产生关节僵硬或半脱位畸形；口周瘢痕造成小口畸形应尽早行口角开大手术，以方便进食；婴幼儿瘢痕挛缩尽早松解以防限制生长发育。

在烧伤治疗过程中，除了救治生命和封闭创面，还要最大限度地恢复或保护患者的外观及功能，这是烧伤早期及后期整形治疗中贯彻始终的目标。在治疗过程中应注意以下几方面。

一、积极预防、控制感染，尽快封闭创面

烧伤创面感染后，组织损伤、炎性反应加重，移植皮片不易成活，直接影响创面的愈合。创面愈合的不及时容易造成愈合后的瘢痕增生与挛缩，影响外观及功能。对中、小面积的深Ⅱ度及Ⅲ度烧伤，颜面部、手和关节等重要部位可进行早期切痂，行大张自体中厚皮片移植。非功能部位的区域则可采用自体刃厚皮片移植覆盖创面。尽快使创面上皮化，预防与减轻瘢痕增生、挛缩。

二、注意正确的包扎与固定

正确的包扎与固定对烧伤后手、肢体和面颈部等部位的预后影响很大。基本原则就是包扎固定的体位是能较好抵抗创面收缩与瘢痕挛缩的位置，不一定是功能位或患者感到舒适的体位。固定器材可用弹力绷带、热塑夹板、矫治器等。固定过程中还需要根据患者的感受随时调节松紧度，避免肢体或受力部位压伤等。

三、及早进行功能锻炼

在全身状况允许的情况下，及早进行被动和主动的功能锻炼，不仅可预防肢体挛缩畸形的发生，还可改善人体各器官的功能。功能锻炼可在康复理疗师的指导下进行并予以心理辅导与鼓励，以减轻功能锻炼造成的痛苦。

四、尽早进行抗瘢痕治疗

通常情况下，烧伤创面痊愈后，需要半年左右的时间待瘢痕稳定后再行治疗。这段时间是患者发生瘢痕增生、挛缩的形成阶段，也是预防瘢痕增生、挛缩的最佳时期。深度烧伤皮肤移植区、深Ⅱ度烧伤愈合创面、中厚皮片供皮区均需要采用抗瘢痕的综合治疗。治疗时间应持续 6 ~ 12 个月，至少应在 3 个月以上。常用的方法有压力疗法、外用药品、抗瘢痕硅凝胶膜等，小范围的局部增生性瘢痕还可采用糖皮质激素做瘢痕内注射。压力疗法可与硅凝胶膜等其他治疗方法联合使用，简单有效，没有明显的不良反应，应大力推广应用。

第二节　烧伤后瘢痕畸形的分类和形成规律

一、烧伤后瘢痕畸形的分类

目前对瘢痕的分类上缺乏公认的标准，十分混乱，比较常用的分类如下。

（一）按病理学特点分类

1. 表浅性瘢痕

因皮肤浅Ⅱ度烧伤或皮肤受表浅的感染后，所形成表浅性瘢痕，一般累及表皮或真皮浅层。

临床表现：①表面粗糙，有时有色素改变。②局部平坦、柔软，有时与周边正常界限不清。③一般无功能障碍，不需要特殊处理。

2. 增生性瘢痕

凡损伤累及真皮深层，如深Ⅱ度以上烧伤、切取中厚皮片后的供皮区，以及切割伤、感染等，均可能形成增生性瘢痕。

临床表现：①瘢痕明显高于周围正常皮肤，局部增厚变硬。②在早期，因有毛细血管充血，瘢痕表面呈红色、潮红或紫红。在此期，痒和痛为主要症状，甚至可因搔抓而导致表而破溃。③在经过相当一段时间后，充血减轻，表面颜色变浅，瘢痕逐渐变软、平坦，痒痛减轻以致消失，这个增生期的长短因人和病变部位不同而不同。④一般来讲，儿童和青壮年增长期较长，而 50 岁以上的老年人增生期较短；发生于血液供应比较丰富如颜面部的瘢痕增生期较长，而发生于血液供应较差（如四肢末端、胫前区等）部位的瘢痕增生期较短。

3. 瘢痕疙瘩

瘢痕疙瘩的发生具有明显的个体差异。大部分瘢痕疙瘩通常发生在局部损伤 1 年内，除烧伤外，还包括外科手术、撕裂伤、文身、注射、动物咬伤、接种、粉刺和异物反应等，许多患者的原发病史可能被忘记。

临床表现：①瘢痕疙瘩的临床表现差异较大，一般表现为高出周围正常皮肤的、超出原损伤部位的持续性生长的肿块，扪之较硬，弹性差，局部痒或痛，早期表面呈粉红色或紫红色，晚期多呈苍白色，有时有色素沉着，与周围正常皮肤有较明显的界限。②病变范围大小不一，从 2 ~ 3 mm 丘疹样到大如手掌的片状。其形态呈多样性，可以是较为平坦的、有规则边缘的对称性突起，也可以是不平坦的、具有不规则突起的高低不平的团块，有时像蟹足样向周围组织浸润生长（又称"蟹足肿"）。其表面为萎缩的表皮，但耳垂内瘢痕疙瘩的表皮可以接近正常皮肤。大多数患者为单发，少数患者呈多发性。③瘢痕疙瘩在损伤后几周或几月内迅速发展，可以持续性连续生长，也可以在相当长一段时期内处于稳定状态。病变内可因残存的毛囊腺体而产生炎性坏死，或因中央部出血而导致液化性坏死。④瘢痕疙瘩一般不发生挛缩，除少数关节部位病变引起轻度活动受限外，一般不引起功能障碍。⑤瘢痕疙瘩一般不能自行退化，偶尔有报道，病变在绝经期后退化，其退化与病程、部位、病因或症状无关。⑥瘢痕疙瘩的恶变曾有报道，但发生率很低。

4. 萎缩性瘢痕

当损伤累及皮肤全层和皮下脂肪组织，如大面积Ⅲ度烧伤，以及皮下组织较少部位（如头皮、胫前区受电击伤后），可发生萎缩性瘢痕。

临床表现：①瘢痕坚硬、平坦或略高于皮肤表面，与深部组织如肌肉、肌腱、神经等紧密粘连。②瘢痕局部血液循环极差，呈淡红色或白色，表皮极薄，不能耐受外力摩擦和负重，容易破溃而形成久经不愈的慢性溃疡。③晚期有发生恶变的可能，病理上多属鳞状上皮癌。④萎缩性瘢痕具有很大的收缩性，可牵拉邻近的组织、器官，而造成严重的功能障碍。

5. 瘢痕癌

瘢痕癌属烧伤瘢痕癌变的恶性肿瘤，最多可占到全部皮肤癌的96%。长期未愈合的烧伤创面，因其周围瘢痕收缩而缩小，后又逐渐增大；或烧伤瘢痕发生慢性、复发性溃疡，保守治疗数月不愈，反而扩大，特别是边缘增厚凸起，有角质增生或疣状改变时，应警惕出现恶变。出现上述症状，有时创面分泌物增多、恶臭，触之易出血，不能仅仅看作是感染，应做病变处多处活组织病理检查（简称活检），以便早期诊断，及早治疗。

（二）按形态学特点分类

按照形态学特点可分为扁平瘢痕、凹陷性瘢痕、线性瘢痕、蹼状瘢痕、桥状瘢痕、赘状瘢痕等。

二、烧伤后瘢痕畸形的形成规律

在创面愈合过程中，受到多种因素的影响，瘢痕形成后有着不同的临床表现。

（一）形成规律

Ⅰ度和浅Ⅱ度烧伤后，患者仅表皮和部分真皮受到损伤，上皮可迅速修复愈合，一般不遗留瘢痕。深Ⅱ度或Ⅲ度烧伤创面愈合后1～3个月，在其自行愈合的创面上或植皮边缘（残留的深Ⅱ度烧伤创面）开始瘢痕增生。起初由淡红色转为鲜红色，可见扩张的毛细血管，表面变粗糙，继而变成硬结状。此期，痒和痛为主要症状，并且症状逐渐加重。创面愈合后6个月，此种瘢痕增生现象达到高峰，瘢痕不再增高、增厚，颜色逐渐由鲜红色转变为深红色或紫红色，表皮菲薄，毛细血管粗细不均。除增生外可同时出现挛缩，导致器官移位、关节脱位或畸形。增生性瘢痕增生达到高峰后即开始逐渐成熟软化，但瘢痕成熟过程缓慢，通常要经历6个月至2年，部分达3～4年，不同部位的瘢痕成熟时间长短不一。瘢痕由增生变为成熟首要的标志是颜色改变，从鲜红变深红，再变紫红，继而变为紫色或褐色，再变淡，最后与邻近的周围皮肤颜色近似，或留下色素的增多或减少。瘢痕表面出现被褶，毛细血管减少直至消失，硬度及厚度逐渐变软、变薄、变平，但表面的角质层仍增厚和干燥，自觉症状中疼痛最终消失，而瘙痒可以持续较长时间直至完全成熟，紧缩感及灼热感也可逐渐消失。

（二）影响因素

1. 烧伤的深度

Ⅰ度烧伤一般包括表皮角质层、透明层、颗粒层的损伤，基底细胞层健在，再生能力活跃，常于短期内脱屑痊愈，不遗留瘢痕。浅Ⅱ度烧伤包括整个表皮，包括部分真皮乳头层，上皮的再生有赖于残存的生发层及皮肤的附件，一般经过1～2周愈合，不留瘢痕或表浅性的瘢痕。深Ⅱ度烧伤后，烧伤平面深达乳头层以下，愈合依靠残存的毛囊、汗腺或皮脂腺的上皮岛向上生长，形成上皮覆盖。深Ⅱ度烧伤创面在未被增殖的上皮小岛覆盖前，已有一定量的肉芽组织形成，真皮中的弹力纤维遭到破坏，代之以胶原纤维，愈合后的上皮也很脆弱，缺乏韧性和弹性，摩擦后易出现水疱而破损，常发生瘢痕增生，并形成继发性的挛缩性瘢痕。Ⅲ度烧伤后，皮肤全层及其深层的组织损伤，由于皮肤及其附件全部被毁，创面已无上皮再生的来源，3～4周后焦痂脱落，创面修复必须有赖于植皮或上皮自周围健康皮肤长入，愈合后多形成瘢痕。在愈合过程中，由于纤维组织的挛缩，使周围的软组织受到牵扯而变形，常造成畸形。尤其较广泛Ⅲ度烧伤，若未能早期及时植皮，可造成严重畸形，由于瘢痕组织过多，创面较大，上皮生长覆盖受到限制，而形成慢性溃疡。

2. 烧伤部位

在软组织较多而松弛的部位，如面颊、颈、眼睑、关节屈侧等部位，深度烧伤后往往伴有皮肤缺损，愈合时容易形成瘢痕，并且由于创缘的向心性收缩，将导致程度不等的瘢痕挛缩畸形，造成严重的组织移位，如眼睑外翻，关节屈曲致活动受限，引起功能障碍。如未及时治疗，还可引起深部组织如肌腱、神经、血管等的短缩或移位，骨关节的变形脱位等一系列变化。发生在儿童期的挛缩性瘢痕还可引起发育障碍。瘢痕挛缩可使松弛部位的组织向基底粘连较紧的部分移位，相反如创面位于坚硬的骨质部分，如头部或小腿胫骨前部，其愈合完全依靠上皮的伸展，不出现严重挛缩。这些部位如创面较大时，常愈合很慢或不愈合，而成为慢性溃疡。

3. 感染

创面的感染可来自：①伤者自身皮肤或创面残留的毛囊汗腺中存留的病菌。②患者的口、鼻、呼吸道、肠道的病菌。③周围环境的污染，包括接触污染、空气污染等。创面感染后，可加重组织损伤的程度，如Ⅱ度烧伤创面感染可破坏残留的上皮组织，使其转变为肉芽组织，Ⅲ度烧伤创面感染，上皮生长遭到阻碍或破坏，肉芽组织增生严重，瘢痕增生明显，挛缩严重。

4. 慢性刺激

烧伤后瘢痕形成过程中，局部神经肽P物质释放量增加，导致疼痛、瘙痒等症状，患者特别是儿童烧伤患者可不自觉地搔抓，或者由于日光照射，瘢痕中残存的毛发等刺激，可导致瘢痕增生，加重病变程度，严重者导致瘢痕挛缩畸形。

5. 治疗不当

严重烧伤早期，病变涉及的面较广，常有内脏器官的病变、血液学的改变等，病情严重，在治疗措施方面，常以抢救生命为主，对肢体功能的保护则往往忽视。有时由于治疗上的原因而无法兼顾，造成晚期瘢痕挛缩粘连畸形。

（1）创面处理不及时：患者平稳度过休克期后，如有条件，应尽早切痂植皮，处理创面。早期处理创面后，使之不发生严重感染，有利于创面愈合，否则可使浅部创面加深，残留的上皮组织被破坏，以致愈合缓慢，以后再植皮时，局部的肉芽组织增多，形成瘢痕的机会增多。近年来，有学者指出在休克期进行切痂植皮，但由于各种原因，尚未推广应用。

（2）供皮区取皮过深：感染后创面加深，愈合延迟，造成瘢痕严重增生和挛缩畸形。

（3）未能及时进行肢体环状深度烧伤切开减张；致深筋膜下张力增高，引起筋膜腔综合征，造成深部肌肉束、肌腱、神经及远端肢体坏死。

（4）包扎固定不妥：手、足烧伤时，将所有手指包扎在一起，或没有细致地将手指分别包扎，使手指愈合粘连在一起，成蹼状瘢痕粘连使手丧失功能。固定位置不当，使手关节处于非功能状态，形成爪形手，足部由于固定不当或未加固定而造成下垂畸形等。其他如腋、肘及膝等部位亦可能由于包扎固定不当而形成畸形。

（5）功能锻炼：在不影响创面愈合的前提下，应及早进行功能锻炼，并持续至创面愈合后一段时间。部分患者在创面愈合后，未能进行适当的功能锻炼与理疗，或由于疼痛或体位关系，使肢体长期处于屈曲状态，肌肉萎缩影响功能。

（6）手术时机：原则上，待瘢痕稳定后，再行整形手术治疗。但在某些功能部位，如眼睑、手等，应尽早手术治疗，特别是儿童患者，由于瘢痕不能与骨骼同步生长，故时间越长，挛缩畸形就越严重。

第三节　烧伤后瘢痕畸形的发生机制

烧伤后形成的瘢痕，根据瘢痕的组织学和临床表现不同，有不同的分类方法，其形成的具体机制也是复杂的、多方面的。

一、年龄

瘢痕增生可发生于任何年龄，但一般多见于青年人，文献报道，多在 10～30 岁，青春期前的儿童或老年人很少发病。一般认为，瘢痕是青年人的疾病，这是由于青年人正处于发育期，组织生长旺盛，创伤后胶原纤维反应性强。同时年轻人皮肤张力大，易发生增生性瘢痕。

二、感染

长期暴露与反复感染，没有上皮的覆盖与约束，创面肉芽可过分地生长，还可使肉芽组织中出现过多的纤维组织，形成增生性瘢痕。已经愈合的部位，尤其是深Ⅱ度烧伤愈合后，部分正常毛囊遗留于瘢痕组织中，可感染形成毛囊炎、小脓肿，加上引流不畅，常反复发作。这种轻微的感染如果长期不愈合可刺激局部瘢痕组织增生。

三、异物反应

烧伤后皮肤缺损，上皮岛之间的真皮部分在愈合时，有一定程度的瘢痕挛缩，部分损伤的毛囊、皮脂腺或汗腺，被遗留或包围在瘢痕组织中，这些上皮组织可以增生或角化，形成囊肿，被角化组织吸收或囊肿破裂，成为一种刺激因素，引起异物反应，使瘢痕组织增生。胡须、线头、灰尘或滑石粉等异物遗留于愈合组织中亦可引起瘢痕增生。

四、皮肤色素

有色人种一皮肤色素细胞较多，皮肤色素最易激起反应，瘢痕疙瘩的发生率在有色人种中最高，所有种族（包括黑色人种）的白化病患者未见有瘢痕疙瘩的报道；瘢痕疙瘩主要好发部位是人体黑色素细胞最密集的部位；瘢痕疙瘩发生较少的手掌、足底等部位，黑色素细胞分布最为稀少；黑肤色人种的黑色素细胞对黑细胞刺激激素具有明显的高反应性，因此认为，可能与黑素细胞激素的异常代谢有关。

五、张力

瘢痕易发生于张力较高的部位。瘢痕的方向与皮肤张力不一致时，常增加瘢痕牵扯的力量，慢性的牵引张力刺激，也是瘢痕增生的因素。在关节屈侧等部位，已经愈合的上皮，经常受到运动的张力影响，局部的纤维组织反复受到损伤而破溃，新的纤维组织又不断增加，这些部位的瘢痕往往有增生的倾向。

六、细胞因子与瘢痕形成

生长因子是一类刺激细胞分裂的生物活性多肽，在烧伤后瘢痕形成中发挥着非常重要的作用。生长因子参与修复细胞的增殖和分化、迁移，以及血管形成。

（一）转化生长因子 – β

转化生长因子 – β（transforming growth factor–β，TGF–β）与瘢痕的关系最为密切，参与所有的愈合过程，其过量表达和持续的离浓度可能成为瘢痕形成的重要原因。TGF–β 可促进伤口愈合，但也刺激了瘢痕的增生。TGF–β 促进平滑肌肌动蛋白在瘢痕疙瘩成纤维细胞中的表达，是瘢痕疙瘩成纤维细胞转化为肌成纤维细胞的诱导剂。

（二）血管内皮细胞生长因子

血管内皮细胞生长因子（vascular endothelial growth factor，VEGF）是一种肝素结合蛋白，是体内促血管生成剂，无论在生理和病理条件下，都在血管发生中起重要调节作用，组织学发现增生性瘢痕和瘢痕疙瘩中毛细血管数口多于正常皮肤和表浅性瘢痕，并发现 VEGF 及其受体 Flt-1 表达的阳性率高于正常皮肤和扁平瘢痕。

（三）成纤维细胞生长因子

成纤维细胞生长因子（FGFs）家族被发现有 9 个成员，主要分为碱性成纤维细胞生长因子（bFGF）和酸性成纤维细胞生长因子（aFGF）两大类，是培养细胞有力的生长刺激剂，促进形成新的毛细血管，是成纤维细胞的催化剂和生长刺激剂。有学者认为，bFGF作为促有丝分裂原，可加速成纤维细胞分裂、增殖，并发现bFGF在瘢痕组织中主要定位于成纤维细胞和血管内皮细胞中，提示bFGF在瘢痕形成中起作用。

（四）其他

如血小板衍化生长因子（platelet derived growth factor，PDGF）、胰岛素样生长因子（insulin-like growth factor，IGF）、表皮生长因子（epidermal growth factor，EGF）、透明质酸（hyaluronic acid，HA）、肿瘤坏死因子-α、γ-干扰素（γ-IFN）等均发现在烧伤后瘢痕的形成中起作用。

七、瘢痕挛缩的形成

一般伤口愈合都是通过伤口收缩、肉芽填充与上皮化3种形式共同完成的。其中伤口收缩是加速伤口愈合的重要环节，但是过度的收缩会导致挛缩，即瘢痕挛缩，引起外形与功能的障碍，目前大多观点认为，创面的收缩主要与肌成纤维细胞有关。在创面愈合过程中，肌成纤维细胞大量合成胶原，引起整块肉芽组织收缩，愈合后，肌成纤维细胞发生凋亡，收缩停止，肉芽组织转化为成熟瘢痕。

第四节 烧伤后瘢痕畸形的诊断、预防和治疗原则

一、诊断

烧伤瘢痕的诊断如同分类一样，目前尚缺乏公认的标准和通用规范的诊断格式。诊断主要从病史、体检与辅助检查3个方面判断。

（一）病史

要给烧伤瘢痕下一个完整、准确的诊断必须依据详尽的病史询问。一般认为，烧伤后瘢痕有明显的体征，诊断十分明确，所以容易忽视对患者病史的采集。要获得准确有用的病史资料应从以下几方面入手。

1. 病因

不同原因烧伤形成的瘢痕其临床、病理特征和转归、预后等也不尽相同。如化学烧伤常常会导致增生性瘢痕的产生，且持续时间长、瘢痕较厚、不易消退；电击伤则容易导致萎缩性瘢痕的形成。电弧烧伤形成的瘢痕常常隐窝较多，易感染破溃形成窦道等；而热压伤导致的瘢痕在组织内形成较为严重，且血液供应较差。

2. 烧伤深度、部位、面积

烧伤损伤程度不同，可形成不同类型的瘢痕，应尽可能获取受伤当时的病情记录。如浅Ⅱ度烧伤常形成表浅性瘢痕；深Ⅱ度烧伤易形成增生性瘢痕；Ⅲ度烧伤则易形成萎缩性瘢痕。颈部、四肢关节部位的烧伤常常会出现瘢痕挛缩现象，而在头皮则罕见发生增生性瘢痕。

3. 治疗过程和创面愈合过程与时间

了解烧伤后，以及瘢痕形成期间是否进行过治疗，采用的是何种方法与药品等，有助于分析判断伤情与瘢痕对治疗方法、药物的反应情况，提出有效的治疗方案。受伤后创面是自动愈合还是经换药、植皮后愈合＋愈合过程是否顺利，创面从伤到完全愈合用了多少时间，愈合后，瘢痕是否反复发生破溃等，这些情况均有助于瘢痕的诊断、分类及预后等。

4. 有无并发感染

创面是否发生感染直接影响到创面的损伤程度，以及今后形成瘢痕的性质、类型等，严重感染创面愈合后常易形成增生性瘢痕。

5. 瘢痕的进展和病情变化

创面愈合后，瘢痕的颜色、厚度、硬度、变化，生长有无超出原损伤范围，是否伴随疼痛、瘙痒、破溃等，与预后密切相关，瘢痕质硬，颜色呈潮红或紫红色，瘢痕一般正处于增生期；若瘢痕厚度开始减低，质地变软，颜色向皮肤颜色转化，则瘢痕已进消退期；若创面愈合后瘢痕瘙痒、疼痛明显，则发生瘢痕增生的可能性较大；瘢痕超出原损伤范围向正常皮肤生长，则是瘢痕疙瘩与增生性瘢痕鉴别诊断中最重要的病史。

6. 功能影响

创面与瘢痕都有不同程度的收缩和挛缩现象，皮片移植后也要发生收缩。在颜面部、关节部位由于瘢痕的挛缩牵拉，因此，会导致睑外翻、小口畸形、唇外翻、关节活动受限、脱位、畸形等，儿童烧伤手后由于瘢痕挛缩，有可能影响身体的发育，导致畸形生长。瘢痕是是否导致功能障碍，是患者是否需要接受手术治疗的重要指征。

7. 其他

（1）了解家族中有无类似瘢痕病史。

（2）患者对瘢痕治疗的要求、目的与期望有多高等均应记录清楚。

（二）体格检查

1. 全身查体

大面积烧伤患者常常存在多器官功能损害，一般状况也比较差、在进行烧伤后瘢痕整形时，对其心、肺、肝、肾等器官功能应做全面的检查，对患者能否承受长时间的手术与麻醉进行综合判定，确保患者的生命安全。

2. 专科检查

烧伤瘢痕的查体应注意以下几个方面。

（1）部位、形态、面积和厚度。瘢痕所在的部位，涉及几个解剖区域、深度与面积大小等，应描述准确、清楚，最好再用绘图表示；瘢痕形态是扁平、凹陷，还是隆起，如高出皮肤表面，则应记录高出皮肤表面的瘢痕厚度。

（2）颜色、硬度、移动度、边界表面状况。瘢痕的颜色可呈鲜红、紫红、褐色和接近皮肤的颜色等；瘢痕的厚度可分为质硬、质中、质软等，表面是否高低不平，有无隐窝、破溃、溃疡的形态等；毛细血管有无扩张；瘢痕基底与周围组织联系是否紧密，边界是否清楚，移动度大小，与深部神经、肌肉有无粘连等。这些体征有助于决定瘢痕的性质、分期，以及手术时机与手术方案。

（3）功能障碍与畸形。瘢痕挛缩可导致器官、躯干、四肢等部位的功能、活动障碍及畸形。如外耳道、鼻腔闭锁，唇外翻、睑外翻、颏胸粘连、"爪形手"，腋窝蹼状瘢痕粘连等，由于深度烧伤，也可造成耳、鼻、眉毛、指尖等器官的缺损。对功能障碍的影响尤其应仔细检查、详细描写，这是以后评价手术效果好坏最有效的证据，应引起足够重视。

（三）辅助检查

除了对心、肝、肾、胰腺等重要器官的常规检查外，对烧伤瘢痕的特殊检查如下。

1. 图像记录

对瘢痕的描述十分困难，照片、录像能准确反应术前、术后患者的变化。

2. 病理检查

瘢痕的组织学检查能准确判断瘢痕的分类诊断与瘢痕的癌变，在瘢痕诊断中有着不可替代的作用。

3. 其他检测

瘢痕硬度计测量瘢痕的硬度，准确可靠，B超可测量瘢痕的厚度，另外，血、尿中羟脯氨酸的测定也可作为瘢痕增生程度判断的参考指标之一。

（四）命名

由于烧伤瘢痕诊断的要求和模式没有统一的标准与要求，故目前的诊断较混乱，也过于笼统简单。完整的瘢痕诊断应包括部位、病因、性质、程度、分期、功能障碍和继发畸形等内容，应主次分明，一目了然。可在一个总体的诊断下，再根据局部解剖部位细分出几个辅助诊断，使诊断完整、正确。

二、不同类型瘢痕的处置原则

（一）表浅性瘢痕

这类患者的要求较高，而治疗效果并不确实。应以非手术治疗为主，可采用磨削术、激光和化妆等方法，使瘢痕的颜色、平整度达到不明显的美容效果，采用手术切除缝合应十分慎重，应用不当常易使瘢痕更加明显。

（二）增生性瘢痕

1. 增生期

以预防和控制瘢痕增生为主要手段，并及时纠正由于瘢痕挛缩而导致的严重畸形，如睑外翻、手指关节变形、脱位等。对儿童患者，增生期瘢痕挛缩畸形的整复应积极主动，一旦出现畸形应立即手术治疗，切勿拖延，以免造成继发性损伤，如角膜溃疡、关节囊破坏、关节脱位、关节头异常增生等。非手术治疗包括压力疗法、理疗、外用药物、抗瘢痕硅凝胶膜等，可控制瘢痕增生，减少挛缩，促使瘢痕尽快成熟、软化。

2. 减退期

这是手术的较好时机，对大关节瘢痕挛缩畸形的整复可在这一时期进行，对成年人来说再次发生挛缩的可能性较小。由于瘢痕与深部组织分界清楚，故手术时解剖层次清晰、出血少，对功能影响不大的挛缩瘢痕、颜面部瘢痕的美容治疗在这一时期手术可获得较好的效果。

（三）萎缩性瘢痕

较小的瘢痕可采用直接切除或分次切除缝合；面积较大的瘢痕切除后，依据基底血液供应情况，可采用皮片移植、各种皮瓣转移及组织扩张术等方法进行修复。

（四）瘢痕疙瘩

瘢痕疙瘩单纯手术切除极易复发，并且手术刺激可诱发更加严重的创伤反应和瘢痕增生，一般采用综合治疗效果较好。对于面积较小，对外观影响不大的瘢痕疙瘩，最好采用非手术疗法，控制其进一步发展，手术切除应慎重考虑。绝大部分患者均能控制其进一步增生，但需要注意随访，一旦发现有复发征象，应及时治疗。对面积较大，影响美观或伴有痛痒症状明显的瘢痕疙瘩，可采用手术与非手术治疗结合的方法进行治疗。手术一般采用瘢痕疙瘩切除＋皮片移植的方法。采取的皮片大小应与创面的大小基本一致，若皮片过小，会导致缝合时张力过大，引起复发。皮片成活拆线后，应立即进行放射治疗，或拆线 10 d 后用糖皮质激素行皮片与皮肤的缝合口内注射。近 10 年来采用这种方法治疗瘢痕疙瘩，其复发率控制在 5% 左右，且复发的患者采用进一步的非手术治疗均可得到有效控制。

（五）瘢痕癌

临床发现烧伤后瘢痕有恶变时应立即进行手术。如果活检并不能确诊，可先整体切除全部溃疡组织，术中做组织冰冻切片病理学检查，一旦确诊，应立即进行根治切除手术。切除范围应包括肿瘤边缘 3 ~ 5 cm，深达肌肉或骨膜。头皮瘢痕癌如果基底部浸润较深，可切除全层颅骨。肿瘤切除后，创面可采用皮片移植或局部皮瓣转移进行修复，在四肢，若瘢痕癌侵犯骨膜或根治术后复发应进行截肢术，对分级为Ⅰ级的鳞状细胞癌，若局部有肿大的淋巴结，应进行淋巴结清扫术，对分级为Ⅱ、Ⅲ级的瘢痕癌均应进行局部淋巴结清扫。术后的化疗和放疗依据患者的全身情况与手术情况而定，可作为一种辅助治疗手段，确保手术效果。

三、烧伤后瘢痕畸形的非手术治疗方法和原则

（一）及时功能锻炼

在全身状况允许的情况下，及早进行被动及主动的功能锻炼，不仅可预防肢体功能障碍的发生，还可改善人体各器官的功能。

（二）压力疗法

坚持压力疗法是公认的有效措施。创面愈合后，及早采用弹力绷带、弹力网套、弹力服等器具加压包扎，并应用夹板保持关节于功能位，可有效地减少瘢痕增生与瘢痕挛缩。压力疗法长期坚持，至少 3 ~ 6 个月，甚至更长的时间，而且每天的停息时间最好不超过 30 min。压力的大小一般在 4 kPa（30 mmHg）左右比较合适，过大会降低外周的循环量，甚至引起组织的损害，压力过小则作用不大。在实际应用时，应注意弹力服、弹力网套的松紧度均匀一致，并根据患者的反应随时进行调整。应注意定期更换所用的压迫材料，保持有效的压力。

（三）硅凝胶膜的应用

供皮区创面和植皮区皮片存活后，即可开始应用硅凝胶膜贴敷，可配合弹力绷带、弹力衣一起应用。使用起来有以下几个要求；①硅凝胶膜应紧密贴附于瘢痕表面，中间不要留有间隙。②每天使用 8～24 h，使用时间越长，疗效越好。③每天要清洗硅凝胶膜及瘢痕区，硅凝胶膜晾干后可反复使用。④至少坚持3 个月以上，时间越长越好。

（四）放射疗法

X 射线和 β 射线对成纤维细胞的分裂、增殖和胶原的合成均有明显的抑制作用，而对胶原的降解有促进作用。两种射线对组织的作用有所区别，X 线穿透组织后能量递减，穿透较深；β 射线有一个高峰平顶区后能量锐减，因此，有学者认为，应用 β 射线是最佳选择。具体可采用 ^{32}P 敷贴 ^{90}Sr（锶）敷贴等进行贴敷。关于放射治疗的剂量，其原则是既能达到治疗目的，又可避免发生不良反应。过大的剂量作用于皮肤后可引起红斑、疱疹性皮炎、脱发甚至溃疡形成。

（五）超声波治疗

超声波具有机械效应、温热效应、理化效应，其声压可使细胞质波动，各离子、胶体颗粒质量与产生的加速度不同而发生相对运动，形成相互摩擦，对胶原纤维和成纤维细胞产生微细的按摩作用，破坏胶原的交联，促进结缔组织胶原纤维束的分散、分解；引起血管功能与代谢过程的变化，降低肌肉与结缔组织的张力，缓解痉挛与减轻疼痛；还可改善局部血液与淋巴循环，增强细胞通透性。

（六）其他方法

在瘢痕形成期，可外用瘢痕止痒软化膏、康瘢膏等药物，并配合超声导入，还可采用激光治疗、激素类药物等局部注射，蜡疗、水疗等方法。

四、烧伤后瘢痕畸形的手术治疗基本方法和原则

烧伤瘢痕的治疗方法应根据不同瘢痕灵活掌握，通过病史、详细的体检，根据医生的技术水平及患者的要求，医生与患者及家属共同探讨几种手术方案的利弊，达成共识后才能手术。烧伤瘢痕的治疗主要解决两方面的问题，即外观损害及功能障碍。

（一）术前准备

（1）全面询问病史和做全身检查：以便了解患者的健康状况，如有其他急性疾病，必须在治愈后才能手术。如有慢性疾病，要全面衡量利害关系，慎重决定。

（2）正确预测瘢痕切除松解后创面的大小：以便准备充足的皮片或皮瓣，对于大片瘢痕，可以根据瘢痕范围有计划地分次切除，修复。

（3）确定瘢痕的深度以利选择修复的方法，如Ⅱ度烧伤所引起的瘢痕较浅，切除可用皮片修复创面；Ⅲ度烧伤所引起的瘢痕则较深，切除后肌腱、血管、神经、关节或骨骼均可能外露，必须用皮瓣修复。

（4）关节部位长期的瘢痕挛缩的处理：可造成僵直或血管、神经短缩。术前可先予中药熏洗、浸泡，也可用理疗或牵引，以矫正部分畸形，减少手术的复杂性。

（5）手术区和供皮区（尤其在瘢痕陷窝内）污物的处理：要注意清除。对肢体的瘢痕，应在术前 2～3 d 用 1∶2 000 的苯扎氯铵浸泡，以避免术后感染。

（二）各型瘢痕术中注意事项

1. 应用止血带

如为四肢手术，手术区消毒和放好消毒巾后，首先抬高肢体，用弹力绷带将远端血液向近端驱回，再于肢体上段扎止血带。四肢手术止血带不要过松或过紧。过松，只阻断了静脉血的回流，而动脉血照样流通，手术区出血反而增加；过紧，可造成神经的损伤。一股充分止血带的压力成人上肢保持在 33.2 kPa（250 mmHg）以下，下肢在 46.48 kPa（350 mmHg）以下即可。其次是扎止血带要记录时间，每小时放松1 次（5～10 min），避免远端组织因长时间缺血而造成肢体的坏死。

2. 创面要彻底止血

手术如遇到大的活动性出血点，可用 3-0 丝线结扎止血。小的出血点和渗血，可尽量用压迫方法止血，

也可用电凝止血。若止血不彻底，术后容易发生皮片下血肿，造成皮片坏死。

3. 瘢痕的切除需要灵活掌握

瘢痕组织要根据功能、患者要求等灵活掌握，切除的瘢痕缘宜呈锯齿状，避免呈直线形。如有正常皮肤，应尽量利用，形成三角瓣，交错缝合。颈部、四肢、指（趾）等瘢痕切除后，两侧减张切开要超过侧面中线。如无正常皮肤残留，则应移植皮片修复。

（三）各型瘢痕术后处理注意事项

1. 一般处理

如抗菌药物和镇静止痛剂的应用，以及补充营养等，与一般手术相同。

2. 植皮区

应抬高保持回流通畅，防止水肿。

3. 无菌创面植皮后的处理

一般于 8 ～ 10 d 首次更换敷料，观察皮片生长情况。成活者色红润；若有血肿、水疱等，应拆除缝线予以引流，再持续加压包扎至 10 ～ 14 d。植皮后，若有体温升高、白细胞计数增高、伤口剧痛、局部腐臭、淋巴结肿大等感染征象时，应立即松解绷带检查。确有感染时应即予引流，间断更换敷料，继续固定，并用抗生素控制感染，严密观察皮片生长情况。

4. 腔穴内植皮后的处理

其多属污染手术，应略提前在术后 5 ～ 7 d 更换敷料，并注意放入支撑物保持腔穴稳定，继续支持固定皮片。

5. 肉芽创面植皮的处理

应于术后 3 d 更换敷料。如脓液不多，可不动接触创面的一层纱布，使皮片不致移动或脱落。待 1 周后皮片生长稳定，方可除去底层纱布。若有脓液，应在泡湿底层纱布后仔细去除，重新更换。

6. 供皮区的处理

一般在 14 d 后更换敷料，观察愈合情况。切取表层皮片者，在 7 ～ 10 d 后（切取中厚皮片者在 14 d 后）可见上皮重新覆盖创面。如无感染征象，不宜过早更换敷料。

第五节　烧伤后期整形的手术方法与基本操作

一、切除缝合术

（一）适应证

此法主要适用于小块瘢痕而周围组织较松弛者。但在大片深Ⅱ度烧伤愈合部位中，反复发生感染的局限部位，以及对大片萎缩性瘢痕中小皮片凹凸不平或色泽明显不协调的部位，也可将该部位的瘢痕切除直接缝合。

（二）手术方法和注意事项

在设计切口时应尽量使缝合口的方向与皮纹和皱褶纹的方向一致，特别应注意与皱褶方向一致。切除瘢痕时最好使用尖刀片，将刀片垂直于瘢痕和周围皮肤表面，一次切开皮肤和瘢痕全层达皮下脂肪组织。因为皮肤深层的瘢痕组织常较表层为广泛，所以，切口线应较瘢痕表面的边缘宽 2 mm 左右，以便将瘢痕组织一次完全切除。切除瘢痕后所遗留皮肤缺损往往较瘢痕的面积增大 50% 左右，应在缝合前将周围的皮下脂肪层自深筋膜平面做潜行分离，以减少缝合的张力。理想的缝合应使缝合后两侧的皮缘轻度外翻。为此，进针时应与皮肤表面垂直，深层缝合的组织略宽予表层缝合的组织。由于瘢痕皮肤创口愈合较慢，因此，应注意将拆线的时间较同样部位正常皮肤的拆线时间推迟 3 ～ 5 d。

二、游离植皮术

（一）适应证

游离植皮术是烧伤晚期整形修复治疗中最常采用的一种手术方法。用于瘢痕凹凸不平、严重色泽异常、瘢痕反复破溃或反复发生感染的部位，切除原有瘢痕后，植以全厚、中厚或刃厚皮片；也有将挛缩部位的瘢痕切除或切开松解，使周围组织复位和畸形纠正后，在遗留皮肤缺损部位进行游离植皮术进行修复。

（二）手术方法和注意事项

切除多少瘢痕，应根据患者全身情况、可利用的供皮区和局部瘢痕形状、色泽、生长趋势、是否稳定，以及患者的要求而定。在松解瘢痕挛缩时，应在切口的两端设计成鱼尾状，这样可以减少组织的损伤，并达到最大限度的瘢痕松解。在与皮纹或肌肉收缩的皱褶线垂直的部位，瘢痕切除后缺损边缘应为锯齿状或曲线形，以免术后瘢痕挛缩畸形的复发。当创缘瘢痕较厚而皮片较薄时，可将创缘瘢痕修为斜坡状。当创缘瘢痕较薄而皮片较厚时，皮片的厚度与创缘的厚度基本相等，则不必将创缘瘢痕修为斜坡状。在严重的增生性瘢痕或瘢痕疙瘩的部位，可采用削切瘢痕植皮或瘢痕皮回植的方法。

三、皮瓣修复术

（一）适应证

烧伤瘢痕累及深部组织，造成部分或整个器官和组织的缺损，部分外露部位的瘢痕切除后，常需要皮瓣移植的方法进行修复。局部不仅有正常皮下脂肪覆盖深部组织，并可获得较好的外观。

（二）手术方法和注意事项

设计皮瓣时，应以安全、简便的手术方法为首选，优先考虑做局部皮瓣移植术的可能性。在选择供皮区部位时，应优先选用皮瓣时，应多采用血液循环丰富的轴型皮瓣或岛状皮瓣。一般多采用逆行设计的方法，根据皮肤与软组织缺损的大小和形状来确定皮瓣的大小与形状。因为皮瓣在转移过程中，均要发生收缩，所以，设计的皮瓣应比皮肤与软组织的缺损范围大 20% 左右。随意皮瓣的设计，应注意皮瓣的长宽比例，一般不超过 2 ：1。在长与宽的绝对值不超过 10 cm 时，可按长宽比例 1 ：1 来设计皮瓣，不论在全身任何部位，大都不会发生血液循环障碍。

四、其他组织移植

在烧伤后期整形过程中，除采用皮肤移植术外，许多其他组织（如骨、软骨、肌腱、神经、毛发和多种复合组织）都可进行移植。近年来，随着显微外科技术的发展，提高了组织移植的成功率，使一些过去不能移植的复合组织（如带指甲的皮瓣）和一些器官（如趾－指移植），可以用血管吻合的方法进行组织修复和器官再造。

五、皮肤磨削术

皮肤磨削术，也被称为擦皮术，方法是将表皮和真皮乳头层进行磨削，以达到改善皮肤表面不规则部分，使其变得光滑、平整，以及颜色与正常皮肤接近为目的的一种修复手术，通常经 2 ~ 3 次磨削术后可以取得较为满意的效果，对个别深而大的瘢痕可与瘢痕松解、切除手术结合进行，治疗效果会更理想。

微信扫码
◆临床科研
◆医学前沿
◆临床资讯
◆临床笔记

第六章

瘢痕的整形治疗

第一节　瘢痕的手术治疗

一、介绍

"医师，我讨厌这个瘢痕。你有什么办法吗？"，这是有明显瘢痕的人们经常会提出的要求。成功的瘢痕修复可以显著提高这些患者的生活质量。然而皮肤表面的缺憾并不能被完全消去，皮肤科医师可以通过各种外科手段将已经存在的瘢痕改善得较为美观。

瘢痕的形成是组织受伤后愈合所经历的一个正常和必然的过程。但是，异常愈合或胶原形成的异常可以造成皮肤表面恢复不完全或者永久性结构异常。瘢痕通常在形成后1年达到一个稳定状态并且最终达到正常皮肤张力的80%。

通常与肌肉纤维方向垂直。为了瘢痕的美应该平行或沿着RSTLs进行切开

在临床上能够被患者接受的瘢痕应该在厚度、颜色上与周围正常皮肤接近，而且质地柔软、比较窄。常见的手术切口应该隐藏在皮下肌肉收缩时形成的皮肤张力线（RSTLs）中或与之平行（图6-1）。外科手术前的准备和预防对于改善瘢痕非常关键。而且，充分了解所面对的异常瘢痕组织和修复瘢痕的各类手术方法能够帮助皮肤科医生在与"丑陋"瘢痕的战斗中获胜。

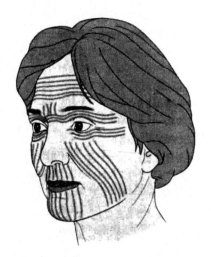

图6-1　下层肌肉组织运动引起的RSTLs

二、临床瘢痕分类

从病因学方面来讲，有四类瘢痕需要修复：①设计糟糕的手术切口。②外伤引起的瘢痕。③愈合欠佳。④疾病相关的瘢痕（表6-1）。

表 6-1　异常瘢痕的病因学分类

分类	原因
设计欠佳	没有与 RSTLS 平行
	忽略了面部标记
	长线设计
	伤口缺少外翻而造成的凹陷瘢痕
外伤或不规则伤口	烧伤
	破碎
愈合不良	感染
	张力过大
	组织坏死或脱落
疾病相关	痤疮
	水痘
	瘢痕疙瘩

瘢痕畸形的类型决定了修复的手段（表 6-2）。

表 6-2　瘢痕畸形和治疗方法

瘢痕畸形	原因	治疗方法
突起	伤口张力	皮内注射类固醇皮质激素
	伤口边缘对合不齐	消除
	全厚皮片移植（过大）	梭形切除
		皮肤磨削
		激光磨削
增生性瘢痕 / 瘢痕疙瘩	遗传易患病体质	皮内注射类固醇皮质激素
	活动部位或张力过大	消除
	持续性炎症（感染或异物反应）	梭形切除
		放疗
		冷冻
		激光
		压迫治疗
凹陷性瘢痕	深部切除活检	梭形切除和缝合
	电烧灼或刮除	W 改形 / 深部纵褥式缝合
	伤口外翻不足	皮内缝合
	伤口愈合时有血肿或感染	充填
		皮下切开 / 皮下潜行分离
宽瘢痕	伤口张力过大	切除瘢痕并行 W 改形 / 深部纵褥式缝合和皮下缝合
长线性瘢痕	术前设计欠佳	W 改形
		几何折线法
		皮肤磨削
凹痕 / 冰凿型瘢痕	痤疮	环钻切除
	外伤	环钻移植
		真皮囊移植
		皮肤磨削
牵缩 / 网状瘢痕	横穿凹陷部位	Z 改形

设计糟糕的手术切口要么没有隐藏在皮肤张力线中，要么没有沿着美容结构单位的结合线，或者没有考虑到面部标志或诸如嘴唇或眼睑之类的游离组织缘。因此这些手术切口并不能很好地被掩饰并且在外观上非常明显。这些瘢痕的外观宽度不一，或凸起或凹陷，或增宽或收缩，或成片或呈线型。图6-2是各种瘢痕类型的示意图。外伤引起的瘢痕通常都不会有很好的外观，因为它们都是在诸如伤口或者烧伤后形成的，所以不可能通过事先的设计来改善。此外，烧伤后的瘢痕因为收缩会增加皮肤的张力并造成菲薄的萎缩性皮肤。幸运的是，一次简单的梭形切除或者瘢痕改形可以帮助将这些瘢痕隐藏到皮肤张力线中。

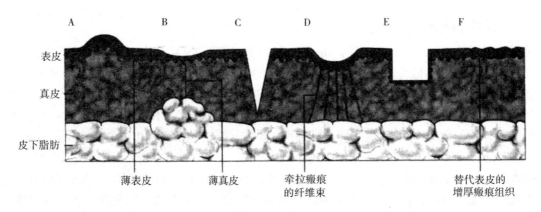

图6-2 瘢痕亚型侧面观

A. 突起型瘢痕；B. 上皮和真皮变薄的萎缩性瘢痕；C. 冰凿型或凹陷性瘢痕；D. 滚动型瘢痕，注意纤维范围；

E. 厢型瘢痕；F. 挛缩或网状瘢痕，增厚的瘢痕组织替代了上皮组织

感染后的愈合欠佳、过大的伤口张力、异物的存在、组织坏死可以造成严重的瘢痕，特别是瘢痕疙瘩或增生性瘢痕。瘢痕疙瘩向伤口边界外侵袭生长，常伴有疼痛和瘙痒。这类瘢痕在受伤后平均生长30.4个月，并且经常复发，特别是在诸如肩部、胸部、肘部、上臂和面颊这些高风险部位。而增生性瘢痕通常在伤口范围里突起增生，经常在活动较多的部位形成。增生性瘢痕比瘢痕疙瘩形成的要早，通常在受伤后4周内便形成了；增生性瘢痕比瘢痕疙瘩更容易被外科手术改善，同时更容易随时间而消退。

诸如痤疮或水痘引起的急性炎症造成的疾病相关性瘢痕通常表现为萎缩性瘢痕。这些瘢痕表现为凹陷以及表面皮肤纸样菲薄，因为相关的炎症引起胶原被破坏导致皮肤萎缩。痤疮瘢痕在临床上可以进一步分类为冰凿型、滚动型和厢型瘢痕。冰凿型瘢痕是深点状的，而厢型瘢痕或深或浅，表现为皮肤上平坦的火山样瘢痕。滚动型瘢痕在皮肤上的范围不规则，形成不平的表浅皱纹结构。冰凿型和厢型瘢痕采用环钻切除的效果较好，而滚动型瘢痕则采用皮下刮除法、充填或者激光治疗的效果较好。环钻提升法同样可以用于治疗较宽较深的厢型瘢痕（>3mm）。

三、病人的选择

理论上，任何不理想的瘢痕都是可以修复的，但是只有现实中理想的效果才能被患者接受。在手术前的咨询中应该让患者认识到瘢痕不可能被完全去除而只能得到外观上的改善。

在施行瘢痕修复手术之前，有很多因素需要考虑，应该了解患者过去的治疗史及对先前手术治疗的效果。某些特定种族的病人诸如亚洲、西班牙和黑色人种被认为特别容易形成瘢痕疙瘩和增生性瘢痕。年龄也是一个重要因素，因为瘢痕疙瘩好发于10~30岁的人群中。还应该特别注意一些患有如埃勒斯-当洛斯（Ehlers-Danlos）综合征和马方（Marfan）综合征等遗传性疾病的病人，患有垂体、甲状腺和甲状旁腺疾病的病人和有放疗史的病人。所有这些因素都可能导致瘢痕修复手术效果欠佳及瘢痕的不良愈合。

四、治疗策略概述

预防是最好的治疗措施。要彻底地将瘢痕修复到受伤之前的状态是不可能的，但是手术前仔细设计可以明显减少未来手术修复的需要。然而，时间是同样重要的。治疗瘢痕永远都嫌早而不嫌晚，因为在愈合过程的早期进行手术修复会减弱伤口的愈合能力或引起增生性瘢痕。

应该在仔细评估瘢痕特性的基础上来选择手术治疗的策略，这些特性包括：瘢痕的颜色、质地、既往治疗的方法和时间、部位及趋势、范围、厚度和周围皮肤的质量。还应特别注意一些"困难"瘢痕，例如因割伤、坏死或大部分切除而造成的皮肤缺损，因为皮肤的松弛度明显地减弱了。瘢痕的手术切口应靠近原有的瘢痕，但不能正好在瘢痕的边缘上。

对于病人手术前的指导应该包括避免使用抗凝血药，如阿司匹林、非甾体消炎药、维生素C、维生素E以及酒精等至少1周。对于高风险的手术部位（如腋窝、会阴和软骨暴露部位）或易患病体质的情况（如2年内进行过关节或瓣膜置换手术或免疫抑制的病人）应该给予抗生素预防感染。

五、一般外科原则

在局部浸润麻醉之前，患者站立位，将手术设计切口用记号笔标记出来。确保将可能影响手术的解剖标记表示出来（例如：唇红缘或鼻唇沟）。在手术前的设计中，可以采用M改形的方法来避开解剖标志、美容单位的边缘或缩短瘢痕。

本章所描述的手术方法都是在局部麻醉的条件下进行的。作者采用1%利多卡因加1：100 000肾上腺素来收缩术区血管减少出血改善手术视野情况。手术区域应该消毒铺巾。通常实用是Bard-Parker 15号手术刀来进行切除手术。

具有清洁、新鲜健康边缘的伤口才能完美地愈合，这样的条件可以通过沿正确的方向减少伤口的张力、采用低反应缝合材料来实现。作者采用深部纵褥式缝合来减少真皮层回缩并转换伤口边缘的张力，良好的深部纵褥式缝合可以使伤口外翻。采用悬吊缝合方法将推进的组织边缘锚定在骨膜上，可以减少诸如嘴唇和眼睑等游离组织缘的张力，并能再造出自然的皱褶或凹度。

作者推荐采用4-0可吸收缝线来关闭躯干或肢端高张力部位的皮下或真皮切口。在脸部的低张力部位则可以采用可吸收的5-0缝线来关闭真皮切口。4-0不可吸收缝线可以被用来关闭躯干和肢端的表皮伤口，特别是用聚丙烯线进行连续皮内缝合可以减少针脚的痕迹。面部则可以用5-0或6-0的不可吸收缝线。尽管作为连续皮内缝合或在高张力部位可以保留更长的时间，但躯干上的缝线一般保留2周，脸部缝线一般保留1周。尽管足够的深部缝合更为有效，但过多的缝线增加了炎症反应。

术后护理对于瘢痕修复是否成功相当关键。作者在术后应用24 h弹力套来帮助止血。建议患者尽可能久地减少太阳照射和避免瘢痕部位的外伤和牵拉。他们推荐一种诸如Aqua-phor Healing Ointment的油膏并且用绷带包扎脸部1周和躯干2周。如果有必要进一步改善外观的话，可以在瘢痕修复手术后6～8周采用激光进行皮肤磨削术。

六、治疗技术

（一）切除技术

1. 削除法

（1）适应证：削除法被推荐用于治疗小的皮肤凸起畸形和边缘凸起或不平的狭窄瘢痕。

（2）治疗原则：用利刃的剃刀或手术刀线性削切瘢痕直到其与周边皮肤在一个水平，但是要避免进入真皮深层。如果使用手术刀，通常可以帮助刻画突起的瘢痕边界以确保治疗不超出欲治疗的范围。精良的电外科学技术可以使瘢痕向周围皮肤过渡得更为平滑，尽管这并不推荐应用于瘢痕疙瘩上。伤口可以二期愈合。

2. 梭形切除

也被称为椭圆形或瘢痕边界外切除法，这项技术遗留下细小的线性瘢痕隐藏在皮肤张力线皱褶中。

（1）适应证：梭形切除法很具通用性，可以应用于修复任何小于2 cm顺皮肤张力线的小瘢痕，也可以应用于中到大的瘢痕，尽管可能需要在间隔6～8周的时间里进行一系列的切除手术。这项技术的适应证可以是宽的、凹陷的或者突起的瘢痕。

（2）治疗原则：这项技术的目标是完整地去除瘢痕组织而不管其宽度或者深度。就像名字所写的那样，瘢痕就如同一个中央对角小于30°的椭圆一样被去除。充分的皮下分离使伤口边缘更平整，并且减少了张力为伤口愈合创造了良好的条件。在图 6-3 中演示了梭形切除法。

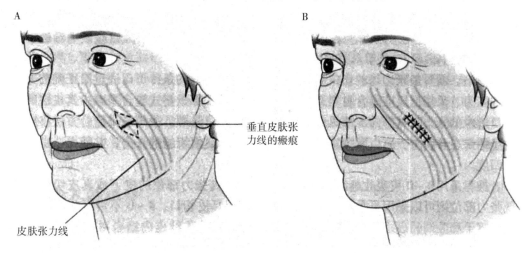

图 6-3　（A 和 B）梭形切除示意图。注意将瘢痕方向改向 RSTLs

（3）问题及解决

①深部缺陷：更深和范围更大的缺陷同样可以从这项技术中获益，尽管它们可能需要更多的结构上的支持来去除瘢痕。这可以通过将第一层缝合作为基底来实现，简单的可吸收缝线间断缝合就可以胜任这个情况。良好的皮肤对合依赖于深层垂直褥式缝合和后续的间断缝合或皮下缝合。皮下缝合技术更适合于非面部部位，因为当缝线遗留超过 1 周后它不会留下点状或线结瘢痕。

②瘢痕疙瘩和增生性瘢痕：修复瘢痕疙瘩时应尽量避免手术部位张力过高，因为这样会有很高的复发率（50% ~ 80%）。消除所有可能的持续性感染源，包括皮脂腺囊肿、窦道和截留的毛囊。表面覆盖的未受累的表皮或上层真皮在切除了下层的瘢痕疙瘩胶原纤维并将上部真皮和表皮覆盖回去后可以作为皮片或皮瓣的来源。使用这项技术，为避免后续的感染应避免皮下缝合并仅采用表皮缝合。

3. 分次部分切除

（1）适应证：这项技术特别适用于在不影响周边组织结构的情况下治疗范围过大和弹性较差的瘢痕。

（2）治疗原则：采用常规的切除方法，部分切除瘢痕然后通过充分的皮下分离将创缘拉拢。需要手术的次数由瘢痕的大小和生长部位决定，也与周边皮肤的弹性有关。如果需要超过 2 次的手术，则可以考虑采用扩张器的方法来减少切除术的次数。

（二）瘢痕改形

瘢痕改形手术对于跨越解剖单位、破坏解剖关系的拉长的或片状的瘢痕有效。瘢痕改形也对改善长线性瘢痕有效。

1. Z 改形

这项技术通过转移三角皮瓣及改变皮肤张力线内瘢痕的方向来均匀瘢痕张力和收缩畸形。

（1）适应证：Z 改形有很多用处，它可以延长挛缩的瘢痕，去除网状和裂隙，复位面部解剖标记，提供毛发伪装，打断长的直线瘢痕（尽管其他的改形方法可以伪装得更好）。

（2）治疗原则：在切除瘢痕之前标记侧轴长度。去除瘢痕的主要部分形成中央轴，并且切取与中央轴一样长的三角皮瓣，虽然可能需要根据皮肤的张力而延长。可以根据原 22 个游离末端连线的位置来估计新 Z 中央轴的位置（图 6-4）。延长的长度取决于侧轴的角度，一般的规律是每增加 15° 瘢痕就延长 25%（表 6-3）。瘢痕最终的长度大约超出原来长度的 3 倍，而且多个 Z 改形可以结合起来减轻组织的挛缩（图 6-5）。周边的组织潜行分离后，2 个三角皮瓣进行交叉换位。正确分离皮瓣对于保证尖端一定的张力和避免尖端坏死非常重要。

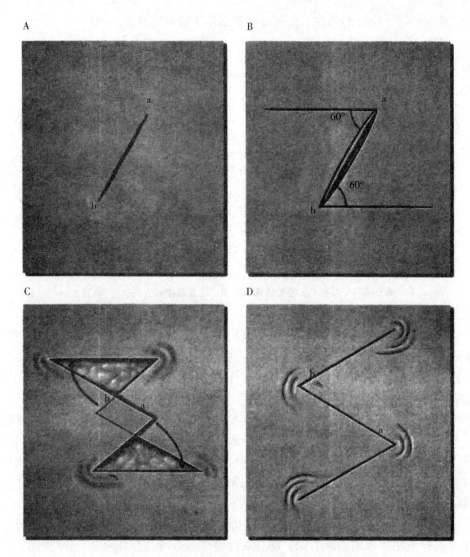

图 6-4　Z 改形 2 条与瘢痕等长的侧臂与 RSTLs 平行，用来形成转移皮瓣

A. A ~ B 的瘢痕；B. 切除瘢痕，形成两条侧臂与 RSTLs 平行的皮瓣，60° 角可以延长伤口长度的 75%；C. 转移皮瓣；D. 改变方向后的瘢痕

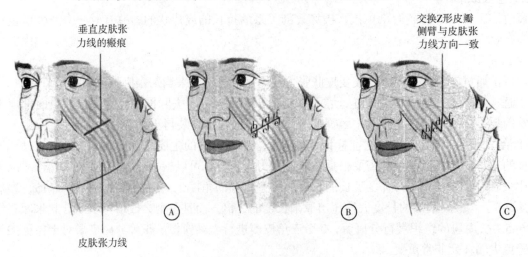

图 6-5　Z 改形系列

A. 与皮肤张力线相交的长瘢痕；B. 形成多个 Z 改形皮瓣，a 和 b 交换，c 和 d 交换，e 和 f 交换；C. 最终红色标记的交换侧臂的瘢痕与 RSTLs 方向一致

表 6-3　Z 改形预期增加的组织量

乙改形角度（°）	增加组织的百分比
30	25
45	50
60	75

（3）禁忌证：避免应用于瘢痕疙瘩的修复，因为瘢痕疙瘩会沿着延长的瘢痕线生长，比原来更严重。

2. W 改形

这项技术的优势就是不会延长瘢痕的长度。尽管它的模式更可预见，并且比几何折线改形更缺乏伪装，但是它是个快速的手术方法。

（1）适应证：W 改形可以应用于修复长而直的垂直于皮肤张力线的瘢痕（＞ 2 cm），或横穿比如下颌缘，面颊，或前额有弯曲突起的表面的瘢痕。这项技术对于挛缩的瘢痕和前额或颈部的短瘢痕有效。

（2）治疗原则：术前仔细设计是很有必要的，在原始瘢痕两边设计一系列交错的小三角皮瓣（多个小的"W"形）使得两边在瘢痕切除及创缘充分潜行分离后能够完全地交叉在一起。三角臂应该在 3 ~ 5 mm 长，并且末端应该小于 30°，目的是为了避免一个突起的圆锥或"猫耳朵"效果。各个组成成分应该与皮肤张力线平行，尽可能地提供最佳的隐蔽效果。瘢痕组织应该完全地切除，并且为了无张力闭合应该广泛地潜行分离（图 6-6）。W 改形技术也能用于修饰曲线瘢痕（图 6-7）。

（3）禁忌证：在皮肤松弛度差的地方关闭伤口可能会有问题。

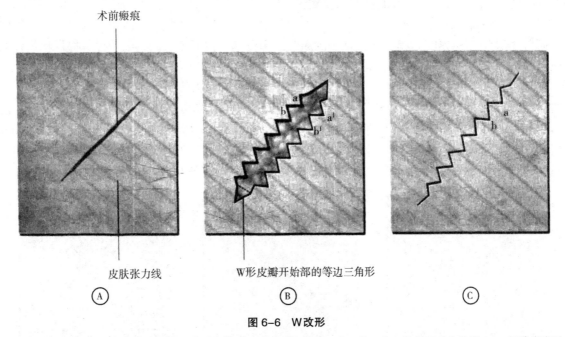

图 6-6　W 改形

A. 直线形瘢痕；B. 在伤口两边做一系列连续 W 交叉改形，注意 a 和 a 及 b 和 b 的相互对应关系；C. 切除瘢痕后形成一半平行于皮肤张力线的多个锯齿线交错成 W 形，注意 a 和 b 的位置瘢痕起点的等腰三角形弯曲瘢痕

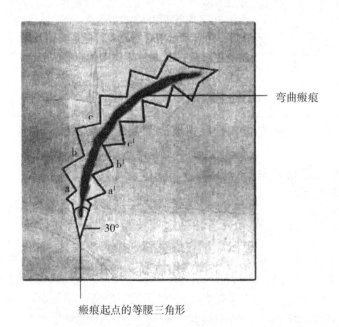

弯曲瘢痕

30°

瘢痕起点的等腰三角形

图 6-7　W改形

　　治疗弯曲形瘢痕以 30° 角的等腰三角形作为两条平行线的开始，注意内圈切口的角度比外圈更尖锐而长度却相同，这就能让 a 和 a 及 b 和 b 相互交错。

　　3. 几何折线闭合法

　　几何折线闭合法（GBLC）是一种最常用的瘢痕改形技术，在不延长瘢痕的前提下提供了最佳的修饰（无规律的），但是这个技术比较耗时，对手术者的技术也是一个挑战。

　　（1）适应证：同 W 改形术，这项方法适用于横穿或与皮肤张力线垂直的长、直的瘢痕。

　　（2）治疗原则：几何折线闭合法设计一系列不同的几何形状的皮瓣与伤口对侧呈镜像形状的皮瓣正好交错。几何形状的皮瓣应该形态不同且不规则，大小在 3 ~ 7 mm 并且距离瘢痕边缘 3 ~ 6 mm（图 6-8）。尽管深部部分老旧的瘢痕组织不必被切除，但是治疗区域应该被广泛地潜行分离以达到无张力闭合的目的。同 W 改形一样，切口的末端角度应该小于 30° 或者行 M 改形避免狗耳朵。

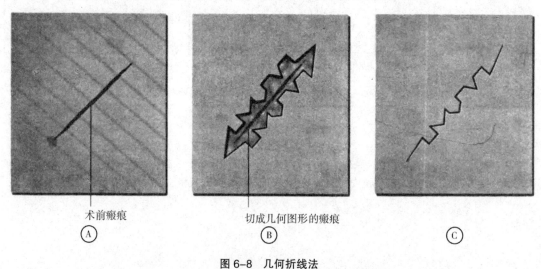

术前瘢痕　　　　　　　　切成几何图形的瘢痕

Ⓐ　　　　　　　　Ⓑ　　　　　　　　Ⓒ

图 6-8　几何折线法

　　A. 瘢痕；B. 设计不规则的钥匙齿样形状，尽管示意图有所放大，但是实际上每个的大小只有 5 ~ 7 mm；最终尖角形的瘢痕比圆形或椭圆形的瘢痕更隐蔽；C. 最终不规则的瘢痕尽可能地隐藏了瘢痕

七、痤疮 / 萎缩性瘢痕的修复

　　以下技术的实用性及有效性很大程度上取决于萎缩性瘢痕的种类。

（一）皮下切开法

这项技术的作用是基于滚动型瘢痕的生理学特性，松解皮下牵拉表面组织的纤维条索。在缺陷区下方适当的创伤促进新的结缔组织形成并提供额外的支持。在手术后的几个月里胶原一直在形成，在12个月后医师和患者评估这项技术能够对于滚动型瘢痕提供50%的改善率。在稍后将要提到的充填物也可以应用在皮下切开后来改善残余的凹陷性瘢痕。

1. 适应证

这项技术适用于滚动型痤疮瘢痕和其他在皮肤牵拉实验中能够改善的瘢痕。

2. 治疗原则

以小角度插入一根装在3 mL注射器上经过消毒的18号、3.8 cm（1.5 in）Nokor Admix针，针的斜面与皮肤平行。针应该刺入到皮下浅层，偶尔进入深层真皮。当针头在作广泛切割皮下纤维条索动作的时候，另一只手应该帮助稳定术区（图6-9）。为了尽可能地松解纤维条索，最好能够从多个穿刺点进入瘢痕组织。手术后应该紧压5 min以加强止血。对于严重或范围太广的滚动型瘢痕，可进行3次每次间隔6周的皮下切割法。

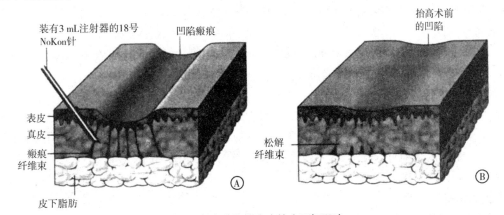

图6-9 痤疮旋转瘢痕的皮下切开法

A. 带刀片的针头以锐角平行皮肤表面插入，来切断牵拉瘢痕的纤维；B. 瘢痕较术前平整及提升了

3. 问题及解决方法

这项技术的副作用有血肿、瘢痕增生和瘢痕复发。如果在愈合过程中的确有瘢痕增生，可以根据瘢痕的硬度在皮损内注射曲安奈德3.3 ~ 10 mg/mL直到瘢痕部位变平。副作用的风险随治疗部位的增多而增加。

（二）环钻切除

1. 适应证

环钻切除被推荐用来治疗冰凿样瘢痕或者深度的厢型瘢痕。

2. 治疗原则

在设计切口时沿着垂直于皮肤张力线的方向往外牵引，使得圆形的伤口成为椭圆形，于平行皮肤张力线闭合（图6-10）。根据瘢痕的大小，选择1.5 ~ 3 mm的钻头来去除全部凹陷。

（三）环钻提升术

环钻提升术较环钻移植术最大的优势就是避免了颜色或质地的改变。然而这也是因为保留并利用了原有的瘢痕组织，保留了颜色和质地的异常。

1. 适应证

环钻提升术适用于没有严重颜色和质地异常的宽（ > 3 mm）的厢型痤疮瘢痕。

2. 治疗原则

根据坑状瘢痕的内径选择钻头的尺寸。钻头以快速旋转的动作来松解被牵拉向下的瘢痕，并且用镊子来提升使得瘢痕稍高于周围皮肤，将塞子状瘢痕组织与下层组织分离，用DERMABOND皮肤黏合剂（α-氰基丙烯酸仲辛酯，新泽西爱惜康公司）和Steri-Strips胶带（明尼阿波利斯圣保罗3M公司）来保护伤口。

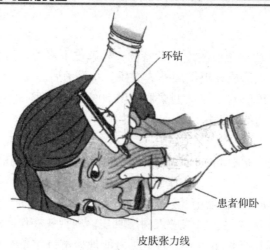

图 6-10　环钻切除法

（四）环钻移植

因为此项技术有较多的并发症，所以环钻移植技术仅仅作为二线治疗手段。

1. 适应证

适用于深层、不规则的瘢痕或片状厢型瘢痕，对于诸如前额部此类移动性较小差的部位效果较好，而对于口周之类活动性较大的部位效果不好。

2. 治疗原则

这项技术与环钻提升相似，但是用供区圆柱状组织来替换原有的组织而不是将原有缺损部位提升起来。在切除瘢痕后，从耳后切取等大或大约 0.5 mm 的皮片移植到受区。供区缝合并用 DERMABOND 皮肤黏合剂（α-氰基丙烯酸仲辛酯，新泽西爱惜康公司）和 Steri-Strips 胶带（明尼阿波利斯圣保罗 3M 公司）来保护。

3. 问题及解决

手术的后遗症包括移植物不足，移植物凸起以及因为颜色和质地的差异造成的移植物比较显眼。

八、充填物

（一）适应证

适用于滚动型痤疮瘢痕，真皮凹陷缺陷或简单的伸展性凹瘢痕。瘢痕越成熟及越软，治疗后效果越好。由于注射充填物引起的局部损伤，机体会产生一些胶原。因此用充填物治疗的瘢痕在第 1 次注射治疗后会变浅。冰凿型和水痘瘢痕对此治疗的效果并不好，因为它们趋向于形成过多的皮肤附属器。真皮充填物的充填位置如图 6-11 所表示。

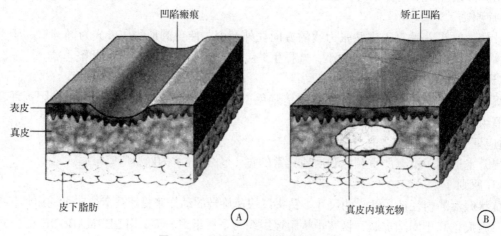

图 6-11　凹陷性瘢痕填充物注射位置

（二）充填物的种类

胶原通过 30 号针头斜向注射入凹的部位。牛胶原（如加利福尼亚圣巴巴拉 INAMED 公司出品的 Zyplast 和 Zyderm）需要进行皮肤过敏试验。效果持续 3 ~ 18 个月，但是有自身免疫性疾病史的病人则应避免使用。也可以应用较少发生过敏反应的人胶原（如加利福尼亚圣巴巴拉 INAMED 公司出品的 Cosmoplast 和 Cosmoderm），但是其效果保持比较短，通常只有 3 ~ 4 个月。玻璃酸（透明质酸）是另一个选择，它不需要进行过敏试验，效果保持又比人胶原要长，通常可以保持至少 6 ~ 8 个月。玻璃酸的商品有 Restylane（Medi-cisAesthetics，Scottsdale，AZ；Q-Med Laboratories，Uppsala，Sweden），Hylaform 或 Captique（bothlnamed Corp，Santa Barbara，CA），目前尚在接受美国 FDA 评估的玻璃酸产品有 Per-lane（Medicis Aesthetics，Scottsdale，Az；Q-Med Laboratories，Uppsala，Sweden）和 Juvederm（Euromedical Systems Ltd.，Nottingham，England）。含有颗粒状物质的充填物能够加重纤维化使得存在的时间更长。然而目前几种这样的充填物仍未通过 FDA 的审批或不能用于治疗瘢痕。为了防止形成硬结或刺激周围纤维化，充填物应小量地注射入深层真皮。长效充填物包括含有部分变性牛胶原的聚甲基烯酸甲酯微球（Artecoll and Artefill，Artes MedicalInc.，San Diego，CA），多聚左旋乳酸（Sculptra Dermik Aesthetics，AventisPharmaceuticals，Bridgewater，NJ）和医用硅胶（Silikon 1 000，Alcon Laboratories Inc.，FortWorth，TX）。

来源于人皮肤的新型填充物被用来重建真皮基质，截止至本书出版，FDA 尚未批准此类形式的充填物用于治疗瘢痕。Autologen（Collagenesis Inc.，Beverly，MA）或 Isolagen（lsolagen Inc.，Houston，TX）是从人体上提取胶原并由生化技术公司培育成纤维细胞再注射回病人。人尸体去细胞真皮可以制成冻干粉或者浓缩状态的针剂，相应的产品有 Alloderm 和 Cymetra（Lifecell Corp.，Branchburg，NJ）。应用去细胞真皮的禁忌证包括对庆大霉素过敏、有血管结缔组织病以及受区血运障碍。

对于深层的缺陷，移植充填物的效果可以持续更长，但可能会有更大的感染和凸起的风险。这类材料包括膨体聚四氟乙烯如 Gore-Tex（W.L.Gore and Associates，Flagstaff，AZ）或者 SoftForm（Tissue Technologieslnc，San Francisco，CA）。

九、脂肪移植

这项技术需要特别的设备和技术并且由于术后半年大约 50% 的脂肪会被吸收，所以效果具有一定的时限。黄色的无血脂肪组织转移入 3 mL 针筒，并用 16 ~ 18 号针头进行脂肪移植。针头进入瘢痕组织然后边退边将脂肪组织注射进去。整个过程持续到 100% 纠正缺陷。通常不会有瘢痕形成并且可以间隔 6 ~ 12 周进行 1 次注射。过度注射在不完全吸收后可能会造成肿块和质地改变。

十、真皮移植

这项技术在皮下切开后将从耳后取的真皮移植入相应的皮下腔隙中。尽管手术后效果取决于技术水平，但是这样的移植从理论上来讲具有一定优势，因为它们可以快速获得，不易排异，在表面皮肤与下层瘢痕纤维组织间形成永久的腔隙，而且可以被精确地应用于修复各类缺陷上。

在进行手术前 10 ~ 14 d，使用一根 18 号针头将瘢痕破坏，刺激其颗粒状组织并获得一些初期改善。取皮区通常隐藏在耳后沟中或颈部。在使用磨削、CO_2 激光或者手术刀去除了供区的表皮后，适用 3 mm 钻头或者长窄带切取真皮深至深筋膜。根据受区形态修整切取的真皮并将其放入先前用刺切除瘢痕后形成的腔隙中。缝合表皮伤口。真皮移植技术如图 6-12 所示。

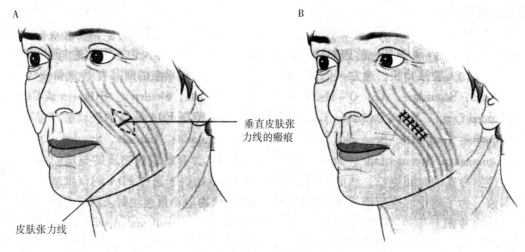

图 6-12　真皮移植

A. 在真皮移植前用 18 号 3.8 cm Nokor 混合针（Becton Dickinson and Co.，Franklin Lakes，NJ）进行凹陷瘢痕下潜行分离。潜行分离可以刺激颗粒组织并促进胶原形成。在手术当天再用 Nokor 混合针进行皮下切除形成真皮移植所需的腔隙；B. 用钻石镊将真皮组织瓣移植入皮下腔隙；C. 腔隙中的组织纠正了凹陷畸形

十一、皮肤磨削术

早期使用这项技术会有理想的效果，但是这是一项具有高技术含量的方法。目前激光更常用于手术后的皮肤磨削。

1. 适应证

因为皮肤磨削术可以应用于治疗单独的皮损（痤疮、水痘、活盖）和凸起的瘢痕，所以常作为瘢痕修复术后 6～8 周的二线治疗手段，来治平整皮肤表面改善轮廓异常。

2. 治疗原则

先使用维 A 酸或 4% 氢醌 1 个月，促进表皮再生并且相应地减小术后炎症反应、过度色素沉着的风险。因为在治疗过程中颗粒会通过气传播或形成雾状，所以手术室中的工作人员应该采取适当的安全保护措施。局部麻醉（肿胀或冷冻剂）会形成一个坚固的表面而不使表皮肤变形。应该确保磨削部位没有任何干扰磨削机的东西（如头发、毛巾、纱布）。

磨削机是一个由马达驱动的（2 万～3 万 r/min）的带有不同粗糙程度钻石磨头手柄的机器。手握持的方位应该与转轮转动方向呈 90°，并且沿着转轮转动方向向前。应该快速地磨削瘢痕，目的是穿透真皮乳突层中部或深部，而要保留网状真皮层和皮肤附属器从而达到无瘢痕的再上皮化的目的。确保要羽化磨削区域的周边，使得治疗和非治疗区域过渡平缓。冰纱布可以止血。患者可以在 5～7 d 内再上皮化，尽管红斑经常要持续 2～3 个月。

3. 禁忌证

避免用于患有活动性疱疹的病人或者在之前几年中应用过异维 A 酸的病人。这项技术同样会有术后炎症性色素改变的风险。

十二、微晶磨削术（手工皮肤磨削）

微晶磨削术的指征与皮肤磨削相同。这是一项简单、费用低廉并且安全的技术，不会有血液飞溅或者磨削后雾化的潜在感染性颗粒。

消毒的防水碳硅砂纸被用来轻磨瘢痕。砂纸可以缠绕在手指上或者 3 mL 注射器筒身上以提供稳固的平台。使用 200 号砂纸打磨直到出现细小的出血点，然后使用 400 号砂纸打磨。采用 1% 利多卡因加肾上腺素和压迫法来止血。后继会有炎症性色素沉着，但是会随时间推移而消退。术前术后局部应用氢醌可以减小此类风险。

十三、总结

如同本节中所提到的，治疗瘢痕的手术方法有很多。一些适用于治疗特别类型的瘢痕，它们也可以与其他手段相结合，来达到一个最理想的结果。充分掌握基本的外科修复手术方法可以帮助患者在可预期和有效的范围内最大限度地改善瘢痕的外观。

第二节　激光及其他能源治疗瘢痕

一、引言

几乎每个人在其有生之年，都可能会由于意想不到的创伤、炎症、烧伤或者涉及皮肤切开的外科操作而遗留下瘢痕。撇开瘢痕的成因不谈，创伤的愈合过程最终都将导致"正常"瘢痕或者其他病理性瘢痕，例如增生性瘢痕、瘢痕疙瘩或萎缩性瘢痕。

最初，正常的瘢痕表现为表面不规则的红斑，但随着创面继续愈合，瘢痕逐渐成熟，转变成皮肤色泽，表面也逐渐变得均匀平整。组织学表现中，正常瘢痕的透明胶原与皮肤表面呈平行排列，并伴随弹力纤维数量的减少。

增生性瘢痕色红、质硬，局限于切口或者原损伤部位。它们通常呈线形，其中有相当一部分瘢痕伴随感觉异常如瘙痒症状。增生性瘢痕通常在受伤后的 1 个月内出现，并随时间持续增长或者消退。增生性瘢痕可以发生在身体的任何部位，但更好发于那些经常受压迫或者受牵拉的部位。

瘢痕疙瘩在临床上被描述成超出原始损伤界限伸展的紫色结节，可伴随感觉异常。它们通常呈不规则形状，并可导致功能障碍。瘢痕疙瘩于原始皮肤受损后的数周或数年之内出现。好发部位包括耳垂、前胸、肩部以及后背。发生原因除了最常见的皮肤损伤外，还包括穿耳洞、擦伤、文身以及接种等。瘢痕疙瘩的转归很难定论，因为它不会自发消退，而且复发率很高，甚至会在数年后再出现，需要多次治疗。瘢痕疙瘩的形成有家族遗传性和人种因素，肤色较深的个体发生率较高。

增生性瘢痕和瘢痕疙瘩的胶原过度沉积，导致瘢痕组织形成，而萎缩性瘢痕则与此相反，其结缔组织破坏，伴随皮肤萎缩和纤维化。

萎缩性瘢痕通常见于有痤疮史的患者，其他情况如水痘、手术和创伤也可导致萎缩性瘢痕。最近，有人提出根据瘢痕的宽度、深度和立体形状将痤疮瘢痕分成 3 种类型，命名为冰凿型、滚动型和车厢型。冰凿型瘢痕看起来窄而深，宽度随其深入皮肤而减少。滚动型瘢痕表面较宽，并有边界，使皮肤看起来像经过"滚动"一样。车厢型瘢痕同样具有宽的表面，局限于界限分明的垂直状边缘。

无论哪种类型瘢痕带来的心理负担，都已经超越了其本身对美容外观上的影响，患者和医师一样，都在寻求新的可选择的瘢痕修复方法，以更进一步地改善外观。

一般来说，根据瘢痕类型可选择的治疗方法包括：手术，冷冻，电灼，干燥法，皮肤磨削，病灶内注射类固醇皮质或氟尿嘧啶（5-FU），局部使用咪喹莫特，放射治疗和激光。其中用于治疗的激光有二氧化碳激光（CO_2），铒：钇-铝-石榴子石激光（Er：YAG），脉冲染料激光（PDL），钕：钇-铝-石榴子石激光（Nd：YAG），以及高能量激光分段换肤（Fraxel），等等（表6-4）。

等离子技术（Plasma）是一种新的治疗技术，直到 2007 年以前只有 Rhytee Inc 公司在推广这种技术，Portrait PSR 是该公司生产的等离子治疗设备。从现有少量文献报道中显示，等离子技术似乎是一种疗效能与 CO_2 气化磨削和局灶性光热作用激光的疗效相似甚至更优，但患者的疼痛感却明显轻微，可以采用局部麻醉甚至在不用任何麻醉药下进行治疗，而且治疗后不影响患者的上下班，无须休假，因此是一种值得关注的治疗技术。

等离子是物质的第 4 种状态，是气体的高度解离状态，由不同的气体产生的等离子特性也不同。临床用于皮肤年轻化治疗的等离子由氮气解离产生，等离子能量以毫秒级的脉冲发射出来，治疗时不接触皮肤，能量直接透入皮肤，不依赖与皮肤内的色基，也不受皮肤中色基的干扰，在皮肤中产生的热刺激导致新的胶原合成达到治疗皱纹的目的。等离子技术可用于任何类型的皮肤，在年轻化治疗中也不会产生色素沉着或色素减退的改变。

表 6-4　根据瘢痕类型选择治疗方法

瘢痕类型	激光器	非激光治疗
增生性或瘢痕疙瘩	脉冲染料激光器	病灶内注射 5-FU
	Q- 开关 Nd：YAG 532 nm	封闭治疗（硅胶贴）
		病灶内注射类固醇
		局部使用咪喹莫特
萎缩性	侵入性激光器	
	CO_2 激光器	钻孔切除法
	Er：YAG	钻孔提升法
	高能量激光分段换肤	皮下刮除法
	非侵入性激光器	皮肤充填
	Nd：YAG 1 320 nm	皮肤移植术
	二极管激光器 1 450 nm	等离子体磨削
	Q- 开关 Nd：YAG 1 064 nm	
	铒玻璃激光器 1 540 nm	

这些年来，人们推出上述不同的治疗方法以供选择，其中一些方法由于副作用或者疗效不佳而遭淘汰，另一些仍在单独或者与其他方法联用。目前，人们选择 PDL 来治疗增生性瘢痕和瘢痕疙瘩。将 CO_2 和 Er：YAG 激光以及新的治疗方法如高能量激光分段换肤用于皮肤磨削，来治疗痤疮后萎缩性瘢痕。而等离子体磨削作为一种新颖的磨削方式，将被验证是一种可改变不规则的皮肤质地的有效方法。

二、患者选择

由于美观上的影响，以及由此带来的心理负担及社会退缩，瘢痕患者通常会寻求治疗。而且，一些伴随的并发症如瘙痒或疼痛，尤其对增生性瘢痕或者瘢痕疙瘩患者来说，更会促使他们寻求医学的解决途径。

对可选择的治疗方案进行评估时，需要考虑特定的患者因素如皮肤类型，以及特定的病灶因素如瘢痕的时间长短、颜色、病灶数目等，选择激光来治疗瘢痕也是如此。

采用激光修复瘢痕时，肤色是需要考虑的一种主要的患者因素。肤色对治疗效果有很大影响，综合来说，浅肤色个体疗效较好，诸如色素改变之类的副作用较少，而深肤色个体表皮黑色素吸收激光束较多而靶组织的吸收减少，导致皮肤色素改变的发生。应该特别提示患者，激光治疗导致色素改变的风险很高。另外，一些学者建议采用点测试方法来预测副作用及决定最为合适的治疗参数。治疗皮肤分型为Ⅳ – Ⅵ型的患者时，许多学者赞同使用较低的能量，这样一来，要达到预期的疗效，就需要增加治疗的次数。

决定合适的激光治疗时，评估瘢痕类型、时间长短及病灶数目是很必要的。相对较新的大约 1 年之内的表面尚红的增生性瘢痕，采用 PDL 治疗较为理想。萎缩性瘢痕的话，需要根据病灶数目来评估。如果只是少量病灶，可以考虑采用点状修复，相反，如果是较多散在分布的瘢痕，就更适合进行美容单位分区，然后逐区来进行完整的激光治疗。

三、创面修复过程

创面修复过程通常分为 3 个阶段：（Ⅰ）炎症期，（Ⅱ）增生期，以及（Ⅲ）修复期。创面一旦形成，炎症反应即随凝血酶和补体级联反应的激活而启动。前列腺素，补体因子，白介素 –1（IL-1）等趋化因子刺激中性粒细胞和巨噬细胞等炎症细胞的游走。这些细胞可启动伤口清创，巨噬细胞释放细胞和生长因子如转移生长因子（TGF-β）、血小板衍化生长因子（PDGFs）等，形成临时的创面基质。成纤维细胞、内皮细胞以及角质形成细胞向创面的游走，标志着增殖阶段的开始。在细胞外基质形成Ⅲ型和Ⅰ型胶原、纤维结合素、弹性蛋白和蛋白多糖的过程中，成纤维细胞充当了一个重要角色。角质形成细胞通过膜基质的重建启动创面再上皮化。缺氧和血管源性因子如 FGF 的刺激，使创面上的内皮细胞形成新生的血管。胶原和蛋白多糖在成熟期发生改变。在这个阶段，玻璃酸逐步被硫酸软骨素和硫酸皮肤素等葡糖胺聚糖所取代。Ⅰ型胶原和Ⅲ型胶原在创伤修复期均有增加，但是当瘢痕继续成熟并发生修复时，Ⅲ型胶原的比例降低。

四、增生性瘢痕和瘢痕疙瘩的发病机制

在增生性瘢痕和瘢痕疙瘩的发展和修复过程中，会受到许多干扰，但是，明确的机制目前尚未确定。各种病理性瘢痕，其瘢痕组织的过度生长可能与基质过度沉积、胶原降解减少有关，或者与两者皆相关。

瘢痕疙瘩的成纤维细胞对刺激表现出异常反应，胶原的水平增高，尤其是Ⅰ型胶原。相反，增生性瘢痕中成纤维细胞对生长因子反应正常，表现为胶原合成的适度增加。

TGF-β 结合胶原增多和纤维结合素沉积，与瘢痕过度增生的发病机制有关。在这类瘢痕中发现胶原纤维的排列呈螺环状、透明束状。在瘢痕的成熟期，通常不再发生血管再生，而瘢痕疙瘩和增生性瘢痕则由于不断有新生血管长入，表现为持续充血状态。其他影响增生性瘢痕和瘢痕疙瘩发展的因素还包括玻璃酸、蛋白多糖、肥大细胞等。

五、萎缩性瘢痕的发病机制

萎缩性瘢痕通常见于有痤疮史的患者，其他情况如水痘、手术和创伤也可引起萎缩性瘢痕。

痤疮起初常由于角化细胞阻塞皮脂腺而产生，然后发展成闭合性或开放性粉刺，之后转变为炎症。炎症性痤疮发展的本质是痤疮丙酸杆菌。

皮脂腺壁较薄，在异体反应的刺激及补体级联反应的激活下，可能发生毛囊破裂。由此，为局限炎症反应表皮会发生包囊化。炎症的程度决定了痤疮后瘢痕的发生率及病灶的数目。

痤疮瘢痕的发生源于深层的炎症反应，导致结缔组织的破坏或者丧失，伴随皮肤的萎缩和纤维化。在成熟期，瘢痕收缩并对表层产生牵拉，导致皮肤发生凹陷。

尽管痤疮后瘢痕最常见的类型是萎缩性瘢痕，但某些患者也可能表现为增生性瘢痕或者瘢痕疙瘩。

六、预期效果

（一）脉冲染料激光（PDL）

PDL 属于血管特异性的激光一组，波长有 585 nm 或 595 nm，最初用于治疗血管性病损，如血管瘤和葡萄酒色斑。

PDL 最初发现对瘢痕的治疗有效，能够改善红斑及皮肤质地，是在氩介导的瘢痕治疗被提出之后。这些年来，许多治疗增生性瘢痕和瘢痕疙瘩的研究表明，它对瘢痕的红斑、质地、高度、柔软性以及瘙痒症状均有明显的改善。也有报道，烧伤性瘢痕经过数天的 PDL 治疗，剧烈瘙痒症状得到了明显改善。

据报道，经过 1 ~ 2 次的 PDL 治疗，瘢痕的改善率为 57% 和 83%。

PDL 改善瘢痕外观的作用机制尚未明确。有人提出理论，认为其引起缺血导致微血管受到破坏，瘢痕营养丧失，干扰了胶原的沉积。另外还有其他假设，包括肥大细胞数量增多伴组胺释放，影响皮肤胶原，二硫键断裂以及胶原溶解等。

最近，人们就 PDL 治疗后抑制成纤维细胞的增生导致瘢痕疙瘩的退化进行了分子水平的研究，如金属蛋白酶-β 基质的上调，诱导凋亡和有丝分裂原活性的活性蛋白激酶，以及 TGF-β 的下调等。

概括地说，经过 PDL 治疗后可以预期瘢痕的红斑、高度、柔软性得到改善，瘙痒等并发症有所减轻。

（二）二氧化碳激光治疗

二氧化碳（CO_2）激光发射波长为 10 600 nm 的光，作用于含水的靶组织。起初 CO_2 激光被制造成持续波（CW）模式，允许连续的光束发射。这种 CW 模式使组织过长时间暴露于激光能量之下，导致非靶组织的损伤、坏死及形成瘢痕的发生率提高。这种情况推动了脉冲模式和扫描 CO_2 激光器的发展，从而推出了高能量短持续脉冲（短于 1 ms），其更有效地控制靶组织的祛除，并发症也更少。

治疗医师可根据皮肤表面扫描次数及使用的能量来控制组织破坏的范围及深度。单次扫描，组织汽化的深度为 20 ~ 60 μm，附加的热坏死深度为 20 ~ 50 μm。

参考 Jordan 等的文献报道，CO_2 激光磨削后，25% ~ 90% 的萎缩性瘢痕得到了改善。Alster 和 West 发现，50 名中度至重度痤疮瘢痕患者使用高能量短脉冲 CO_2 激光治疗后，平均 81.4% 得到了临床改善。

关于 CO_2 激光磨削术后的长期临床改善，人们认为胶原紧缩、新生胶原形成及胶原重塑是主要的因素。

（三）Er：YAG 激光治疗

短脉冲铒：钇－铝－石榴子石（Er：YAG）激光波长为 2 940 nm，脉宽 250 μs，吸收系数较 CO_2 激光高，含水组织对其的吸收比 CO_2 激光更容易 12 ~ 18 倍。这种激光逐步发展，临床上的改善可与 CO_2 激光媲美，而副作用则更少。该激光平均每焦耳／平方厘米能穿透 2 ~ 5 μm，附加的热坏死为 10 ~ 15 μm。由于其热损伤受到限制，血管凝固非常少，操作过程中凝血较差。另外，由于其胶原收缩也受到限制，临床的改善不十分显著。反过来说，与 CO_2 激光相比，Er：YAG 激光有效控制了组织的破坏，热损伤及副作用较少，修复也较快。

为了克服短脉冲 Er：YAG 激光的局限性（如凝血较差及表面组织的破坏），一种双重模式的 Er：YAG 激光（短和长脉冲）发展起来。它既能在破坏深层组织过程中改善术中的出血，又能增加胶原的收缩。

Jeong 等的研究对长脉冲 Er：YAG 激光治疗 35 例面部凹陷性痤疮瘢痕的患者的疗效进行了评估。评估通过拍照，由 2 位医师互不干扰进行，发现临床改善的平均值达 71%。Tanzi 及其同事在更近的研究中采用双重模式的 Er：YAG 激光治疗 25 例中度到重度萎缩性痤疮瘢痕患者，据他们报道，在治疗 12 个月后，改善评分的平均值为 2.16（评分等级从 1 ~ 3，评分为 2 意味着 51% ~ 75% 的改善率）。

最近，Woo 等就短脉冲、变量脉冲及双重模式 Er：YAG 激光用于不同类型的萎缩性瘢痕的疗效进行了比较。他们得出结论，治疗滚动型和较深的车厢型瘢痕时，长脉冲类型 Er：YAG 激光效果较好。而对于较浅的车厢型及冰凿型瘢痕的治疗，任何类型 Er：YAG 激光可能效果都不错。

Er：YAG 激光治疗面部萎缩性痤疮瘢痕，可见的临床改善的平均值达 50%。

当前有些激光操作医师同时使用 CO_2 激光和 Er：YAG 激光来对同一患者进行面部皮肤磨削。对总共 24 例患者联合使用 CO_2/Er：YAG 激光 30 个月后进行随访，调查其治疗感受及疗效。其中 71% 的患者表示他们愿意再次接受治疗，88% 的患者认为他们的外观有所改善。对最终的疗效，他们按照 0 ~ 3 的标准进行了评分（平均值为 1.8）。

（四）非侵入性：二极管 1450 和 Nd：YAG 1320 激光治疗

非侵入性激光治疗萎缩性瘢痕是一项相对较新的技术。这种激光治疗针对含水的靶组织，不存在表皮的侵蚀或损伤，因此，患者可以在治疗之后立即恢复正常的日常活动。

目前有好几种非侵入性激光仪器投入市场使用，包括 PDL，1 064 nm Q-开关 Nd：YAG 激光器，铒玻璃激光器 1 540 nm，Nd：YAG 1 320 nm 激光器以及二极管 1 450 nm 激光器等。当前，对于面部萎缩性瘢痕的非侵入性治疗，1 320 nm Nd：YAG 和二极管 1 450 nm 两种激光器的使用最为广泛。

最新型号的 1 320 nm Nd：YAG 激光具备多功能一体化，除了冷却喷雾，还加入了能在治疗时分辨表皮温度的热动力感受装置。如果温度脱离了原本设定的范围（32 ~ 34℃），该装置能够停止激光的进一步发射，以适当保护皮肤避免热损伤。而且，该激光系统能够在激光发射前后立即冷却。

1 450 nm 二极管激光器（Smoothbeam，Candela Corp.，Wayland，MA）也属于红外非侵入系统。和 1 320 nm 相似，二极管激光器也配备冷却喷雾装置，以提供表皮的降温。

使用这两种激光系统来治疗萎缩性痤疮瘢痕疗效的研究在文献上也有报道。Tanzi 及其同事以半面试验的方式，就 Nd：YAG 1 320 nm（CoolTouch 3；CoolTouchCorp.，Aurburn，CA）和二极管 1 450 nm（Smoothbeam；Candela Corp.，Wayland，MA）激光器治疗轻度及中度萎缩性瘢痕的疗效进行了比较。总共 20 名患者接受了为期 3 次的治疗，每次治疗间隔 1 个月，一侧面部用二极管激光治疗 [单次扫描，能量密度（9 ~ 14）J/cm²]，另一侧使用能量密度（12 ~ 17）J/cm² 的 Nd：YAG 激光进行 2 次扫描的治疗。在两种激光治疗 6 个月后，分别由互不干扰的皮肤科医师们通过数码照相对改善的最大疗效进行评估。在这些研究中，无论患者还是医师，均发现 1 450 nm 的二极管激光治疗侧改善更为显著。

然而，另一些近期发表的研究表明，非侵入性 1 320 nm Nd：YAG 激光用于萎缩性痤疮瘢痕治疗，如果每次操作扫描 3 遍，改善效果会非常明显。

Sadick 等用 1 320 nmNd：YAG 激光器（Cool Touch 3，New Star Lasers Roseville，CA）对 8 例萎缩性瘢痕患者进行了治疗。治疗总共为期 6 次，每次间隔 1 个月。每次操作，激光光束扫描 3 遍[能量密度为（13 ~ 18）J/cm^2]，治疗 5 个月和 1 年后，出现明显的临床改善（分别为 20% ~ 39% 和 40% ~ 59%）。之前 Rogachefsky 及其同事做过类似的研究，12 名患者进行了总共为期 3 次的 1 320 nm Nd：YAC 激光治疗，每次治疗反复扫描 3 遍，能量密度范围（13 ~ 22）J/cm^2。结论表明，瘢痕得到了轻度改善，具有统计学意义。

总之，据文献报道，无论 1 320 nm 还是 1 450 nm 的激光治疗，通常在 4 ~ 6 个月后，可发现 40% ~ 45% 的萎缩性瘢痕得到改善（轻度至中度）。

从私下交流中（KA Amdt）得知，34 例痤疮瘢痕或光老化患者进行了非侵入性 1 320 nmNd：YAG 激光（CoolTouch 2；CoolTouchCorp.，Roseville，CA）治疗，据报道，改善程度分别为 5.4 和 3.8（评分为 0 ~ 10），大多数患者指出，在第 3 次到第 4 次治疗阶段得到改善。

非侵入性激光治疗将热损伤局限在真皮层，避免了表皮层的损伤，刺激真皮层成纤维细胞，使其诱导新生胶原形成及胶原重塑。标本切片检查行组织学分析指出，治疗 6 个月后，在激光治疗区域出现新的胶原结构。

目前正在研究新的非侵入性单极射频装置的疗效。据 Ruiz-Esparza 报道，它具有双重效果，既能减少活动性痤疮病灶，又能改善痤疮瘢痕。该装置能够将通过真皮层电阻产生的热能转化为电能，以避免表皮层的损伤。人们正在进行进一步的研究，以确定其活性机制并提供相关的治疗数据。

七、高能量激光分段换肤

高能量激光分段换肤（Fraxel，Reliant Technologies，Palo Alto，CA）是皮肤磨削的一项新进展。它将光热分解局限化，能够改善皮肤热损伤，并诱导胶原重塑。这种激光辅助程序能够在最短时间内达到皮肤年轻化的效果。与所有其他技术不同的是，它只作用于小部分皮肤，而毗邻的皮肤不受影响。激光光点能够在 1 cm^2 的范围内产生约 2 000 个直径为 70 ~ 100 μm 的微小区域，这些区域典型的间隔为 200 ~ 300 μm。高能量激光分段换肤后，微损伤导致胶原的重塑呈点状。由于只有部分皮肤受损，患者在治疗后的愈合很快。

高能量激光分段换肤既能用于治疗痤疮瘢痕，也可治疗术后瘢痕。随着治疗次数的增加（4 ~ 5 次），这些瘢痕的质地、轮廓及外观均会得到改善。

八、等离子体磨削

尽管不属于激光，等离子体磨削仍是皮肤美容的一项新进展。它通过氮等离子体产生毫秒脉冲诱导皮肤的新生。该技术使射频脉冲通过氮气来加热皮肤的靶组织。结果，特定的组织受到破坏，而其下方组织的损伤被降至最小。等离子体脉冲通过热能来重塑其下方的皮肤，形成一个传导环境来改善皮肤状况，如皱纹、皮肤质地、外形以及肤色。等离子体磨削可采用多次低能量治疗或单次高能量治疗的形式。使用这种技术，皮肤在快速升温时患者能够良好地耐受。副反应包括轻微的红斑以及皮肤脱屑。病理检查显示，等离子体治疗 1 周后，皮肤完全再生。目前该技术用于改善面部皱纹及皮肤紧致。另外，Potter 等近期研究表明，等离子体磨削后，痤疮瘢痕深度减少了 35%；而且，显著的是，治疗后未发现色素改变或者瘢痕。同样的改善也见于其他类型的瘢痕，但目前仍需更多的研究来证实这项新技术的潜力。

九、治疗策略概述

（一）治疗方法

1. 增生性瘢痕和瘢痕疙瘩

前面提到，以往曾用 Nd：YAG 激光和 CO$_2$ 激光来修复增生性瘢痕；然而，高复发率以及色素改变等令人无法接受的副反应，限制了它们的使用。

当前，多选用 PDL 来治疗增生性瘢痕和瘢痕疙瘩。尽管可以确定其对增生性瘢痕的疗效，但通常在损伤后第 1 个月内进行早期治疗效果会更好，还可以防止某些瘢痕体质个体的瘢痕增生。Nouri 表明，在拆线当天开始使用 585 nm 的 PDL 治疗是安全有效的，可改善瘢痕的外观和质量。

PDL 治疗中，疗效最理想的瘢痕是相对较新的瘢痕（短于 1 年），尚呈红斑状或发红。陈旧一些的瘢痕红色变淡，向周围肤色趋近，或者色素减退。这些陈旧性瘢痕对 PDL 的治疗有部分效果，但通常建议和其他治疗联合使用，如病灶内注射类固醇，5-FU，或者使用硅胶贴封闭治疗等。硅胶贴可用于预防和治疗增生性瘢痕和瘢痕疙瘩。据报道，如每日规则使用，2 ~ 4 个月后，可获得令人满意的效果。

有人将 PDL 单独治疗及其与瘢痕内注射类固醇皮质联合治疗进行了研究比较。从研究记录中可看出，两种方法对瘢痕的改善无统计学上的差异。Manuskiatti 和 Fitzpatrick 就单独瘢痕内注射类固醇皮质、类固醇皮质与 5-FU 联合使用、单独使用 5-FU，能量密度 5 J/cm^2、光斑直径 10 mm、脉宽 450 μm 的 PDL（585 nm，PhotoGenica V；CynosureInc.，Chelmsford，MA）对瘢痕治疗进行了比较，与治疗前相比，所有的治疗区域都有所改善，但各种方法疗效的差异没有统计学意义。他们得出结论：瘢痕内单独注射类固醇皮质或联合使用 5-FU，单独使用 5-FU，以及 PDL 等治疗是类似的。

2. 萎缩性瘢痕

萎缩性瘢痕的治疗包括非手术方法和手术方法。非手术方法有皮肤充填（包括牛胶原、人胶原、玻璃酸以及自体脂肪等），化学剥脱和微晶磨削。手术方法有钻孔切除、钻孔提升、皮下刮除、皮肤移植以及激光术（图 6-13）。

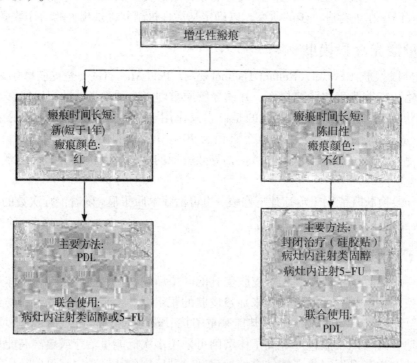

图 6-13 增生性瘢痕的治疗方法

当前，治疗萎缩性瘢痕有两种主要的激光方法，即侵入性磨削或者非侵入性治疗。两种方法的治疗过程、恢复时间、改善程度完全不同。治疗医师必须根据特定患者瘢痕的严重程度、取得显著效果所需的总体治疗次数、患者所能接受的恢复时间来决定，哪一种方法最为合适。

为使瘢痕得到进一步的改善，许多医师在侵入性皮肤磨削（例如 CO_2 激光，Er：YAG 激光，或联用 CO_2/Er：YAG 激光）术后再联合使用手术修复（例如钻孔切除，钻孔提升或皮下刮除）。

3. 膨胀纹

如熟知的妊娠纹一样，膨胀纹是一种萎缩性瘢痕。起初，它们在薄皮肤上呈粉红或红斑状，随即逐渐变暗。随着条纹的成熟，它们渐渐发白并与皮肤张力线相平行。不幸的是，对于膨胀纹人们尚未找到一致的治疗方法。局部使用维 A 酸或许可以改善皮肤的外观。

既然膨胀纹是瘢痕的一种，激光通过胶原重塑对其进行改善看来是可行的。人们通常使用 585 nm 的 PDL（Photogenica V；Cynosure，Bedford，MA）对其进行治疗，脉宽 450μm。当膨胀纹尚呈红色或粉红色时，最有效的治疗参数为能量密度 3 J/cm^2，光斑直径 10 mm；而能量密度（2 ~ 4）J/cm^2 光斑，直径 7 mm 或者 10 mm 的光斑也有一些改善作用。没有紫癜出现的话，妊娠纹会在激光治疗数月后得到显著的改善。对于 Fitzpatrick 皮肤分型为 Ⅳ - Ⅵ 的患者，不推荐使用 PDL，因为发生皮肤沉着异常、紫癜、炎症后色素沉着的风险会大大提高。人们也尝试使用 CO_2 激光和 Er：YAG 激光，但不推荐用于祛除膨胀纹。

另一种选择是红外激光，它通过多次治疗或与其他方案联合使用来达到逐步改善。这种激光对晒黑皮肤及深色皮肤比较安全。强脉冲光（光谱为 515 ~ 1 200 nm）也能显著改善膨胀纹。研究发现，在进行 5 次治疗后，所有的患者均看见其妊娠纹得到了改善，哪怕这改善十分轻微，其中，60% 的改善是良好和显著的。研究结果证实，白色的陈旧性的膨胀纹通常比较难以治疗。

至少一项以上的研究表明，分段光热分解具有侵入性和非侵入性的属性，能够有效改善成熟的妊娠纹的外形、质地和外观。我们需要通过更多的研究，更多新的方式，如等离子体磨削，来证实治疗的安全性和有效性。当前，没有哪一种单独治疗方法能够祛除所有人的膨胀纹。它是一个治疗难点，需要通过多次治疗来达到改善。患者应对其抱有切实的期望。治疗只能起到改善的作用，但不能将其完全祛除。新的、粉红色的膨胀纹适合用 PDL 治疗。陈旧的、白的则可能对多次强脉冲光治疗有效。

（二）主要决定因素

1. 皮肤类型

患者的皮肤类型不仅是医师看到的最初特征，也是激光修复瘢痕时需要考虑的主要因素。前面提到，能够使用 PDL 治疗肤色较深的增生性瘢痕个体，但是，色素改变的风险很高。一些医师不推荐对皮肤分型为 Ⅳ - Ⅵ 型的患者进行 PDL 治疗。为了减少色素性的副作用，他们建议在治疗增生性瘢痕和瘢痕疙瘩时降低 PDL 的能量。能量一旦被降低，达到预期瘢痕改善的治疗次数也就更多。另外，为了对一些不希望发生的副作用进行预测，建议采用"点测试"的方法，以便更好地确定首次使用的激光参数。

研究表明，585 nmPDL 和 532 nmQ- 开关 Nd：YAG 激光能够有效治疗色素性增生性瘢痕，两者的改善率分别为 38% 和 36%。另外，532 nmQ- 开关 Nd：YAG 激光能够显著改善瘢痕颜色，而 585 nmPDL 则对瘢痕的柔软度和高度的改善更为显著。PDL 仍是治疗增生性瘢痕和瘢痕疙瘩的首选激光方法。

使用侵入性方法如 CO_2 激光或 Er：YAG 激光进行皮肤磨削时，无论何种皮肤类型的患者都有色素改变的风险；但是，对深肤色的个体，炎症后色素沉着的风险更高些，不过，这通常是暂时的。比起 CO_2 激光，更推荐使用 Er：YAG 激光来治疗皮肤分型为 Ⅳ - Ⅵ 的患者，因为其愈合时间更短，色素沉着的发生率更低。非侵入性激光治疗发生炎症后色素沉着的风险低，但肤色较暗的个体仍会出现。比较这些皮肤磨削技术，非侵入性治疗的炎症后色素沉着的严重程度往往较轻，恢复也较快。

2. 瘢痕的时间长短

考虑 PDL 治疗时，这是另一个主要决定因素。前面提到，短于 1 年的颜色尚红的瘢痕对激光治疗的反应较好较快。而对那些陈旧性瘢痕，则更多地考虑非激光治疗，如病灶内注射类固醇、5-FU 以及硅胶贴封闭治疗。

3. 损伤类型、痤疮瘢痕的蔓延和严重程度

这是另一个主要的因素，决定了针对特定患者，应该选择哪一种激光，如果只是少量的萎缩性瘢痕，可以考虑点状磨削，治疗前可采用或不采用钻孔切除、钻孔提升或者皮下刮除。但是，如果病灶较多，就需要采用侵入性磨削或者非侵入性的治疗，将全部区域分成若干美容单位进行依次治疗，以达到平整一致的外观。

要达到病损部位轻、中度的改善，通常需要多次（4 ~ 6 次）非侵入性的激光治疗。侵入性和非侵入性治疗改善程度的比较是一个颇具争议的话题。许多医师认同非侵入性治疗的改善程度可比拟全面部磨削。因此，萎缩性瘢痕的治疗通常更多地采用非侵入性治疗，而不是激光皮肤磨削。

相反的，另一些激光操作医师认为非侵入性方法的临床改善轻微，不像侵入性技术那样明显。

4. 愈合时间

使用 PDL 治疗增生性瘢痕或瘢痕疙瘩时，不需要考虑愈合时间这个问题，但是，选择 CO_2 激光或 Er：YAG 激光进行面部磨削治疗痤疮瘢痕的话，就会与患者讨论到在最短时间内愈合这个主要的因素。施行侵入性皮肤磨削的患者通常需要 7 ~ 12 d 的愈合时间，直到上皮完全再生。如果患者希望治疗的损伤小些，可以使他们立即恢复正常生活，当前应该选择新的非侵入性的治疗。但是，通常非侵入性激光治疗要在大约末次治疗的 4 ~ 6 个月（3 ~ 5 次治疗）后才能看到最初效果。

5. 治疗费用及次数

一旦决定进行瘢痕修复，治疗费用和次数便成为患者讨论的话题。激光修复瘢痕通常被认为是美容治疗，所以大多数保险公司不会支付这笔费用。PDL 治疗增生性瘢痕或瘢痕疙瘩、非侵入性痤疮瘢痕的治疗都需要多次（3 ~ 4 次），每次间隔 1 个月，才能达到预期效果。相反地，侵入性皮肤磨削通常只需 1 次治疗，但是，由于它是一个时间较长损伤较大的外科操作，不但实施麻醉，而且需要更多的人员参与和更多愈合时间，这就限制了（多数情况）患者，使其至少 1 周后才能恢复正常工作。所有这些因素都决定了其单次疗程的费用比非侵入性治疗、PDL 更高。然而，最后一点，这还取决于每位医师的操作收费，4 ~ 6 次的非侵入性治疗总共的费用可能仍比全面部激光磨削要低。

6. 患者访视

开始任何治疗之前，都需要患者将其美容方面或症状方面的期望表达出来。医师应该解释清楚，要完全消除瘢痕是不可能的，这一点非常重要。

在激光治疗之前，必须控制或者消除炎症（例如痤疮或水痘）以及感染（例如带状疱疹）情况。激光治疗如果在炎症或感染情况下实施，会使感染播散，加重炎症并进一步产生瘢痕，其他副作用的风险也会提高。

瘢痕或瘢痕疙瘩的病史取决于时间长短、进展及以往治疗，最后这点十分重要；前面陈述过，越早治疗瘢痕，疗效越好。新形成的瘢痕如果只是表面有点红，是不需要进一步治疗的，因为它可能随时间而消失，就像成熟瘢痕一样。但是，如果新形成的瘢痕很红，而且随时间逐渐增生，或者患者本身具有瘢痕体质的话，则很可能需要早期激光治疗来改善。患者应该详细陈述病史，特别是以往曾经尝试过的改善瘢痕外观但失败的情况。以往如使用过其他非激光方式治疗，可能会增加瘢痕的纤维化，引起更难治疗的损伤。

患者的皮肤类型必须根据 Fitzpatrick 分型法来决定。大多数增生性瘢痕和瘢痕疙瘩患者属于 Fitzpatrick Ⅳ - Ⅵ 型。如前所述，尽管通过激光治疗，其增生性瘢痕会有所改善，但伴随的副作用如色素改变的发生率也非常高。治疗医师应该认识到色素沉着发生的高度可能性，这一点十分重要。不过，患者有可能会不顾这些风险而决定继续治疗。在这些患者看来，病理性瘢痕所带来的美观上的负担要远远超过继发性色素沉着。

对于痤疮患者，必须询问其以往或者当前是否使用异维 A 酸。任何瘢痕修复前都要求停药至少 6 ~ 12 个月，否则发生增生性瘢痕的风险会提高。

十、治疗技术

（一）脉冲染料激光

PDL 治疗增生性瘢痕和瘢痕疙瘩属于门诊治疗项目，其耐受性好，通常无须麻醉。如果患者要求，也可在激光治疗前 30 ~ 60 min 于瘢痕区域使用表面麻醉。治疗之前，必须用肥皂和清水洗净残留的麻醉药物并彻底卸妆，以防止它们对光的吸收产生干扰。

激光治疗之前，必须根据瘢痕的大小、颜色、高度及相关的并发症来对每一位患者进行评估，每次的评估由同一人进行。同样，每次治疗之前必须拍摄病灶部位的数码照片，以便随访观察瘢痕的逐步改善。建议使用同一台相机，相同的光线和距离，这样可以保证影像的标准化。

每个进入治疗室的人都必须根据激光的波长佩戴合适的防护镜。应提醒患者，你即将开始治疗，并向他（她）解释其将在治疗中体验到的"橡皮筋弹"样的不适感。

必须根据所用激光的产品使用说明来校准激光，调节治疗参数。一般来说，笔者在临床上常用的治疗参数如下（Photo GenicaVLS；Cynosure Inc., Chelmsford, MA）：波长 585 nm，脉宽 450μs，光斑 10 mm，能量密度 3 ~ 4 J/cm²。如果使用较小的光头（5 或 7 mm），应提高能量的设定。最初几次治疗，应该从低能量密度开始，根据接下来疗程的反应再行调整。Nouri 等临床研究在拆线当天开始用 585 nm 的 PDL（Cynosure Inc., Chelmsford, MA）治疗，光斑为 10 mm，能量密度 3.5 J/cm²，每次治疗间隔 1 个月（共治疗 3 次）。这种特殊调节不会引发紫癜。在增生性瘢痕原始研究中，Alster 医师使用 585 nm 的 PDL（Candela LaserCorp., Wayland, MA）进行治疗，脉宽 450μs，能量密度（6.5 ~ 6.75）J/cm²，光斑大小未详细说明。另一项研究中，Alster 等用光斑大小为 5 mm，平均能量密度为 7.0 J/cm² 的同样的激光器及波长来治疗胸骨切开术后瘢痕。对烧伤瘢痕，他们使用脉宽（450 ~ 1 500）μs，（4.5 ~ 5.5）J/cm²（10 mm 光斑）以及（5.0 ~ 6.5）J/cm²（7 mm 光斑）的 PDL 来进行治疗。这些参数容易产生紫癜。笔者将短脉宽（如 450μs）和长脉宽（如 1.5 ms）治疗增生性瘢痕的疗效进行了比较，结果目前尚未报道。但是估计长脉宽的疗效会较差一些。

将治疗光头置于瘢痕的一端，开始在整个瘢痕表面以连续方式发射激光脉冲，顺着瘢痕走向直到另外一端。通常，两光斑之间允许有 10% 的重叠。

（二）术后护理常规

应包括严格防晒，以防止色素改变。治疗区域可用肥皂和清水正常清洁，对化妆无禁忌。下一次的治疗应安排在 4 ~ 6 周之后。

（三）所能预料的副作用

包括灼伤或瘙痒，通常在治疗后即刻出现，可持续数小时至 2 d 不等。

通常，笔者建议使用不引起紫癜的参数来治疗瘢痕。但是，即使出现紫癜，它们也会局限在治疗区域并持续 7 ~ 10 d。治疗区域在治疗之后可立即通过化妆来遮盖。

有时会发生暂时的色素沉着。这种情况下，后继治疗必须推迟至色素沉着消退，以避免表皮黑色素对激光的吸收，从而确保适宜的靶组织吸收激光。也可使用美白霜来加速其消退。

（四）并发症

如结痂、渗出及水疱形成等很少，但有时也会发生。在这种情况下，治疗区域应该用油膏（如石油凝胶）保持湿润，也可覆盖不含黏性的封闭敷料以避免碰触。下次治疗必须等病灶部位完全愈合才能进行，并且应采用较低的能量。

（五）激光磨削

激光皮肤磨削是一项侵入性操作，要求施行麻醉。麻醉师可根据治疗区域的表面情况来选择神经阻滞或镇静。

治疗之前必须彻底卸妆。应将瘢痕的严重程度、类型记录下来，病灶区域术前照相也很重要。接下来的随访中，应使用同一台相机、同样的光线和距离来照相，以保证相片标准化，便于疗效的比较。

进入治疗室的所有人都应在治疗时佩戴防护镜和遮盖口鼻的面罩。治疗过程中组织损伤会产生具有一定危害的汽化粒子，所以必须采取措施保护气道。另外，在治疗过程中必须使用真空装置以吸收和过滤烟雾。应该用湿生理盐水纱布保护患者的眼睛。

激光参数应根据产品使用说明来调节。每次激光扫描后表面都会堆积部分失水组织，必须用湿生理盐水纱布祛除干净，以防止组织进一步热坏死。

CO_2 激光和 Er：YAG 激光治疗萎缩性瘢痕通常需要多次扫描（1 ~ 3 次）。但是，医师必须记住，这种治疗方法的目的是为了减少瘢痕的深度以及刺激胶原重塑，从而使遗留的凹陷变得平整。

（六）术后护理

有封闭式或开放式方法。笔者的方法包括在激光治疗区域放置半封闭的敷料或网眼袜（如 Flexzan, Vigilon），并留置 48 ~ 72 h。也建议覆盖冷纱布以减少肿胀。去除敷料后，患者常常会要求在完整的治疗部位涂抹厚厚的油膏如石油凝胶（即凡士林）。一些医师喜欢不使用半封闭敷料技术，而是尽早让患者覆盖冷纱布并涂抹油膏（开放式）；而另一些在整个再上支化阶段，仍维持半封闭式的方法。

在愈合期，激光磨削可能会激活潜伏的单纯疱疹病毒（HSV）或者引起初次 HSV 感染。因此，治疗知情同意书上必须提到，应该在激光治疗当天之前的 48 h 就开始预防病毒，而且预防工作通常应贯穿于整个再上皮化过程中（例如，可采用代表性的抗病毒药物有：阿昔洛韦、泛昔洛韦或伐昔洛韦）。

前面已经提到过，Er：YAG 激光治疗的愈合时间要比 CO_2 激光短一些。

可预料的治疗后即刻副作用包括肿胀、红斑、浆液流出或渗出。这些副作用会随着上皮化的发生逐渐自发减少。红斑的严重程度与激光扫描的次数成正比。CO_2 激光治疗后，红斑通常会持续 1～6 个月，而 Alster 研究表明，Er：YAG 激光治疗后的红斑仅持续几个星期。

其他副作用包括痤疮、粟粒疹、接触性皮炎（常见于局部使用抗生素或含香味油膏的患者）、感染（细菌性、病毒性以及真菌性）、色素沉着、色素减退、外翻以及增生性瘢痕。

炎症后色素沉着是一种特别常见的副作用，通常发生在激光磨削后 3～4 周。任何肤色的患者均可受累，但深肤色个体较具有代表性。色素沉着通常于几个月后自发消退；但也可局部使用美白霜加速其消退。

（七）非侵入性激光

萎缩性瘢痕的非侵入性治疗是一种低损伤性操作，患者通常可良好耐受，有时，会要求在操作前 30～60 min 于治疗区域涂抹表面麻醉药。

开始之前，应彻底清除所有的化妆及残余的麻醉药。应采用标准化方法拍摄原始照片，以便在几次治疗之后比较效果。

同所有进入治疗室的人一样，在治疗过程中患者应该根据激光波长佩戴合适的防护镜。

应按照激光产品使用说明来调节能量和冷却喷雾。每位医师都有自己的操作技术。据笔者的临床经验，他们通常遵循一定的模式，将治疗区域分为若干个美容单位，一个个按序治疗直至将所有区域都覆盖。

通常建议进行总共 4～6 次的治疗，每次间隔 1 个月，预期在末次激光治疗 3～6 个月后可以看见疗效。这种治疗方法的最大好处是能让患者恢复日常生活，而不需要愈合时间。治疗后主要应该注意防晒。

可预料的治疗后即刻副作用有红斑，通常在 24 h 内消失。

并发症很少，包括起疱、结痂以及色素沉着。一旦发生起疱或者结痂，应该要求患者避免碰触治疗区域并用油膏保持病灶的湿润，另外，应考虑推迟下次的治疗时间，直至并发症消除。

附：治疗技巧

将 PDL 和病灶内注射类固醇皮质或者 5-FU 联合使用时，应该考虑一些相关事宜。如果需要在病灶内注射类固醇皮质，该操作应该在激光治疗之后，如果在治疗之前，类固醇会使治疗区域变白，从而引发激光找不到靶组织（血管）的风险。可以在激光操作后即刻使用平均为（10～40）mg/mL 的剂量。除非瘢痕组织显得相当柔软，否则笔者的惯例是在治疗增生性瘢痕或瘢痕疙瘩时先使用 PDL，再于病灶内注射类固醇。

许多医师喜欢采用手术方法来切除瘢痕疙瘩，这多少会造成创伤并可能引起干燥。而且复发的风险仍然很高。据 Berman 等报道，在手术的当天局部涂抹咪喹莫特能够有效降低复发的风险。

第七章

面部整形

第一节　面部除皱手术

一、适应证

除皱手术并非"有求必应"，而需要严格选择适应证。其标准的确定要考虑：①面颈部老化的部位、性质、程度。②年龄。③全身健康状况。④受术者的动机、心理状况等因素。

（一）面颈部老化状况

老化改变包括前已述及的松垂和皱纹，这些改变有部位、性质、程度的不同。一般来讲，除皱手术对于明显的前额横纹、鱼尾纹、耳屏前纵纹以及颊、颌下松垂者，效果确切可靠；对于重力性皱纹的术后效果较持久；对于动力性皱纹如额纹、鱼尾纹的近期效果良好。目前的除皱技术对于鼻唇沟的治疗仍不理想，而对于上、下唇的纵纹则仅是略有改善。

传统的拉皮除皱术，仅是紧缩皮肤，效果也仅能保持2～5年。目前的除皱技术矫治了与老化改变有关的许多组织，如脂肪、肌肉及面颈部的其他深部组织，同时能紧缩皮肤。对于许多人，手术效果是持久的，脂肪的再松垂和肌肉的再松弛是有限度的，但皮肤会随着时间推移而复发松弛。现代除皱技术究竟能使除皱效果维持多长时间？国内外的普遍认识是5～10年。

（二）年龄

除皱手术的适宜年龄为40～60岁。有面部老化改变而要求除皱。手术不能阻止老化的发展，但能治疗和预防老化征象。随着主客观需求的变化，30～40岁者要求做除皱术的人逐渐增多，但应只将其列为小范围局部手术的相对适应证。

（三）全身状况

受术者应无重要脏器如心、脑、肝、肺、肾等病变；为非瘢痕体质；无皮肤病和血液系统疾病；高血压病、糖尿病等经内科治疗已得到有效控制。处于消瘦期时效果优于处于肥胖期，长脸型者优于宽脸型者。

（四）心理状况

随着社会的进步和医学模式的转变，了解并掌握要求美容手术者的心理状况和求医动机，已成为评价手术效果的标准之一，除皱手术也不例外。术前需仔细了解受术者的要求、动机，排除存在异常心理状态者，如：①期望值过高，要求脱离实际者。②作为解决爱情、婚姻或事业中存在的问题者。③顺应周围人的要求者等。另外，对于正处在人生重要转折点的受术者，应劝其度过这段时期后再来手术。接诊时即应讲清除皱手术的主要方法步骤和预期效果，也应告知手术技术的局限性及手术并发症，这样可避免一部分适应证的选择错误，也使受术者有了必要的思想、心理准备。

二、术前准备

面部除皱手术术前准备包括常规的询问病史、体格检查及除皱术前特殊准备等。

（一）询问病史

大部分除皱患者需住院治疗，所以需按常规询问病史。询问时应特别注意以下几点：①出血性疾病史。②用药史：如曾服用阿司匹林、双嘧达莫、维生素 E 和激素类，以及中药人参、丹参等，应停用 5～10 d 方可手术。③月经史。手术时间最好安排在月经中期。

（二）体格检查

按住院患者常规做物理检查和实验室检查。尤应注意下述化验指标正常者方可施行除皱手术：①血红蛋白量。②出、凝血时间和凝血酶原时间。③肝功能。④血、尿糖值等。

（三）特殊准备

术前照相包括面颈部正位、侧位及 45° 斜位。根据情况可加摄颈阔肌位，显示颈阔肌索带，即保持明显的前额横纹、鱼尾纹、耳屏前纵纹以及颊、颌下松垂者，效果确切可靠；对于重力性皱纹的术后效果较持久；对于动力性皱纹如额纹、鱼尾纹的近期效果良好。目前的除皱技术对于鼻唇沟的治疗仍不理想，而对于上、下唇的纵纹则仅是略有改善。

传统的拉皮除皱术，仅是紧缩皮肤，效果也仅能保持 2～5 年。目前的除皱技术矫治了与老化改变有关的许多组织，如脂肪、肌肉及面颈部的其他深部组织，同时能紧缩皮肤。对于许多人，手术效果是持久的，脂肪的再松垂和肌肉的再松弛是有限度的，但皮肤会随着时间推移而复发松弛。现代除皱技术究竟能使除皱效果维持多长时间？国内外的普遍认识是 5～10 年。

第二节　面部除皱手术的切口和术式选择

面部除皱手术术式的选择取决于皮肤松弛改变和皮肤皱纹的部位，一般可分为四种基本术式：①前额除皱术。②颞部除皱术。③面颈部除皱术。④中面部除皱术。临床上根据具体情况灵活选用或结合应用。切口的选择则是根据所选用的术式和患者发际情况而定。

一、切口选择

（一）额部切口

1. 发际切口

适于前额高者（7 cm 以上）。切口设计：沿额发际或发际内 1～2 mm，在额颞发际交界处进入发际内（颞发际内切口），或接颞发际切口。该切口除使前额减低外，分离范围相对减少，但切口显露是其缺点。

2. 发际后切口

适于前额低者（6 cm 以下）。切口沿额发际后 5～6 cm，即颅面外科冠状切口，能使前额增高，切口隐蔽，虽然分离范围相对增大，但是如果头皮夹使用确当，可减少出血。

（二）颞部切口

1. 发际切口

适于眉梢与鬓角之距离较大者。切口沿颞发际或发际内 1～2 mm 弯向下后。术后眉梢与鬓角之距离明显变小，而且该切口较显露，术前须向患者讲明。

2. 发际内切口

适于各种患者，而鬓角与眉梢距离较小者只能选此切口。切口设计：沿颞发际内 4～7 cm 的凸向后的弧形切口。该切口隐蔽，但术后鬓角缩窄或消失，分离范围增大。

（三）耳前、后切口

此切口的变化有三点：①耳屏前或耳屏后切口均可采用，但均需注意保护耳屏软骨免受损伤。②耳后切口可设计在颅耳沟的下 2/3，或颅耳沟稍上方的耳郭侧。③由耳后切口转沿枕发际斜向下 4～6 cm，也可进入枕发际 2 ~ 4 cm。

除皱手术常用手术切口（图 7-1）。

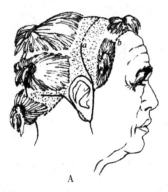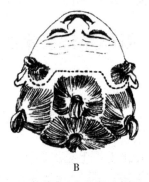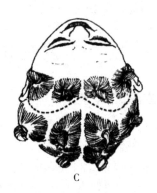

图 7-1 除皱手术常用手术切口

A. 额颞部发际缘或发际后切口，耳前、后切口；B. 发际后切口；C. 额发际切口，颞发际后切口

二、术式选择

（一）额部除皱术

采用冠状切口或额发际切口，治疗前额皱纹、眉间皱纹、鼻根横纹及眉和上睑的皮肤松弛（或称老年性三角眼），即面部上 1/3 除皱术。

（二）额颞部除皱术

额颞部除皱术亦称上 1/2 面部除皱术：将上述切口下延至颞区，既治疗上述皱纹改变，又可矫治面中 1/3 部的皮肤松弛。

（三）颞部除皱术

做颞发际或发际内切口，并适当下延至耳前，用以矫治面上、中 1/3 的皮肤松弛效果确切。如果手术处理得当，还可提高外眦和眉梢水平。

（四）面颈部除皱术

可将颞区切口延伸至耳前和耳后。该术式适用于面颈部广泛的皱纹改变，包括面上部及眼周皮肤松弛、颧颊部松垂、鼻唇沟明显、颌颈部松垂和皱纹（也称"羊腮"或"火鸡脖子"）。

（五）全面颈部除皱术

将前述各术式结合应用一次完成即全面颈部除皱术，以治疗面颈部整体皮肤及皮下软组织松垂。该术式的优点是避免局部除皱术后术区与非术区的不协调外观。但因切口长，分离区广泛且不在同一平面上，操作步骤较多，加之出血较多等而致手术时间延长，使受术者负担增加，故宜择情而定。

（六）中面部除皱术

中面部除皱术即 Faivre（1989）报道的眶下区除皱术。做下睑缘切口，分离眶下区骨膜及软组织，能够补充颞面部除皱术对眶下区的提紧不足。

（七）复合除皱术

Hamra（1992、1998）在深部除皱术基础上提出了复合除皱术的概念和手术技术，后经积累经验和完善技术而写成专著出版。手术技术要点是形成包括眼轮匝肌、颧脂肪、颈阔肌在内的复合肌皮瓣，提紧并重新固定。而复合的另一含义是将额部除皱术、上下睑成形术、颏部成形术等与面颈部除皱术结合应用，一次完成。

（八）骨膜下除皱术

骨膜下除皱术即通过冠状切口入路（也可辅以口内入路），在前额、眉区、眶周、颧弓上下、上颌骨等骨膜下分离，然后将分离的软组织全部提紧固定，以矫治全层软组织松垂，恢复软组织与颅面骨的正常解剖关系。骨膜下分离区以外的部位仍采用皮下或 SMAS 下分离并提紧。

（九）除皱术的辅助手术

根据不同需要，可在除皱术中加用其他辅助技术，如吸脂、皮肤磨削、假体填充以及皮肤扩张术等。其目的是完善或增强除皱手术效果。改变，又可矫治面中 1/3 部的皮肤松弛。

第三节　面部除皱手术的外科技术

一、额部除皱术

额部除皱术能消除或改善前额、眉间、鼻根皱纹，矫治鱼尾纹，矫治眉与睑下垂。其手术步骤如下。

（一）头皮瓣分离

按前述方法设计切口线和麻醉。平行于毛根毛囊斜形切开头皮至帽状腱膜下疏松组织，边切开边用止血钳或头皮夹止血。额区在帽状腱膜下锐、钝性剥离；颞区在颞深筋膜浅层表面锐性剥离，直达眶缘及眉间，如果采用骨膜下除皱，则在至眶上缘 20 cm 时，可切开骨膜，以骨膜剥离子在骨膜下剥离，到达眶缘、鼻骨、颧骨、上颌骨外上方骨膜下。

（二）处理表情肌

将头皮瓣向下翻转，充分显露眉间鼻根部。在中线切开帽状筋膜和腱膜，显露皱眉肌和降眉肌。细心将它们切断或部分切除。如是切除则应注意两点：①慎勿过分切除，以免造成此区缺损，导致术后鼻根部凹陷畸形。②切断外侧的皱眉肌时注意保护眶上血管神经束，后者邻近皱眉肌的抵止点。然后，在眶上缘水平以上的额肌明显处，纵横切断帽状腱膜和额肌，注意避开眶上血管神经束。如额纹过深，可用电刀切除眶上缘 1.5 ~ 2.0 cm 以上的部分额肌，或切断横形额肌，增加额瓣延展长度和提供愈着创面的作用。额肌切除者的术后效果优于单纯额肌切断者。需注意切除额肌时层次准确，不损害脂肪组织，以防术后额区凹凸不平。同时，两侧额肌应部分保留，以防止额肌功能丧失。

（三）拉紧头皮瓣，缝合切口

向上并向后拉紧头皮瓣，先行 4 点固定：第一点在中央，此点张力较小；第二点在眉梢垂直对应处，此点张力最大；第三点在眉梢水平对应处（耳轮脚附近）；第四点位于眉中点垂直对应处，第三、四点处张力适中。调整眉的高度需十分注意双侧的对称性。固定方法：拉紧头皮瓣，在预固定点切开前缘至与后切缘吻合处，用 3-0 涤纶线缝合帽状腱膜和皮下组织，再缝皮肤。固定且双侧对称后，切除多余头皮，分两层间断闭合切口，针距不可过密（8 ~ 10 mm）。

在上海，则多采用 3 定点头皮提紧固定，俗称 Key-Suture，即关键缝合点。在顶部中央做第一点提紧固定，第二、三点定点缝合在双侧耳郭上方颞部，即外眦平面上方，决定皮肤提紧的松紧度，然后缝合其他部位头皮。

二、颞部除皱术

（一）安全区和危险区的确定

颞区面神经的安全区有两层含义，即在皮下分离是安全的，此处没有面神经分支；其次是在 SMAS 层下分离，有安全范围。

颞区面神经的安全、危险区警戒线是面神经颞支的体表投影线。简化确定此线的方法是连接下述各点所成的弧线：耳屏前 1.7 cm（A）、外眦水平外 5.1 cm（B）、眉梢水平外 3.5 cm（C），以及眉梢垂线上 2.1 cm（D），见图 7-2。线前为危险区，线后为安全区。另过外眦点外 2.9 cm 做半弧是为眼轮匝肌外缘，此危险区内如果保护颞浅筋膜及其下的疏松组织不受损害，即能确保颞支不受损伤。

（二）分离

按前述方法设计切口线和局部麻醉。平行于毛根毛囊斜行切开头皮，在颞浅筋膜浅面锐、钝性分离，正确掌握分离层次。过浅损害毛囊毛根，可致术后秃发；过深如进入颞浅筋膜内，可致出血较多；至于进入颞中筋膜内损伤面神经颞支，则属于解剖不熟悉造成的分离平面错误，应谨慎避免。

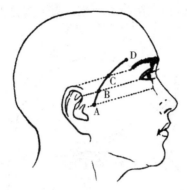

图 7-2　颞区分离时安全与危险区警戒线

A. 耳屏前；B. 外眦水平外；C. 眉梢水平外；D. 眉梢垂线上

（三）处理眼轮匝肌

在皮下分离至额肌、眼轮匝肌外缘，在眼轮匝肌浅面再做细心分离，断肌纤维与真皮下的联结。对于鱼尾纹较重者这种分离很有效。止血后处理眼轮匝肌，方法有二：①在眼轮匝肌外缘做 3～5 针放射状外牵拉缝合，借以舒展眼轮匝肌，提高上睑和外眦。这是多种外科整形书籍曾介绍的方法，但这一操作易损伤面神经支配，勿轻易选用。②在眼轮匝肌外缘外 1.0 cm 处，平行于肌外缘半环形切开颞浅筋膜 –SMAS，至颞中筋膜表面，后者为疏松结缔组织。然后在颞浅筋膜 –SMAS 下锐、钝性分离筋膜 – 眼轮匝肌瓣。此平面分离较容易，但近眼轮匝肌外缘和肌深面时，能见到细小的面神经分支进入肌肉，故采用钝性分离，保护这些入肌的神经分支。视鱼尾纹程度决定眼轮匝肌下分离范围为 0.5～1.5 cm。分离毕，将颞浅筋膜 – 眼轮匝肌瓣外牵拉紧与外切缘对合缝合，切除多余部分或重叠缝合固定（图 7-3）。这是一项容易损伤面神经颞支的操作，一般情况下此处除皱不宜暴露面神经向眼轮匝肌的分支。Triner1998 年提出"哨兵"静脉的概念，见到"哨兵"静脉后，在肉眼下或内镜下的分离即应停止。"哨兵"静脉是颞浅静脉的末梢部分，位于额骨 – 上颌骨联合的眶外侧及颞 – 上颌骨联合上方区域的颞深浅筋膜之间。在该"哨兵"静脉的内侧，即是面神经颞支入肌点，此处不宜分离，以防止神经损伤。

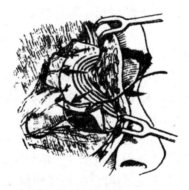

图 7-3　眼轮匝肌 – 颞浅筋膜 SMAS 瓣的形成与缝合

（四）拉紧皮瓣，缝合切口

首先在外眦水平对应处固定一针，这一针决定了外眦的高低。拉紧头皮皮肤瓣，边切边缝，分皮下、皮肤闭合切口。发际外皮肤用 5-0 尼龙线或 5-0 丝线缝合。

三、面颈部除皱术

面颈部除皱术可用以治疗颧颊部、下睑和颈部的皮肤松弛与皱纹，矫治鱼尾纹和鼻唇沟深陷。其操作方法及步骤如下。

（一）安全区和危险区的确定

颊颌区关于面神经的安全区与危险区警戒线，即为 SMAS 层下腮腺周缘的轮廓线。较简单的确定方法是过耳屏点向前和向下分别做水平线及垂直线，再于此坐标系中标出如下各（X，Y）（2.2，1.0），（3.4，

1.7），（2.7，4.0），（1.7，6.0），各值的单位是厘米。弧形连接上述4点即成腮腺轮廓线。线前方为危险区，线后方为安全区（图7-4）。

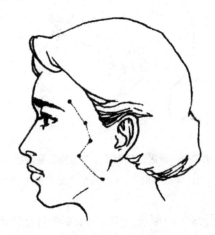

图7-4 颊颌区分离时安全与危险区警戒线

（二）皮下潜行分离

设计耳前、耳后切口线，行局部浸润麻醉。首先从画线上端的颞部至耳垂切开皮肤，在颞颧颊区皮下潜行分离，范围大致是眼轮匝肌外缘、颧大肌外缘（耳屏游离缘前5.0 cm）和鼻唇沟的曲线外侧。如鼻唇沟明显，分离范围宜超过鼻唇沟，以离断相应表情肌在沟的真皮深层的附着部。剪断颧弓韧带和下颌骨韧带，它们分别位于耳屏间切迹前方4.3 cm处和下颌角前5.3 cm处。颞颊区分离后以湿纱布填塞止血，操作转向耳后与颌下颈部。耳后沿画线切开皮肤后，在乳突附近和胸锁乳突肌区分离。耳后区SMAS浅面有很少的皮下脂肪，SMAS与真皮联结，需锐性分离。到了颌下颈区则可钝锐结合在颈阔肌浅面分离。颈部分离范围视松垂畸形程度而定，最大可达颈中线附近，但需注意皮肤及皮下组织有一定厚度，防止因分离过浅造成皮肤坏死或部分坏死，术后皮肤花斑形成。

面颈部皮下分离结束，直视下仔细止血。最常出血的部位是颧弓韧带处（面横动脉分支）、鼻唇沟附近（上唇动脉分支）和下颌角后的胸锁乳突肌浅面（颈外静脉属支）。可采取电凝止血和缝扎较大出血点等多种止血方法。

（三）SMAS-颈阔肌瓣的形成和提紧、固定

沿耳前皮肤切口前0.5 cm和颧弓下缘下1.0 cm，切开SMAS，形成三角形SMAS瓣。在腮腺筋膜表面即安全区内锐性分离SMAS，尽量不剪破腮腺筋膜，以免术后并发腮腺瘘。过了腮腺周缘到达易损伤面神经的危险区后，采取钝锐结合方法在咬肌筋膜表面分离，直到腮腺前缘。分离到此为止，只有很有经验的医师可继续向内侧分离。在咬肌上、下端附近常有薄层脂肪覆于咬肌筋膜表面，而咬肌中段则可透过咬肌筋膜见到面神经颊支。SMAS-颈阔肌瓣的分离范围，向前可至颧大肌外缘，向下至颌下颈区上部。不可由SMAS下分离延至颧肌下平面，这样定会损伤面神经颧肌支。在耳垂下前0.5 cm处，SMAS-颈阔肌瓣的后下切口，用刀以40°切向后下达胸锁乳突肌后缘处，即切断颈阔肌-耳韧带。胸锁乳突肌区SMAS剥离以锐性为主，所以更应注意避免损伤耳大神经。如SMAS瓣分离超出咬肌前缘时，在咬肌前缘切断SMAS-颧颊部韧带（或称咬肌皮肤韧带），注意慎勿损伤颊支，没有经验者不要进行这一操作。除胸锁乳突肌区外，其他部位的SMAS-颈阔肌瓣剥离少有出血，应谨慎进行电凝和结扎止血（图7-5A）。

SMAS颈阔肌瓣的提紧固定有两个要点：①以较大的力量将SMAS-颈阔肌瓣提向后上，在耳屏前的颧弓根处，以3-0涤纶线将SMAS瓣的后上角固定在颧弓根表面的骨膜上，缝两针。此处固定作用最大，但不能超过耳屏游离缘向前1.7 cm的范围，因1.7 cm向前的颧弓浅面已开始有面神经颧支经过。也可将SMAS-颈阔肌瓣向后上提紧固定在颞浅筋膜上，这种方法固定的SMAS瓣时间久了有可能再松垂。也可采用双重固定的方法。②重建颈阔肌耳韧带。将耳垂下方掀起的SMAS-颈阔肌瓣拉向后上，以3-0涤纶线固定在耳垂下后方的三角形致密区；或固定在乳突区的筋膜、骨膜上（图7-5B）。最后剪除SMAS颈阔肌瓣的多余部分，两切缘对合缝合，应避免重叠缝合，以防产生局部膨隆。缝合后的SMAS-颈阔肌瓣

的前端和下端，时常会产生"猫耳朵"，应注意修平。

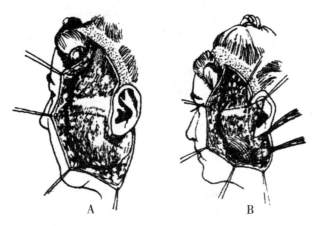

图 7-5　SMAS- 颈阔肌瓣的形成和提紧、固定

A. SMAS 瓣的形成，颈阔肌 - 耳韧带离断；B. SMAS 瓣的颧弓骨膜固定，韧带的重建

（四）皮肤瓣提紧，闭合切口

将皮肤瓣向后上方以中等张力提紧，行 3 点剪开固定：①外眦水平相对处。此点决定了外眦的上斜高度（根据患者的要求而定）。②耳后乳突区。此点的张力最大，要充分展平颈部、耳垂等处的多余皮肤。③耳垂部位。此点的适当处理决定了术后新形成的耳垂形态。切除多余皮肤，并分皮下、皮内和皮肤进行多层细致缝合（图 7-6）。

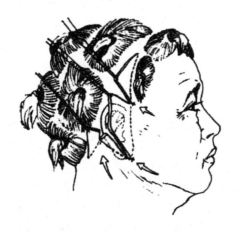

图 7-6　皮肤瓣提紧，闭合切口：先行外眦水平对应处、耳后乳突区及耳垂部位的 3 点剪开固定

四、中面部除皱术

中面部除皱术即改良 Faivre 技术。沿下睑睫毛下 2 mm 横行切开皮肤，通过眼轮匝肌达眶下缘，切开眶缘骨膜，在骨膜下分离上颌骨与部分颧骨体的表面，向下可达 4 cm 处，注意勿损伤眶下血管神经束。分离后，向上提紧骨膜及软组织，将分离的骨膜提紧重叠缝合，眼轮匝肌瓣固定缝合在眶外侧骨膜上，皮肤提紧缝合。中面部除皱术可补充额、颞、面部除皱术的不足，使鼻唇沟上部深陷沟变浅。另外，这也是矫治睑袋及轻度下睑外翻的常用技术。

五、额颞部除皱术

额颞部除皱术也称上 1/2 除皱术，即将额部除皱术式与颞部除皱术式联合应用。方法是先行颞部的皮下层分离，后行额部的帽状腱膜下或骨膜下层分离。两个平面分离结束形成颞浅中筋膜蒂瓣，称为颧颞额蒂，内含颞浅血管、面神经颞支（图 7-7）。皱眉肌、降眉肌、额肌和眼轮匝肌等的处理，完全与单独的额部除皱术与颞部除皱术相同。

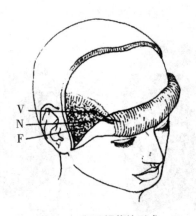

图7-7　颧颞额蒂的形成

V. 颞浅血管；N. 面神经颞支；F. 颞中筋膜

六、额颞面部除皱术

额颞面部除皱术切口是将上述的额颞部除皱术之切口向下延至耳垂下沟水平。术中形成较小的SMAS瓣，上提固定。此术式因无耳后切口，所以常有多余的软组织和皮肤堆积在耳垂周围，术后需要1～3个月才能平复。此术式比较适合于男性短发者。

七、颞面颈部除皱术

颞面颈部除皱术也称扩大下1/2除皱术，是临床上最常选用的术式之一，可治疗眶周皮肤松弛、面颊部松垂和皱纹，矫治鼻唇沟、颌颈部松垂和皱纹等畸形。扩大的下1/2除皱术是将颞部除皱术式与面颈部除皱术式联合应用。术中分离层次上下统一，形成SMAS-颈阔肌瓣。离断和重建颈阔肌–耳韧带、处理眼轮匝肌等操作方法参见上述有关部分。

八、全面颈部除皱术

全面颈部除皱术是将上述的额、颞、面颈部除皱术联合应用，一次完成。手术操作始于颞部，然后下延至面颈部，再转至前额，从而完成全面颈部除皱术。术中操作的步骤较多，如眼轮匝肌的治疗、SMAS-颈阔肌瓣的形成和提紧固定、颈阔肌–耳韧带的重建，以及皱眉肌、降眉肌、额肌的切断或部分切除等。分离平面各部位有别，如额部在帽状腱膜下和骨膜下平面，颞部在颞浅筋膜的浅、深面，面颈部在皮下和SMAS-颈阔肌下等。再加上全长切口的分层细致缝合，致使手术时间长达3～4 h。手术创伤大且时间长，致使患者负担加重，体质较差者尚需输血。因此，若选择全面颈部除皱术，要求有较高技术水平的术者和较好身体状况的患者。如不具备上述条件，宜行分期手术完成。

九、复合除皱术

复合除皱术是Hamra在其深部除皱术基础上发展而成的除皱技术。复合除皱术的适应证包括颧颊部与颌颈部严重老化松垂及复杂的二次手术等。复合除皱技术的显著特点在于：通过手术使患者的面颈部整体年轻化。复合除皱术是在第二代除皱手术基础上的深化。

（一）复合除皱术的概念及内容

复合除皱术是指掀起一个复合肌皮瓣，该瓣的蒂部是下面部的颈阔肌及其面动脉、上面部的眼轮匝肌及其眶下血管。复合瓣的血供允许了过大的张力，这在皮下分离的皮肤瓣是不可能的。双蒂肌皮瓣的掀起，使面部三种深部结构——眼轮匝肌、颊脂肪垫和颈阔肌，恢复相互间的解剖关系。

眼轮匝肌、颊脂肪垫和颈阔肌的松弛改变发生在40岁以后。它们向下移位，造成与皮肤的关系、各自之间的关系发生异常变化，逐渐出现以下老化征象：眼轮匝肌松垂产生颧部弦月征——睑袋表现之一；颊脂肪松垂产生鼻唇沟，其后方继发凹陷；颈阔肌松垂破坏了颌、颏、颈部的正常轮廓线。

这三种解剖成分需在同一复合瓣中被掀起，术中获得均等的提升和复位，如此才能达到恢复它们固有的解剖关系的目的。复合除皱术的另一个含义是：将全面颈部除皱术与下睑成形术，甚至上睑成形术和额成形术等数种技术结合应用，一次完成。

（二）手术操作

术前可标记要复位的深部组织成分，即眼轮匝肌、颧脂肪垫和颈阔肌的体表投影，以及标记出颧肌和皱眉肌的体表投影。

手术在全麻插管或局部麻醉下进行。

1. 画线标记下颌线和颏下皱褶线

颌线标记十分重要，因为其上方是在SMAS-颈阔肌下分离，下方是在颈阔肌浅面分离，还需画出颈部皮下分离的下界。从颧突斜向后下至耳垂前2.0 cm的斜线，代表着面部皮下分离（外侧）和颈阔肌下分离（内侧）的界线，这条线的后下延线大致是颈阔肌颈部后缘。画线是术中的解剖分离指导线（图7-8A）。

如切口不经过耳屏后方，则耳前画线要位于耳屏前，以防破坏耳屏。耳后切口位于颅耳沟的稍上方之耳郭后面皮肤上，以钝角弯向发线内。该角度越大，耳后皮肤坏死的可能性越小。如患者前额很高（超过7 cm），其前额切口做在发线上，或发线内1～2 mm，这样头发长出后会紧邻切口线，将面部切口线与额部切口线弧形连接。在下睑睫毛下2 mm画切口线（图7-8B）。

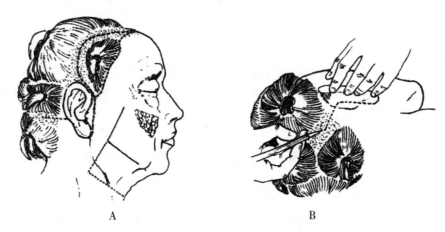

图7-8　手术切口线和面颈部分离的标记线

A. 除皱手术切口设计，可设计在发际内，或在发际缘；B. 除皱耳后切口设计

2. 下睑成形术按照治疗睑袋的肌皮瓣法施行下睑成形术

睑袋整形可与面部除皱术一期完成，也可分期完成。

3. 面颈部分离

与第二代除皱术（SMAS-颈阔肌技术）不同的是：耳前皮下分离范围小，大部分是在SIVLAS-颈阔肌深面分离；颌线以下的颈部单纯做广泛的皮下分离。其步骤是：①先做皮下分离，沿耳前切口切开皮肤，用剪刀做皮下分离。耳前皮下分离范围：前至颧突与耳垂前2.0 cm的连线，向上到颧弓，向下至颌线。耳前区皮下分离结束后，行颊区皮下分离，然后转向耳后、颈部皮下分离。按耳后画线切开皮肤，组织剪朝下分离，以保持皮瓣厚度。在颌线水平以下一直分离到颈中线，见到颈阔肌后缘时注意保持颈部分离在肌上平面。要特别注意防止分离的皮肤瓣太薄，影响其血供。②SMAS-颈阔肌下分离。上述皮下分离结束后回到耳前分离区，切开SMAS和颈阔肌后缘，以剪刀在SMAS-颈阔肌下分离，此平面无大血管。至咬肌前缘附近遇到SMAS-颧颊部韧带，需将其剪断，但要特别注意勿损伤与韧带毗邻的面神经颊支。

向上前分离时应辨明眼轮匝肌外缘和颧大、小肌起始部，由此进入颧肌浅面分离。这时要离断颧弓韧带以利于掀起复合瓣，在直视下行颧肌上分离，注意韧带附近可见有面横动脉分支。颧肌上分离至鼻外侧并越过鼻唇沟，离断颧肌在鼻唇沟真皮处的附着。

有经验的医师可在术中将眼轮匝肌保留在皮肤瓣上，以确保真正的双蒂复合瓣血供。如术前辨明有明确的眼轮匝肌松垂所致的弦月样畸形，则可在直视下剪除小部分眼轮匝肌下缘，但必须保持颧脂肪的完整性，否则会遗留永久性畸形。

最后将耳屏前腮腺表面软组织切除或剪除少许，目的是使术后此区域产生凹陷的正常外貌。此时，半侧分离及成形结束。以同样方法分离和成形对侧。

4. 额部分离

复合除皱术的额部分离及表情肌（皱眉肌、降眉肌和额肌）的处理，与标准的额部除皱术基本相同（参见"额部除皱术"）。至此，额、面、颈部瓣已完全移动，向上外方向牵拉复合瓣，三种老化成分均在瓣上重新复位（图7-9）。

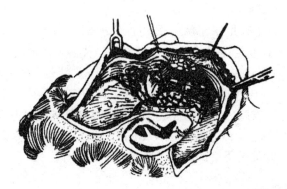

图7-9 复合肌皮瓣经多平面分离后被掀起示意

5. 额颈部整形

Hamra 提出的复合除皱术，在额颈部切开整形的手术操作不适合于中国人。因为：①颏下切口瘢痕遗留，难被中国人接受。②中国人少有西方人那种严重的"火鸡颈"畸形，多数的颏颌下松垂可通过颈侧方进行颈部 SMAS– 颈阔肌瓣后提紧而矫正。

6. 闭合切口

朝外上方向提紧复合瓣，将面部颈阔肌后缘上提固定在耳垂前的腮腺筋膜上，能有效地使颈阔肌复位。以较大力量上提瓣的上部分，张力传递到颧大小肌、鼻和上唇，颧脂肪被拉向后上方而复位，下睑的眼轮匝肌也随同复位。在耳轮上点剪开皮瓣，真皮对筋膜缝合。缝合时要包括深筋膜，防止耳上部前拉移位。注意此时大量皮肤上提，鬓角会被暂时上移约 3 cm。耳后皮瓣以中等张力上提，适当的张力可使耳垂附近没有猫耳畸形。切除多余皮肤，横褥式连续缝合皮下，但上切缘线距均小于下切缘。准确对合发线，间断缝合皮肤。

在双侧眶上缘横置一条引流管，开始闭合额部切口。首先额正中缝 1 针，防止双侧不对称。以较大张力上提额部瓣，这种张力直接传导到眶外侧、颞区，舒展了眶外侧区的多余软组织。在额颞切口交界处是闭合切口的第 2 针。颊部瓣向上拉，颞部鬓角瓣向下拉，随即切除鬓角下多余的无发皮肤，使鬓角恢复到原来的位置（图7-10）。在眉水平对应处缝第 3 针。然后调整所需眉的高度，使双侧眉对称，即在眉中点垂直对应头皮处缝第 4 针，在眉内端垂直对应处无张力下缝第 5 针。先缝帽状腱膜减张，再连续缝合头皮皮肤。

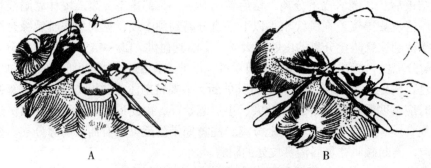

图7-10 闭合额颞部切口并使鬓角复位

A. 将颊部瓣向上拉，颞部鬓角瓣向下拉，确定皮肤切除量；B. 切除鬓角下多余的无发皮肤

最后关闭下睑成形切口。将眼轮匝肌在骨膜上对合 1 ~ 2 针。第 1 针是将肌深面与近眶下缘的骨膜

提紧缝合，复合瓣即会向上内方向推进。第 2 针位于外眦部的骨膜上，悬吊更下外的眼轮匝肌，此时可见膨隆的眼轮匝肌已变得平整。将切缘的皮肤潜行分离 1 ～ 2 mm，然后将皮肤切口缝数针，不需密缝，否则影响引流。

各切口均涂以抗生素膏，清洗外耳道，敷料包扎。

十、骨膜下除皱术

骨膜下除皱术已有十余年的历史（Tessier，1980），近年来又有了新的发展。上半面部骨膜下除皱是一较易操作的技术，技术及解剖熟练的医师可减少术后反应，减少手术并发症。此处简要介绍改良的骨膜下除皱技术。

（一）麻醉

手术在全麻插管下进行。为了止血和易于分离，可同时将前额、面颊与颈部的软组织进行肿胀浸润。

（二）口内入路分离

最先开始的入路是通过尖牙窝。以电刀做一小的横切口，电刀分离上颌骨前方的软组织约 1 cm，然后用骨膜剥离子掀起上颌骨表面骨膜，向内侧至鼻骨表面，上至眶下缘，外侧到颧骨表面和颧弓前段（图7-11），避免损伤眶下神经。可做盲视分离，也可做较大的切口在直视下分离。一旦骨膜和表面的软组织被游离，用锐利的骨膜剥离子分离颧骨和上颌骨表面软组织与咬肌的某些附着。在口内操作，将骨膜剥离子推进到颧弓，然后转向颧弓下剥离，转动切割以切断肌纤维与咬肌筋膜在颧弓下缘附着的联系。操作是在腮腺导管和面神经颊支之深面进行，所以重要的是避免分离进入浅层。此阶段没有必要完全离断咬肌，因为在后来的冠状入路时将会完成。闭合口内黏膜切口，也可推迟此缝合，待到全部手术完成时，宜再次检视创口，置引流后再缝合。

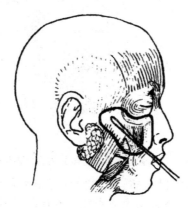

图 7-11　骨膜下除皱术经口内入路分离范围

（三）冠状入路分离

视患者前额高度采用前额发际线或发际内冠状切口，双冠状瓣被掀起。在颞部头皮内，切口延向上，然后弯向下，终于耳前，与下部的联合除皱术切口接续。如手术仅限于骨膜下提升，切口可留在耳后。切开后，在帽状腱膜下分离。分离到眉上 2 ～ 3 cm 时，切开骨膜至骨表面，外侧切开颞深筋膜浅层。通过筋膜的切口微弯向下，延伸到耳轮脚顶部与耳屏两点的中间水平，此处至少应在颧弓后段上 1 ～ 2 cm。

通过颞深筋膜浅层的切口是重要的，因其避开了损伤面神经颞支及颧支的危险。分离或者在颞浅脂肪垫的浅层，或者在其深层，它们均会通向颧弓。这是分离的关键步骤。到达颧弓后，从其上缘的骨膜深面锐性分离骨膜（图 7-12）。全长颧弓表面骨膜被完全游离，再继续向颧骨体下缘行骨膜下剥离，此部位须小心，有直接损伤面神经颧支的可能性，但只要在骨膜下分离，即可避免损伤其浅层的面神经分支；另一面若有过度牵拉，也可伤及神经支。骨膜下剥离到达眶周，在眶下方与开始的口内入路分离的腔隙相通。眶周骨膜下剥离有程度的不同。较广泛的剥离，会较高地提起眼外角，而且可完全游离外眦韧带的附着，在提升和固定骨膜软组织瓣时，即会大幅度提升眼外角，不需重新固定，也能获得优良的远期效果，所有上述操作如在带有冷光源的拉钩直视下操作，能增加手术的安全性，也可在内镜下操作。

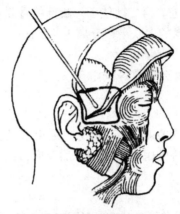

图 7-12　骨膜下除皱术颞肌筋膜下分离示意

分离是在颞深筋膜浅深层之间 – 颞浅脂肪垫中进行，由此向下导入颧弓骨膜下剥离

　　颧骨和上颌骨的骨膜下剥离结束后，换用锋利的骨膜剥离子，在表浅的咬肌纤维之下分离。因咬肌筋膜很薄，使得分离平面不得不进入咬肌内，而在最表浅的下面进行。面神经颊支和腮腺导管跨过咬肌表面，分离时易致损伤，因此要强调精细地操作（图 7-13）。没有经验者应避免这一步操作。

　　最后分离的部位是眉间。在鼻背表面分离骨膜，向外侧游离皱眉肌、降眉肌于鼻骨的附着区，上唇提肌和口角提肌没有骨膜附着，也采取这种操作游离。

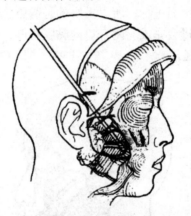

图 7-13　骨膜下除皱术咬肌浅层分离范围

　　至此骨膜下剥离全部完成，但组织仍未彻底移动，这是由于有纤维组织仍附着在耳软骨、颞下颌关节等部位。以组织钳向上牵拉组织瓣，可证明上述附着。也有人使用锐利的骨膜剥离子，通过"后切"，游离这些后端附着部。这种"后切"是在瓣的深面，从颞深筋膜浅层上的切口之后端开始，向下延伸直到组织瓣被完全游离。剥离的下限由于靠近面神经主干而受到限制。"后切"不要向下超过耳屏水平（图7-14）。

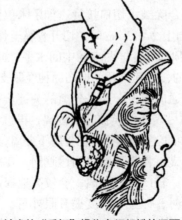

图 7-14　骨膜下除皱术的"后切"操作在组织瓣的深面，从上到下锐性剥离

在耳软骨、颞下颌关节等部位的纤维附着。

最后的操作步骤是处理前额肌肉，参见"额部除皱术"。

（四）闭合切口

将游离的组织瓣用力向上牵拉，张力主要在组织瓣的外侧部，因为手术的主要目的是提升中面部，而非前额。切除多余皮肤时，按原切口的样子，即斜切口以减少毛囊损伤。分层减张缝合。

如计划做下面部除皱术，可按多种标准术式进行，如 SMAS 颈阔肌技术。颊部的皮下分离尽量少些，因颊部皮肤与 SMAS 的附着被分离，会降低深层骨膜下提升的有效性。

十一、除皱术中辅助操作技术的应用

（一）皮肤扩张器的应用

Man1989 年报道在除皱术中应用扩张器反复扩张分离的皮瓣。在面颈部除皱术中，将适当大小的扩张器置于已分离的皮瓣下，暂时缝合切口，注水扩张，至皮瓣显白、指压血管反应缓慢时止。扩张 2 ~ 3 min 后放水恢复皮瓣血供。如此反复数次，能增加切除的皮肤宽度，借此提高除皱术效果。从理论而言，该方法安全、简单、有效，但实际上并未获得广泛接受和应用。

（二）吸脂术的应用

除皱术中多有应用吸脂术者，对下颌下、颏下和颈区堆积的皮下脂肪进行抽吸，可明显提高除皱术效果。

（三）局部假体充填技术的应用

Binde 等 1990 年报道于颧颊区置入硅胶假体行充填术做隆颧，因西方人颧弓平坦者较多见，对东方人种，此术式很少采用。除皱术中，选择上颊龈沟的口内入路，在上颌骨或颧突表面骨膜下，置入切削成形的硅胶块，以治疗局部凹陷，增加术后的丰满美感。Hamra1992 年在他的"复合除皱术"中，以硅胶假体行隆颧术。但是，颧颊区的假体置入术，如用口内入路，不易准确置于预定位置，且固定困难，一旦发生纤维囊挛缩，可致面部形态改变，所以应慎重采用此项技术。Tobin1993 年报道了骨膜下提升术中，于冠状入路在颧颊区置入假体，可以固定，从而克服了该技术中的上述某些缺点。

（四）颊脂肪垫切除术的应用

老年性松垂改变可累及颊脂肪垫，致使颧颊部的丰满隆起下移，加重了"腮区悬垂"的老化形态改变。Matarasso1991 年报道了颊脂肪垫切除技术。除皱术中 SMAS 瓣掀起后，在咬肌前缘辨明面神经颊支，在颊支之间剪开脂肪垫的包膜，牵拉并切除移位下垂部分的颊脂肪垫，断端结扎或电凝止血。颊脂肪垫切除术可单独使用，但需于口内入路进行。

第四节　面部除皱手术并发症的预防和处理

除皱手术因分离层次多而复杂，分离平面广泛，所以理论上讲难免会发生各种并发症。在实践中须积极预防并发症的发生，及早并认真处理已发生的并发症，这应包括在提高除皱术的技术水平和术后效果的各种课题研究中。下面叙述除皱手术中常见、重要并发症的发生原因及处理要点。

一、血肿

血肿是除皱术后最常见的并发症，发生率各家报道不一，总体为 0.9% ~ 8%。Baker 等于 1977 年报道为 4% ~ 5%，较大血肿发生率是 3.7%，男、女之比为 2：1。Pitanguy 报道男性之血肿发生率高达 7.7%，2 ~ 20 mL 的小血肿发生率是 10% ~ 15%。除皱术并发血肿，往往于术后 10 ~ 12 h 出现。临床表现为疼痛加剧，患侧面部饱满，眼睑、口唇肿胀，颊黏膜瘀斑。如有上述表现，应即刻打开包扎，见有皮肤张力明显增高，感觉减退或麻木，即有血肿可能。如检视证明有波动感，则可证实。一旦确诊，应立即拆开数针缝线引流，或者穿刺抽吸，然后加压包扎。

除皱术后并发血肿的原因是：

（1）血压增高：Morehead 和 Tobin 在 1993 年进行回顾性研究，分析了除皱术后并发血肿的原因，初步得出结论：术中和术后血压升高是并发血肿的最主要原因。为此应避免各种能使患者血压升高的因素，如术中的麻醉、给药、情绪紧张，及术后的疼痛、咳嗽、呕吐等。

（2）术中止血不彻底、术后包扎不妥：除皱术中应熟悉易出血的部位，并行结扎止血，如额颞部除皱术的颞浅血管额、顶支，颧弓韧带附近的面横动脉分支，及下颌角后下部位的颈外静脉属支等。如术中渗血较多，放置引流片或负压引流管是防止血肿形成的可靠方法，应于术后 24 h 或 48 h 拔除。手术结束要求轻加压包扎，压力均匀，于耳郭后、前额等部位放置适量纱布衬垫以防压伤。

（3）术前患者曾服用某些药物如阿司匹林、保泰松、激素类等消炎药，以及双嘧达莫、氯贝丁酯、维生素 E 等血管扩张药和抗凝药。服用上述药物者，须于术前停用 2 周方可手术，术后 1 周再继续服用。术前两天常规应用维生素 K 10 mg 肌肉注射，1 次 /d，是有益的。

二、神经损伤

除皱手术可能损伤的主要神经有耳大神经、眶上神经、眶下神经和面神经。前三种为感觉神经，因损伤后仅有相应区域的感觉异常，且终能代偿或恢复，所以未受到重视而致发生率较高。面神经永久性损伤致相应部位面瘫，后果严重，故而外科医师十分重视，因此损伤发生率也较低。下面分别叙述有关问题。

（1）关于面神经损伤问题依据面神经的分支、走行、吻合及分布特点，考虑关于面神经支的安全性包括两方面内容。一是区域问题。面神经通过逐级反复分支，数量逐级放大，支配范围增大，所以受损代偿作用增强。从这个意义上讲，如以腮腺浅出部位算作中心，由此越向外周，面神经支的安全性越大。一是走行平面问题。越向中心，走行平面越深，起保护作用的组织、结构增多而安全性增大。外科医师若能熟悉关于面神经的解剖学知识，掌握除皱手术的各种技术，则永久性面神经损伤的发生几乎罕见。鉴于此，国外许多学者提倡新开展某种除皱技术时，要经过尸体解剖学习、验证，这在国内许多医院都因客观情况而较难实现，因此必须学习、掌握已有的书本、文献知识，才能尽量避免面神经支损伤这一严重并发症的发生。事实上，其发生率国外报道仅为 0.9%（Bake，1983）。多数的面神经支损伤是局部的、暂时的，数周乃至数月均能恢复。

面神经支损伤的范畴至少应包括如下三个概念：①暂时性麻痹。由于术中局麻药对某一神经支的异常阻滞作用所造成，可于数小时后完全恢复。②神经力弱。因表情肌附近的少数小分支离断所造成。前已述及，在 SMAS 下分离至额肌、眼轮匝肌和颧肌外缘时，须钝性分离，或者分离平面转浅进入皮下脂肪层中。神经力弱一般只有主观感觉而无客观表现，常在临床中遗漏。③永久性面瘫。由于某神经支（干）离断造成。越是靠近腮腺浅出部位，损伤后的累及范围越大、麻痹程度越深。如术中确认有神经支（干）被离断，应即行神经吻合术；如术后发现面瘫，一经确诊并辨明损伤部位后，则尽早行探查神经修复术。这是治疗该严重并发症的最有效措施。

除皱手术中造成面神经损伤尤其是前额肌支的损伤最常见。引起前额及眉不对称、健侧前额横纹明显高于患侧、患侧横纹消失眉降低时，唯一的处理方法是在入肌点处切断健侧额肌支。

（2）关于感觉神经损伤问题眶上神经伴眶上血管经眶上孔（或切迹）达额部，分支分布于上睑、结膜、额部骨膜和颅顶部的皮肤。额部除皱术时，掀起冠状瓣至眶上缘上 1 cm 时，改行骨膜下剥离，容易见到眶上孔（眶上缘中、内 1/3 交界处）及穿出的眶上血管神经束。如此可避免眶上神经的损伤。眶下神经与眶下动脉伴行，自眶下孔穿出至面部散开，分布于下睑皮肤及结膜、鼻外侧鼻前庭的皮肤、上唇及附近颊部的皮肤和黏膜。眶下孔位于上颌骨前面尖牙窝的上方，距眶下缘的距离，成年男性平均为 8.9 mm，成年女性平均为 8.4 mm，骨膜下立视剥离时常能见到。耳大神经绕胸锁乳突肌后缘，向前上方，斜越胸锁乳突肌表面，向下颌角方向走行，沿颈外静脉后侧，与其平行上升，其表面被 SMAS（颈阔肌或颈浅筋膜）覆盖。上行到达腮腺表面时，分成前、中、后三部分终末支，分布到腮腺咬肌区皮肤、腮腺、耳郭后面及乳突部皮肤。耳大神经损伤后，耳郭后面下部皮肤有明显的麻木。除皱术中分离此区 SMAS 瓣时，往往见到耳大神经，宜在神经表面保留薄层组织。重建颈阔肌－耳韧带时，应避免缝扎耳大神经。如有耳大神经损伤，应于术中即时吻合。

三、皮肤坏死

除皱术并发较大面积全层皮肤坏死少见，小面积和表浅坏死则时有发生。发生的原因如下：①血肿未得到及时处理而导致感染、皮肤坏死，故应积极预防和及时处理发生的血肿。②皮肤瓣分离过薄损伤血供，除可引起皮肤坏死外，还易产生真皮粘连的畸形改变。所以术中分离应掌握皮肤瓣分离的正确均匀厚度，根据要求和不同部位，宜带适量皮下脂肪。③吸烟者皮肤坏死发生率高于不吸烟者，有报道高达 12 倍（Rees，1984）。另外，张力过大亦可造成缝缘坏死、电刀误烧局部可致点状坏死等。

皮肤的表浅坏死仅遗留色素异常。全层坏死面积较大者，经积极处理控制后，可于 3 ~ 4 周内行皮片移植术。

四、秃发

除皱术后并发明显秃发的发生率为 1% ~ 3%。秃发常见原因如下：①头皮瓣分离过薄，损伤了毛囊，或使用电刀分离时损伤了毛囊。②张力过大，缝缘瘢痕形成，毛囊变性；即使无明显张力，若边距过宽、针距过密，也能引起缝缘秃发带，但此种情况亦有 3 ~ 6 周后细发再生者。鉴于上述原因，头皮瓣分离时不宜使用电刀；应掌握正确的平面，保留一定量的皮下脂肪（内有毛囊）；通过缝合帽状腱膜减张；缝头皮时边距应仅涉及两排毛发，针距以 6 ~ 7 mm 为宜。

五、增生性瘢痕

除皱手术切口瘢痕增生常位于耳垂周缘和乳突区。原因之一是皮肤缝合张力过大。上述两部位是面颈部除皱术的关键固定点，是张力集中部位。缝合时可做深层褥式上提缝合减张，切口分层缝合减张。深层可用深部打结的缝合方法，以减轻缝线反应引起的瘢痕增生。如有缝缘瘢痕增生的迹象时，可采用曲安奈德 20 ~ 40 mg，做瘢痕边缘注射，每周 1 次，连续 3 ~ 4 周，对一些病例有减轻瘢痕的作用。

六、色素沉着

色素沉着发生在血肿、瘀斑部位，因含铁血黄素积淀所造成。多数情况需 6 ~ 8 个月消退，个别病例可持续更长时间。治疗无显效，故应积极预防能导致皮肤瘀斑、血肿形成的各种因素，如影响皮肤瓣血供的术式等。防止血肿形成的各种因素即能防止色素沉着的发生。

七、明显的疼痛

除皱术后少有明显的术区疼痛甚至剧痛，如发生则提示有血肿可能。耳郭和额区的火辣样疼痛，提示有包扎压迫过紧的可能，应及时检视是否有足够的敷料衬垫耳后和额区，否则可能发生受压坏死。Banshery（1990）报道一病例，于除皱术后 2 周时因腮腺瘘引起颊部胀痛，经压迫包扎后痊愈。

八、感觉异常

除皱术后，在耳大神经分布区如颊部、耳垂附近、耳郭后面下部等区域的皮肤有感觉迟钝或麻木，可持续数天至数周。如感觉丧失，长达数月无恢复趋向，则提示有耳大神经离断，若再有断端痛性神经瘤的症状和体征，即可确诊。应手术切除神经瘤，吻合离断的神经。经额部冠状切口后，多有头皮感觉迟钝、麻木、瘙痒等异常情况，这是由于眶上神经分支在切口区被离断所致。个别还有切口区顽固性麻木、奇痒的报道。这些都是行冠状切口、帽状腱膜下分离的缺点之一，需进一步研究解决。

第八章

鼻部整形美容

第一节　临床应用解剖

鼻立于面部中央隆起呈三角形锥状，富有很强的立体感，是人体的重要器官，具有呼吸、嗅觉、防护、反射、共鸣等生理功能。鼻分为外鼻、鼻腔、鼻窦三部分，外鼻上端狭窄，向下逐渐宽大丰满，是面部最突出器官。由于鼻位于面部正中的显要位置，其形态完整、比例协调对容貌的端正完美至关重要，鼻的形态美与丑不但决定着人的容貌特征，而且还表现出人的智慧和性格，故鼻区美容整形手术为美容外科的重点之一。

正常鼻的形态、大小、长短因种族不同而不同。白种人的鼻梁较高，鼻较大；黄种人的鼻较扁；黑种人的鼻翼较（宽）大。同一民族也因人而异。美的鼻必须与整个脸形及其他五官形态相协调才是最恰当的。外鼻的大体解剖如图 8-1 所示，其各部位的命名为：鼻尖、鼻小柱、鼻孔、鼻翼、鼻槛。

侧位：鼻尖、鼻背、鼻根以及额鼻角、鼻唇角。

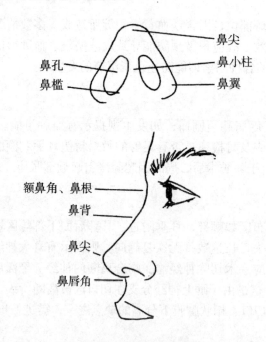

图 8-1　外鼻大体解剖

图 8-2 所示为与外鼻相关的肌肉：额肌、前鼻肌、上唇方肌、鼻孔压肌、鼻中隔降肌和鼻中隔提肌。

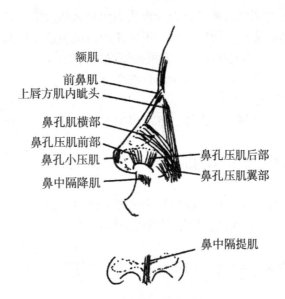

图 8-2 外鼻相关肌肉

图 8-3 所示为外鼻的支撑结构：依次为鼻骨、筛骨垂直板、犁骨、侧鼻软骨、大翼软骨、鼻中隔软骨。

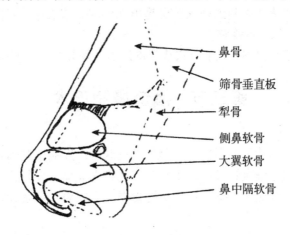

图 8-3 外鼻支撑结构

第二节　隆鼻术

（一）适应证

隆鼻术适用于外鼻高度较低，影响美观的低鼻患者。其他先天性畸形，如 Binder 综合征等患者也需要通过隆鼻术进行畸形的矫正或治疗。

（二）临床表现

低鼻患者主要表现为外鼻高度的不足，鼻额角过大、鼻尖突出度过低等。高度的不足可以是鼻根、鼻背以及鼻尖任何一个部位或几个部位的高度不足。需要注意的是，尽管低鼻患者的鼻背高度较低，但仍有可能合并鼻背中部局部突起的驼峰，需在手术中注意或加以矫正。Binder 综合征以面中部的发育不全或凹陷为主要临床表现，其治疗方法除了进行隆鼻术之外还需根据情况进行上颌骨畸形的矫正。

（三）手术方法

隆鼻术主要依靠植入自体或人工的材料来达到增大鼻部高度的目的。目前常用的植入体包括自体组织如软骨和真皮等，人工材料包括固硅胶、膨体聚四氟乙烯等；注射材料有透明质酸等。

1. 植入体隆鼻

无论自体的软骨、真皮还是人工材料的硅胶等都遵循植入体隆鼻的手术方法。

（1）切口选择：假体植入的切口通常可分为开放式和闭合式两大类。开放式切口可以实现对鼻尖软骨的调整和精确塑形，但会遗留鼻小柱切口瘢痕。闭合式切口也包括了鼻孔边缘切口、软骨缘切口、经软骨切口等多种类型。各种切口均有其优缺点，需根据情况进行选择。

（2）腔隙分离：于鼻尖、鼻头区域进行锐钝结合的皮下分离，向上至鼻骨、鼻侧软骨交界处移行至鼻背筋膜层。分离时需注意两侧范围对称。

（3）植入体的修整：无论选择何种植入体，都需根据患者的情况进行修剪和调整，并将其植入鼻部腔隙内进行评估和再修整。

（4）缝合切口：间断缝合切口，加压包扎。

2. 注射隆鼻

注射隆鼻适用于鼻根和鼻背部局部较低或凹陷的患者。注射层次为真皮层或真皮下层，先回抽确认无回血后边退针头边注射。鼻尖和鼻背的两侧注射因可能导致严重并发症，故均需谨慎。

（四）并发症

（1）感染：感染是常见的术后并发症，需根据微生物检查结果选用抗生素治疗，如感染不易控制，应取出植入体。

（2）植入体移位：表现为植入体在鼻部的歪斜、移位。主要原因为剥离腔隙过大、两侧不对称和术后血肿等，必要时需手术调整。

（3）植入体外露：尤其以人工材料的植入体更易出现外露。植入体外露前表现为局部皮肤或黏膜变薄、变红等，需及时进行手术取出或修整。

（4）注射物栓塞：多由于注射物误入血管造成局部缺血、坏死甚至失明等。

第三节　酒渣鼻矫正术

（一）病因

酒渣鼻是因血管舒缩神经功能失调引起的一种慢性皮肤病。发病机制不清，系多病因疾病，可能与局部血管舒缩神经失调，导致毛细血管长期扩张有关，毛囊虫及局部反复感染是发病的重要因素之一。幽门螺杆菌感染、嗜酒、紫外线照射、皮肤屏障功能受损、皮肤血管稳态异常以及固有免疫缺陷等均为可能的致病原因。

（二）临床表现

根据皮损类型可以将酒渣鼻分为红斑毛细血管扩张型、丘疹脓疱型、鼻赘型和眼型等4个亚型。典型的临床表现为面中部为主的一过性及持久性红斑、毛细血管扩张、丘疹、脓疱，由于皮脂腺过度增生，部分患者可出现鼻赘。常有皮肤敏感性增加、瘙痒、干燥、脱屑等自觉症状。小部分患者仅有眼部不适，程度从轻度干燥和刺激、睑缘炎和结膜炎到危及视力、角膜炎不等。

（三）治疗方法

切割法常用多锋刀在毛细血管增生处进行切割，破坏增生处血运，并依靠残留的真皮网状层及毛囊、皮脂腺导管的复层鳞状上皮来修复创面，创面即为表皮再生愈合，而不会遗留瘢痕。

毛细血管扩张期可用多锋刀在血管扩张处行交叉切割术，以切断扩张的血管为度；鼻赘期患者，在多锋刀切割的基础上施行磨削术，以去除增生的赘生组织，使鼻外形大致恢复正常。切割时横切和纵切要垂直，同一方向切线要平行，并一次性准确地划切。

（四）并发症

（1）术后感染：术中严格无菌操作，必要时使用抗生素预防感染。

（2）瘢痕形成：切割时保留真皮组织，防止切割过深。切割错位或在创面上重复切割则可能会致使皮肤割成"皮肉粒"脱落造成愈后瘢痕。

（3）出血：鼻部血液供应丰富，鼻赘组织脆，应注意手术时出血可能较多。

第四节 隆鼻修整术

（一）适应证

隆鼻术后出现假体移位、局部张力过大、形态不满意等需要进行修整的情况。

（二）临床表现

假体移位表现为假体偏离中线，局部突起和两侧不对称。局部张力过大表现主要为鼻尖处皮肤变红、菲薄。术后形态不满意主要为患者主观感觉与其要求不相符。

（三）治疗方法

（1）假体取出：取鼻孔边缘切口，于皮下分离，取出假体。

（2）处理影响假体位置的因素：假体移位可能由于基底的鼻骨歪斜导致，也可能由于鼻背筋膜下腔隙分离时两侧不对称所致，因此需要重新剥离此腔隙达到对称，并根据需要进行歪鼻矫正。

（3）假体修整：将取出的假体进行修整或更换新的假体，根据患者要求修整满意后置入鼻背筋膜下腔隙。如术前假体张力过大需适当修剪假体的长度和高度，并于鼻尖处进行软骨移植。

（四）并发症

（1）术后再次歪斜：术中重新剥离腔隙，分离范围要充分，如果鼻骨歪斜不平，需要截骨或磨平。

（2）皮瓣坏死：鼻尖皮肤菲薄的患者，修整术后仍可能出现皮瓣坏死，假体外露。需要注意假体的高度适当，鼻尖皮肤张力不宜过大。可以于鼻尖处移植软骨保护，减少假体外露的发生。

第五节 鼻翼缺损修复术

（一）病因

造成鼻翼缺损的原因很多，较常见的是外伤和体表肿瘤切除，面裂和无鼻症等先天畸形也可导致鼻翼缺损。

（二）临床表现

鼻翼缺损表现为鼻翼部位的不同范围和层次的缺损。外伤往往造成鼻翼全层的缺失，体表肿瘤手术后的缺损也可能为皮肤层的缺失。由于外伤和手术导致的鼻翼缺损还可伴有局部瘢痕挛缩。

（三）治疗方法

鼻翼缺损的治疗需同时修复衬里、支架和皮肤外被。

1. 耳郭复合组织瓣

当鼻翼缺损小于 1.2 cm 时，可以通过耳郭复合组织瓣游离移植来修复鼻翼的全层缺损。通常以耳轮或耳轮脚作为供区，切取复合组织瓣后供区可以直接关闭。

2. 鼻再造术

当鼻翼缺损较大，不能用耳郭复合组织瓣游离移植修复时，需要进行鼻再造术，衬里、支架和皮肤外被需分别重建。

（1）衬里的重建是鼻再造术的难点。常用的方法如下：

①局部瘢痕瓣和局部皮瓣：再造鼻衬里修复最常用的方法就是将缺损附近的瘢痕或残余的皮肤组织掀起后翻转，形成衬里。适用于缺损较小的情况。

②翻转皮瓣：在瘢痕瓣和局部皮瓣不能提供足够的组织量时，可以将用于外被修复的皮瓣向内翻转形成衬里。通常将额部皮瓣向鼻孔一侧翻转，折叠形成衬里，这种方法所形成的衬里较厚。

③鼻中隔黏膜瓣：鼻中隔黏膜瓣是修复衬里的理想材料，其厚度薄，也较符合鼻腔湿润的环境，但其不易于转移，也不能提供较大的组织量。

④其他组织：游离皮瓣、预制皮瓣、颊肌黏膜瓣等组织也可用于衬里的修复。

（2）支架

①肋软骨：肋软骨组织量大，易于雕刻和塑形，强度较大，是最常用的支架材料。但肋软骨移植后

常会发生弯曲变形，可能需手术修整。

②在缺损较小时，耳郭软骨也可以用于形成支架。鼻翼支架的作用在于维持鼻翼的形态，并防止皮瓣的挛缩。

③硅胶、膨体等人工材料也可用于形成鼻支架，但较容易出现感染和外露。

（3）外被

①额部皮瓣：鼻再造的皮肤外被重建首选额部皮瓣，在缺损较小时可以直接行额部皮瓣转移，供区拉拢关闭。当缺损较大，供区不能一期关闭时，需进行额部皮瓣扩张。皮瓣转以后需行手术断蒂。

②鼻唇沟皮瓣：缺损位于鼻翼外侧，缺损较小不累及衬里时，可以用鼻唇沟皮瓣修复。

③上臂皮瓣：上臂皮瓣也是修复鼻缺损常用的供区皮瓣，可以提供较大的组织量。

（四）并发症

（1）皮瓣坏死术中皮瓣设计合理，剥离层次适当可防止皮瓣坏死。

（2）复合组织瓣坏死复合组织瓣严格按照原则设计和切取，不能超过理论的宽度，缝合时尽量增加接触面积。

（3）软骨吸收、移位软骨大量吸收多出现在感染后，因此预防术后感染是防止软骨吸收的重要方法。术中可靠的缝合固定是防止软骨移位的主要手段。

（五）亚单位原则

1985 年 Burget 和 Menick 提出了鼻整形的亚单位理论：鼻的表面由其轻微的凸起和凹陷可以分为鼻尖、鼻背、鼻小柱以及成对的侧壁、鼻翼、软三角，如果缺损超过单个亚单位的 50% 时，需要切除残存的正常组织，再造整个亚单位（植皮以及平的或者凹陷的亚单位除外）。

第九章

唇部畸形、缺损的修复与整形

第一节　唇裂和腭裂

一、唇、腭裂分类及治疗原则

（一）先天性唇、腭裂的分类

唇腭裂的分类方法很多，有些分类法复杂，实用价值不大，一般习惯于将唇裂和腭裂作为两个单独的畸形加以分述，在临床上有较实际的应用价值。

1. 唇裂的分类

（1）单侧唇裂：完全性唇裂和不完全性唇裂。

（2）双侧唇裂：完全性双侧唇裂，不完全性双侧唇裂及混合性双侧唇裂。

（3）正中裂：极少见（见面中裂）。

（4）隐裂：常为单侧或双侧唇裂中的某一侧（图9-1）。

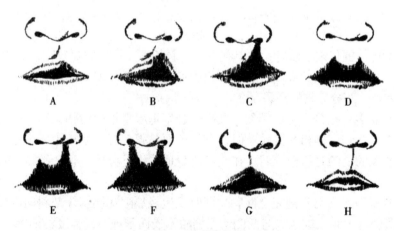

图9-1　唇裂分类

（A、B. ）单侧不全唇裂；C. 单侧完全唇裂；D. 双侧不全唇裂；E. 双侧

混合性唇裂；F. 双侧完全性唇裂；G. 正中裂；H. 单侧隐裂

唇裂可发生在单侧或双侧。唇裂畸形发生率男性大于女性，而单侧唇裂中左侧较右侧为多见，在单侧唇裂中裂隙可仅为唇红部小缺口到整个上唇全部裂开，直到鼻底裂开，并合并同侧齿槽嵴裂开。在不完全性唇裂中，实际上存在的畸形情况常超过表面所见，仔细观察时可发现未裂开的上唇组织常有沟状凹陷，该处肌肉层也存在裂开或鼻翼平坦、鼻底宽大，仅皮肤连续。在隐裂时，虽正上方皮肤完整连续，但有一沟状凹陷，其实有肌层畸形，在上唇活动时更为明显，该处色泽与正常皮肤不同，且无毛囊及汗腺。整复时将该皮肤条切除，并需作肌肉修补。大多数唇裂病人伴有腭裂，有时还伴有其他面裂或四肢畸形。

单侧唇裂通常伴有同侧鼻翼、鼻底及鼻小柱畸形。一般裂隙越大，鼻畸形也越严重。在完全性唇裂伴腭裂病例中，畸形就更严重，还伴有同侧上颌骨的发育不全，两侧牙槽嵴远离，裂侧的牙槽嵴向后方塌陷，这样就加重了鼻畸形。鼻中隔也常弯曲及歪斜。侧鼻软骨受中隔移位的影响，在健侧形成一个隆凸，大翼软骨完全变位，以致裂侧和健侧的内脚分离，内、外脚间的角度增大。鼻翼外脚因牙槽突后陷而被拉向外下方。鼻尖、鼻小柱亦斜向裂侧。

在双侧唇裂中，特别在双侧完全性唇裂中，两侧鼻翼位置都很平塌，鼻中隔前塌与前唇及前颌骨紧贴在一起，鼻端向前上方翘起。鼻小柱短或几乎消失。前唇部的皮肤和红唇虽都存在，但皮肤无毛囊，其下缺乏肌层，为未分化的结缔组织所代替。前颌部的骨组织中常含有 3～4 个牙胚，但牙胚的位置和方向异常。

2. 腭裂的分类

通常根据裂隙的程度来分（图 9-2）。

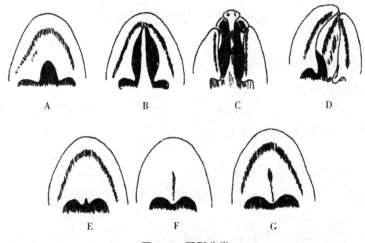

图 9-2　腭裂分类

A. 软腭裂；B. 软硬腭裂；C. 双侧完全性腭裂；D. 单侧完全性腭裂；

E. 悬雍垂裂；F. 隐裂；G. 软硬腭交界裂

（1）软腭裂：裂隙范围仅限于软腭，常单独发生，腭长度变短，裂隙较宽，通常不伴有唇裂。

（2）软硬腭裂：全部软腭和后部硬腭裂开，较少见，不包括牙槽嵴和唇裂，但二者可同时存在，即在腭裂和牙槽嵴裂间还有部分完整的硬腭存在。

（3）单侧完全性腭裂：是最多见的腭裂。裂隙自悬雍垂起直抵门齿孔，然后斜向外侧，约在侧切牙部与前颌骨分离。有时两侧齿槽相互接触，但各有其表面黏膜。有时互相距离很远，这时往往有同侧完全性唇裂。鼻骨与裂侧的上颌骨腭板分离，在此可清楚地看到下鼻甲。整个硬腭、软腭和悬雍垂均较健侧短小。

（4）双侧完全性腭裂：常与双侧完全性唇裂同时发生。裂隙在侧切牙部斜向两外侧，鼻中隔孤立地游离在中央，所以裂隙呈 Y 形。前颌骨与两侧切牙槽嵴不连而呈现不同程度的前突，严重者可突过鼻尖。两侧腭突游离，与鼻中隔不相连，因而鼻中隔、下鼻脚均外露，鼻中隔的长度多较正常短而位置高，双侧腭板有从水平位移向垂直位移的趋势，使裂隙增大及鼻腔缩小。有时在一侧或双侧悬雍垂及软腭裂隙边缘有类似瘢痕挛缩的情况，加重了组织缺损，这种情况年龄愈大而愈加显著。

（5）悬雍垂裂：少见，病变虽在悬雍垂，但亦具有腭裂发音音质，修复后效果差。

（6）黏膜下裂（隐裂）：腭部表面上无裂隙，但肌肉有裂开，腭骨裂开。用手指可扪出裂隙。有时可清楚见到该处仅为半透明薄膜存在。其发音完全为腭裂病人的音质。

（7）软硬腭交界处裂：极为少见。病人发音不清，表示软腭部肌肉也有缺陷。

（二）唇、腭裂综合治疗概况

唇腭裂是一种先天性腮弓发育畸形，病变累及皮肤、肌肉、黏膜、骨和软骨。所以畸形的修复也较复杂，不但要使外形尽量恢复到正常，还更重要的是要恢复唇腭部的正常功能（如吞咽、发音等）。所以评价唇、腭手术效果的标志是包括形态和功能两个方面，特别是语音功能的评价。

什么时候是唇、腭裂手术的最佳时间，对此学者们尚有分歧。对早期修补唇裂的观点，已基本统一，但对腭裂手术时间的分歧就较大。早期修复腭裂，无疑将可获良好的语音，这已被普遍承认（但有学者认为早期手术会影响面中部发育），认为腭裂患者的面中部畸形，主要是由于先天性腭裂畸形的潜在因素随发育而逐渐显示出来，而手术的影响并不是重要的原因。故目前大多数学者还是采用早期腭裂修补原则。DR Millard 在唇腭裂的综合治疗上做了许多研究，制订了一整套治疗方案。现介绍如下。

完全性唇裂病人的齿槽已失去正常的马蹄形，不但齿槽断裂，而且患侧裂端向内、向后移位，而健侧裂端向前、向外移位。为了再造鼻底，关闭裂隙，无须有一个良好的齿槽，宜出生后第2周就开始接受治疗。

治疗方案是：

（1）先取上颌模，应用加拿大口腔科 Latham 教授介绍的方法，制作一个带有 1in（英寸）长的螺丝和铜条的托板（图9-3），将托板固定在两侧腭板上，并嘱家长每天2次旋转螺丝180°；如为双侧腭裂，则托板固定在两侧腭板和前颌骨上（图9-4），靠弹力牵拉使裂隙变小，最终形成相互靠拢紧贴、外形正常的齿槽嵴。

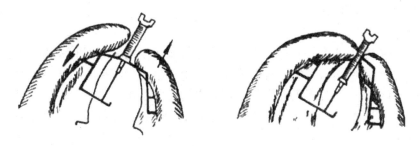

图9-3　单侧腭裂 Latham 托板原理图

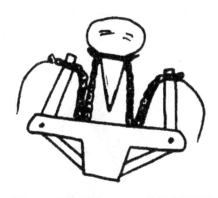

图9-4　双侧腭裂 Latham 托板应用原理

（2）3个月后取出腭托板，第2天做齿龈整形及唇粘连术（图9-5），使齿槽成为整块组织（不需植骨），移位的牙胚也将逐渐长入正常位置，同时由于将完全性唇裂粘连成为不完全唇裂，这将对齿槽起到一个压迫约束的作用。

（3）在婴儿6～8个月时按旋转推进法修补唇裂。

（4）1岁半时修补腭裂。

（5）4岁时由整形外科、口腔科、五官科、小儿科、心理科医师们一起会诊复查。如有异常则进行治疗，并定期随访。特别对语音异常者进行分析，如不正常语音是由于腭咽闭合不全等器质性病理变化而引起的，则需作腭、咽成形术。如不正常语音是由于习惯性的舌部活动不到位所致，则作语音训练进行纠正。对唇鼻部异常外形可分别在4岁、学龄前、发育成熟后或随时进行修整。

（6）如有牙侧不齐可做正畸治疗，一般13～15岁时治疗效果最好。

（7）病人发育后伴有较明显的面中1/3发育不良者，可作 Le Fort 扩大Ⅰ型截骨前移术来纠正。

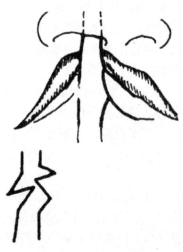

图 9-5　齿龈整形示意图

（三）唇、腭裂治疗时间及条件

1. 单侧唇裂修复

单侧唇裂修复主张在婴儿 3 个月时进行为宜。虽也有人主张出生后即时修复，但大多数学者并不主张这么做，因为新生儿唇部组织极娇嫩，极易撕裂，再则新生儿唇部小，结构特征很难做到准确对合，以致只能达到粗糙的缝合，以后外形不会理想必定要再行整复手术。当然，在 3 个月的唇裂婴儿术前体重必须超过 5 kg，血红蛋白大于 100 g/L，白细胞总数少于 10×10^9/L。以及注意胸腺是否退化。

2. 双侧唇裂修复

双侧唇裂同时修复时出血相对多，一般手术修补宜在 6 ~ 8 个月时进行。这时患儿的唇部组织已长得相对丰满便于修补，如果病人术前前颌骨前突严重，宜于术前 1 个月用保守治疗法进行持续加压，使前颌骨后退（图 9-6），这样在缝合时可大大减少张力，避免术后裂开。当然术前还要注意体重、血红蛋白、白细胞及胸腺退化情况。

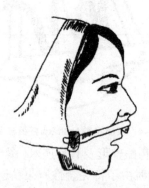

图 9-6　弹力加压使前唇后退

3. 腭裂修补

有学者主张在 1 ~ 3 岁进行腭裂修补。因为腭裂修补手术是 2 个相对失血量较多的手术，故应重视患儿的全身情况。如有呼吸道感染及中耳炎发作等情况则暂缓手术。如伴慢性扁桃体炎反复发作而出现瘤样扁桃体者，宜手术前或手术同时做扁桃体摘除手术，避免手术修补后，两侧增大的扁桃体向中靠拢，加上手术创伤造成局部水肿，可引起局部堵塞而发生窒息。对摇动的龋齿要加以重视或术前拔除，以免术中碰掉而误入呼吸道。

（四）术前准备及术后处理

唇、腭裂修补手术，前者由于年龄小，后者手术出血量相对多，故手术前必须重视患儿的全身情况及感染情况，否则极易引起并发症或导致伤口裂开。所以当全身营养、发育情况较差时要增加营养，提高其体重和血红蛋白。如有感染情况及时治疗并巩固稳定后再进行手术。

对唇裂修补者，必须术前养成匙喂养习惯。否则术后一吸吮会立即导致伤口裂开。对于双侧唇裂前颌骨前突者要进行保守治疗使之后退，这样便于修复，也可避免术后伤口裂开。

对腭裂修补者术前要备血。临床证明，即使术中出血量并不太多，术中输血后可明显缩短恢复过程。也要重视龋齿、扁桃体及中耳炎的病史及当前状况。

唇裂修补术后当天伤口覆盖敷料，第2天开始采用暴露疗法，以便保持清洁，减少感染机会。为了减少创缘张力，防止伤口与外物接触，可使用唇弓。唇弓可用18号钢丝自制（图9-7）。婴幼儿术后需固定双肘部，使其不能弯曲，以免无意识的抓搔及污染创口。术后防止感冒流涕，如有血痂、鼻分泌物及食物附着，立即用3%硼酸乙醇混合液或过氧化氢轻轻拭擦干净。因为婴幼儿皮肤十分娇嫩，一旦线头上附有分泌物，干燥后会变得很硬，持续压迫皮肤后引起皮肤糜烂，轻者会留有瘢痕，严重者会引起感染以致伤口裂开。

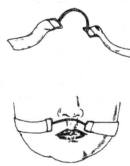

图9-7 唇弓的应用

术后用汤匙或滴管喂饲，切忌吸吮。常规术后肌内注射普鲁卡因青霉素40万U每日2次。如伤口无感染，一般术后6～7d拆除全部缝线。如个别线头周围有感染现象，则应及早拆除。婴儿拆线时如躁动严重则极易造成创伤，故必要时可在基础麻醉下拆线。如伤口张力高，则可在术后第4～5d间隔拆线，余线于第7～8d拆除。唇红及口腔缝线可更迟些拆除或让其自然脱落。

（五）麻醉和手术时体位

在国外，唇、腭裂手术均在全麻插管下进行，而国内唇裂手术大多在基础麻醉加眶下神经阻滞麻醉下进行，因为气管插管麻醉后较易导致婴儿喉头水肿。腭裂手术均在全麻插管下进行。

手术均取仰卧位，抬高双肩，使头部后仰。这样术中出血就会积聚在咽腔内，便于及时吸除，以免流入气管导致吸入性肺炎，而在腭裂修补手术时肩部垫高要比修补唇裂时高，这样才能使头充分后仰，便于手术操作。

在唇裂修补时可在患侧鼻翼沟、鼻小柱根部、唇红缘注射含有肾上腺素的1%利多卡因，目的是减少出血。腭裂手术时为同一目的，在裂缘双侧松弛切口，腭大动脉和门齿动静脉部黏膜下注射加有肾上腺素的局麻药，直到整个腭根发白，这样还有一个好处即便于剥离腭黏骨膜瓣。

二、唇裂修复术

（一）唇裂手术的要点及操作步骤

唇裂修补手术方法很多，但定点、切开、剥离及缝合四个基本步骤都是相同的。只是不同的手术方法在设计定点上有差异。故先就这4个方面予以叙述，以后介绍各种修复方法时，仅介绍设计方法。

1. 定点

定点是将所采用的各种不同手术方法的切口设计在鼻唇部上并画出来，作为切口的依据。然后用蘸有亚甲蓝溶液的注射针头刺在切口线的几个关键点的皮内。注意勿刺入过深而引起出血。在测间距时勿用手过力牵拉而造成定点距离的失真。在唇弓上定点时尤需仔细，因稍有偏差日后随着生长发育的增长就会出现明显的畸形。故定点时要么两侧都在红线上，要么都在柱状线上。

2. 切开

切开前可在二侧口角使用唇夹或缝扎，以压迫唇动脉而减少出血，当然也可用手指捏紧该部位，这样还可使组织紧张便于切开。助手协助随时吸去切口上的血液，以便术者准确无误地继续切开。切开时用 11 号尖头刀片垂直切透皮肤。在裂隙缘的切口以尽量保留肌肉和口腔黏膜。在唇动脉处出血点用止血钳钳夹止血，必要时可电凝或结扎。

3. 剥离

为了减少伤口缝合时的张力，可在双侧牙槽作松弛切口，并在骨膜上做钝性剥离。剥离范围患侧比健侧广。包括颊部软组织和裂侧鼻翼，在完全性唇裂应将鼻翼底和下鼻甲下方的联系切断。这样才能使鼻翼得到充分游离，术后得到较好的复位，达到两侧鼻翼对称。鼻小柱根部亦应分离，必要时将鼻翼内脚与前鼻嵴分离，使偏于健侧的鼻小柱恢复到正中位。在不完全唇裂或裂隙很小的完全性唇裂，不需如上作广泛剥离，仅将上唇系带切断，稍分离后肌肉复位缝合即可。此外在患侧要做皮肤、肌层和黏膜三层间的剥离，特别在肌层和黏膜层之间的分离范围要达到鼻唇沟，这样才能达到口轮匝肌的功能性复位，以及鼻唇沟三角的再造。

4. 缝合

缝合由内向外，先缝合鼻底使鼻翼复位，然后缝合唇黏膜、口轮匝肌的功能性复位，肌肉缝合不宜过多，而鼻底部一针尤为重要，此针不但能达到口轮匝肌的功能性复位，又可达到纠正鼻小柱根部偏斜的目的。所以这针必须将肌肉挂在前鼻嵴或鼻小柱根部。皮肤缝合时必需两侧组织对齐平整，对齐唇弓缘这针尤为重要，如稍有错误，患儿长大后就会变成显著的畸形。缝合过程中，特别是缝合唇红时，凡多余的组织，不必保守地切除。

（二）修复单侧唇裂常用方法的设计

1. 三角瓣法（Tennison 法）

在 1952 年 Tennison 第一个在患侧设计一个三角瓣插入到健侧来改变直线瘢痕，并增加了患侧的高度。此设计法是单侧完全性唇裂修补中的经典手术方法。其优点是，保留了原始自然唇弓的形态；由于从患侧设计了一个三角瓣插入到健侧，使唇红嵴处显得丰满接近正常形态；切除组织量少，健侧几乎无正常组织被切除，而患侧仅在鼻底部切除部分组织，故特别适用于裂隙宽的单侧完全性唇裂。

其缺点是瘢痕深入人中部位，破坏了自然形态；术后双侧唇部有不对称生长的倾向，特别当插入的三角瓣较大时，后期患侧唇部明显长于健侧，以致不得不做第 2 期修整。故此方法目前在国外已基本淘汰，而国内也较少被应用。但其设计原则仍被应用，并被改进、创造应用于新的修补方法中。

切口设计（图 9-8）："9" 为健侧唇峰点，"8" 为唇弓中凹点，"8"–"9" = "8"–"6"，"0" 和 "10" 分别为两侧口角。"0"–"9" = "10"–"3"，以后 "3" 与 "6" 缝合形成患侧唇峰点。"1" 和 "2" 分别位于裂隙两侧，鼻底高度，皮肤与黏膜交界处，以后这两点缝合形成鼻底宽度，所以要注意调节到与健侧鼻孔等大。测 "1"–"6" 为患侧唇高，"7"–"6" 垂直于 "1"–"6"，"7"–"6" 加上 "1"–"6" 的长度等于健侧唇高。"2"–"4" 等于 "1"–"6"，将来将此两线相缝合，"4"–"5" 等于 "5"–"3" 等于 "3"–"4" 等于 "6"–"7"。以后角 "3" "4" "5" 将插入到切开的 "6"–"7" 裂隙中，将来患侧的唇高等于 "1"–"6" 加 "6"–"7" 等于 "2"–"4" 加 "3"–"4" 等于 "2"–"4" 加 "4"–"5" 等于 "2"–"4" 加 "3"–"5"。由 "1" 和 "2" 向鼻腔内延长切口，将来相互缝合形成鼻底部，将裂隙两侧的唇组织切开缝合。

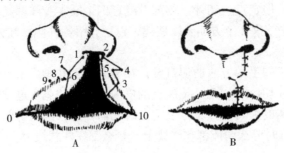

A   B

图 9-8 三角瓣法

A. 切口设计；B. 手术后状况

2. 旋转推进法（Millard 法）

DR Millard 认为，单侧唇腭裂是一个复杂而又不对称的畸形，其修复必需包括齿槽（使形成一个正常唇、鼻部骨性支架）。就像任何一个牢靠的建筑物一样，都需要有一个良好的地基，所以手术前的口腔正畸对再造鼻底和关闭裂隙是至关重要的。因此，他设计了一系列的治疗方案。

其优点：设计简单，方法灵活；适用于轻、中度唇裂；几乎未切除正常组织，不但保留了唇弓，也保留了人中，因切口设计沿自然标志线进行，故术后瘢痕就在人中崤上，Ⅱ期修复时也较容易；手术后很少发生两侧不对称现象。

其缺点：不适用于裂隙宽大的完全性唇裂；在宽大的唇裂时，由于在患侧要设计一个大的推进瓣，这时唇红切口设计上会偏外侧，这样会牺牲较多的患侧唇红组织，可引起唇红的不对称。

切口设计时先定健侧唇峰及唇弓中央凹点（图 9-9），测健侧唇高（即唇峰到鼻底的高度）。取"1"-"2"="1"-"3"来定出再造的患侧唇峰点，再测"3"到鼻底的高度，此为修复前患侧的唇高。两侧唇高之差即为旋转推进后患侧要放长的距离。"4"为患侧鼻小柱根部旁，"5"为鼻小柱根部靠近健侧边缘，弧形连接"3"-"4"和"4"-"5"。如这两弧形长度之和还短于健侧唇高，相差距离即为将作侧切开（BackCut）的长度。所以通过"5"作平行于但不超过健侧人中崤的侧切口，其长度等于上述的相差距离。这时 3 个弧线线段之和等于健侧唇高。"7"和"8"分别为两侧口角，"7"-"2"="8"-"9"。"9"将与"3"缝合形成患侧唇峰点。"10"为鼻底高度靠近裂缘。"11"为患侧鼻翼沟中点。"12"为鼻底高度裂缘旁。

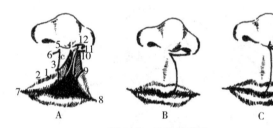

图 9-9 旋转推进法

A. 切口设计；B. 1968 年前，"c"瓣旋转修复鼻底；C. "c"瓣用来延长患侧鼻小柱

切开"c"瓣后，在鼻小柱旁沿中隔软骨前方向上延长切口，松解患侧鼻翼软骨与皮肤、黏膜的粘连（在东方民族，由于鼻翼软骨薄、小、软弱，婴幼儿期更未发育，所以很难做到这点，但与皮肤间的粘连松解还是可以的）。然后将"c"瓣向上提推以延长患侧较短的鼻小柱，多余部分的"c"瓣插入到"0"-"6"的倒切口内（1968 年以前 Millard 将"c"瓣旋转插入到鼻底"10"-"11"之间，来丰满鼻底，但术后鼻底部瘢痕明显）。延长鼻底部切口到鼻腔，并缝合以形成鼻底的管形结构。

3. 鬼冢法（Onizaka 法）

Onizaka 认为，各种唇裂修补法均有其优缺点。许多方法只注重切口设计，而未重视黏膜怎么切开、利用，肌肉又怎样复位缝合以及鼻底怎么再造。他总结了 17 年的经验，在 Millard 手术切口的基础上，加上了改良 Tennison 切口设计法，创造了自己的新方法。他认为，Tennison 法的插入三角瓣后唇红部显得丰满，但 Tennison 法的三角瓣太大，日后会使患侧唇部过长。Millard 曾在皮肤、黏膜交界处也设计过一极小的组织瓣（相当于移行区部位）。由于太小，极难正确操作缝合，也不能达到修补缺陷的目的。所以 Onizaka 在沟状线以内设计一个小三角瓣。由于小三角瓣的大小被限制，所以不致使以后该侧上唇过长。此外修补后两侧沟状线连续，达到了唇红微翘的效果。此手术法另一个优点是利用健侧边缘、往往被其他手术方法所丢弃的皮肤黏膜组织来再造鼻底，使鼻腔成为一管形结构。而且又利用常被切除的裂侧边缘瓣来修补齿槽裂和硬腭。由于 Onizaka 手术方法复杂，同时修补部位较多，创伤大，故须在全麻插管下进行为妥。

定点设计如下（图 9-10）："1"为健侧唇峰，"2"为唇弓正中凹点，当不显时可通过上唇系带来寻找，"1"-"2"="2"-"3"来得出"3"。通过"3"做"1"-"2"的平行线，并与沟状线相交得出"4"，所以"4"位于沟状线上。"5"位于鼻底高度，鼻小柱基部旁。"6"为鼻小柱根部中点，"7"和"8"位于鼻底高度、裂隙两侧皮肤和黏膜交界处。

如唇裂病理解剖中所述，在裂缘上红线与沟状线交界消失处为d，由d向外退3mm为"9"，这特定的3mm是Onizaka从几千例的经验中所得出。而不是用常规"1"-"15"="9"-"14"的方法来得出"9"，否则日后唇弓会发现两侧不对称畸形。"10"位于"9"上方沟状线上。"11"是由"9"-"11"="10"-"11"-"3"-"4"来定出，但"13"和"12"是在唇红黏膜和唇黏膜交界线上。而"14、9、12"加上"13-3-2"="2-1-15"约为160°角。"14"和"15"分别为两侧口角。"16"和"17"是"7"和"8"向鼻腔内延伸切口5mm的终点。"18"位于裂侧鼻翼沟中点。"19"和"20"位于唇颊沟上2~3mm第1磨牙处。"21"和"23"位于上唇沟上10mm，"24"和"25"是齿槽裂的裂缘。"26"和"27"是裂缘软、硬腭交界处。

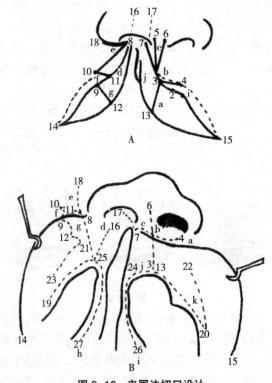

图9-10 鬼冢法切口设计

A. 正面观切口；B. 口腔黏膜上切口

切开后在骨膜上做广泛游离直至梨状孔周围，使鼻和唇组织充分游离，这样才能达到移位组织正确复位固定，先缝合犁骨黏膜和鼻黏膜来关闭硬腭前部，然后以"7"-"24"为蒂部将"7-3-13-24"的皮肤黏膜瓣向裂侧90°角旋转来关闭鼻底，鼻翼外脚"e"瓣推进到鼻小柱根部。将以"19"-"23"为蒂部的"g"瓣向健侧方向270°角旋转来关闭齿槽裂和硬腭前端。

用尼龙线将患侧口轮匝肌复位并缝到前鼻嵴或鼻小柱根部上，并使鼻翼外脚复位，最后缝合皮肤。

（三）双侧唇裂常用修补法的设计

1. 前颌突的处理

当前颌突出不很明显，缝合时虽有一点张力，但手术修补还是能较顺利地进行。如前颌骨严重突出时，即使勉强修补完毕，但术后极易出现明显瘢痕及伤口裂开。为了使突出的前颌骨后退，常用方法有：①应用带有弹力加压于前唇部的帽子进行持续性加压。注意弹力加压不能过度，否则会使婴儿娇嫩的皮肤破溃，但又必须有适度的压力，当加压后前颌骨有所后退时，则又略紧缩弹力带使维持一定压力。②分两次分别修补左、右裂隙，先做裂隙较宽的一侧，使手术修补后的唇部对前颌骨产生压力而渐后退。一般第1次修复后隔3~6个月做另一侧修补。③如保守治疗弹力加压无效时可采用唇粘连术，通过唇粘连后对前颌骨部产生持续压力使之后退。一般待粘连术后瘢痕软化后即可进行唇修补。④口腔内腭板牵引（Latham 托板）可使前颌骨后退，两侧腭板向外前方移位。⑤手术后退前颌骨。此法仅用于以上方法都失效时。虽然术中凿断犁骨后加压使之后退起到"立竿见影"的效果，但手术也破坏了犁骨的生发中心而影响其日后的发育，以致将来会出现严重的反咬合畸形，故此法要慎重使用。

2. 直线闭合法（Vean Ⅲ手术）

直线闭合双侧唇裂是最简单而又能得到良好效果的方法。所以常是手术者们的首选法。虽然有些病例会出现轻微的瘢痕收缩，但是由于两侧对称，故这类收缩往往不引起人们的注意。

Berkely 在 1961 年曾提醒大家注意，由于病人鼻小柱较短，所以定"a"时不要太高，建议用皮钩提起双侧鼻翼，使鼻翼内侧出现正常弧度，而"a"就定在这弧点的垂直下方前唇上，但大多数医师认为，双侧完全性唇裂以后都要作鼻小柱延长手术，故上述方法仅适用于鼻小柱已达到正常长度的病例。

两侧"a"间距为 5 ~ 6 mm，小于下端"b-b"的距离，这样可避免术后出现上唇下部过紧现象。"c"位于前唇中线唇红嵴上，将成为唇弓中央凹点。"b"位于"c"两侧旁开 3 mm 的唇红嵴上，所以整个前唇将成为人中部。"a"位于两裂侧鼻翼外脚旁，"b"位于裂侧唇红最高点的唇红嵴上（图 9-11）。如"a-b"稍短于"a'-b+'"时，则在缝合时用皮钩轻轻牵拉使"a-b"伸展；如二者差距较大，则可在鼻外脚下切除相当于多出部分的楔形皮肤三角。如前唇较大，可将前唇两侧边组织形成分叉瓣转到鼻底，以便将来用于延长鼻小柱。如前唇极小可用 1960 年 Millard 或 Wynn 介绍的方法来修补裂隙。手术时一般都需通过龈颊沟切口作鼻翼外脚和颊部组织自上颌骨充分游离，这样使两裂侧在缝合时不会有过大张力，并能将双侧鼻翼外脚放置到正常位置上，垂直切开"a-b"皮肤，使形成"X"瓣，去除该瓣的皮肤使形成附着在唇黏膜上的"X"肌纤维瓣（保留"X"瓣下的唇红嵴、唇红黏膜及肌肉组织），以此来丰满前唇及形成唇珠。

手术时用示指、拇指捏紧唇部，便于手术切开及减少切开时出血，切开前唇"b-b"可在唇红缘上，也可在唇红嵴上。如前唇部发育良好则可在唇红缘上切开；如发育不良则要在唇红嵴上切开"b-b"，这时两侧"X"瓣上的切口正好相反，前者在唇红嵴上。后者在唇红嵴上。并将前唇黏膜向下翻转形成"Z"瓣，将两侧唇红组织与前唇及"Z"瓣相缝合，这样形成一个较深的齿龈沟，也避免了与唇红黏膜色泽不同的唇黏膜暴露在外。

向鼻底延长切口"a-b"，以备修复鼻底。如同时修复硬腭，则切口继续转向前腭骨直至犁骨中线。同样"a-b"继续沿硬腭边缘切开。尽量保留裂隙两侧鼻底部的皮肤，以备以后用做延长鼻小柱，或将前唇部两侧分权皮瓣 90°角向上旋转储存于鼻底，以备二期修复时延长鼻小柱。

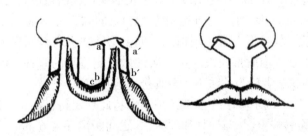

图 9-11　直线闭合法

通过鼻小柱根部将两侧鼻翼外脚下肌肉缝合在一起，打结时注意鼻翼和鼻小柱外形是否满意。如不满意则重新缝合，先缝合鼻底，如鼻底皮肤过多，宁可保留而不做修除，这样在缝合皮下组织时鼻底会形成突出的嵴，以后也可用此延长鼻小柱。接着缝合鼻翼外脚和鼻小柱根部及唇红嵴（注意一定要对齐）。随后缝合唇部肌肉和前唇部皮下组织，6-0 线缝合皮肤。缝合两侧带肌肉的唇红瓣来改善前唇部的唇红外形和唇珠，这样可防止以后口哨样畸形。

本方法不作在前唇部皮下将两裂侧肌肉缝合，其目的是避免唇部过紧现象出现。

3. Black 手术法

本方法最大优点是在做双侧唇裂修复时再造了唇齿沟。其他修补方法因未做出唇齿沟的整形，以后当需安装托牙时，由于唇齿沟浅或几乎消失，这样必须做唇齿植皮来加深之。

当患儿 6 个月后，全身情况良好时就可用此手术方法来修补。术前弹力加压前唇部使之后退。手术切口设计（如图 9-12）。在前唇部做"PL"瓣和两侧各一个"c"瓣，并在前颌骨骨膜上向鼻底、鼻小柱根部游离这 3 个舌形瓣。做双侧"b"瓣，并自骨膜上游离，它们的蒂部位于前颌骨二侧，游离完毕，将 2 个"b"瓣相互缝合覆盖前颌骨前裸露的骨面，形成类似前颌骨的龈部。切开双侧鼻底、鼻翼外脚沟的全层，将移位的口轮匝肌从鼻翼外脚部分离下来。并切开、游离以口腔黏膜为蒂部的两个"a"瓣，拉拢缝合两侧"a"瓣，以此形成前唇部的口腔黏膜面。复位缝合两侧游离后的口轮匝肌，使口轮匝肌形成环形，达到功能性复位的目的。做双鼻翼外脚游离、复位、固定、缝合。将两个"c"瓣转向外侧修复鼻底。将前唇"PL"瓣放回原位，并与两侧"L"瓣相缝合，做唇红修复及唇珠再造。

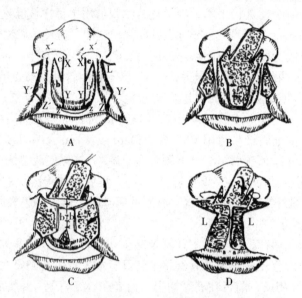

图 9-12　Black 手术法

A. 切口设计；B. 分离两侧"b"瓣相互缝合覆盖前颌骨创面；C. 分离两侧"a"瓣相互缝合形成唇部口腔面；D. 两侧口轮匝肌复位缝合，"c"瓣转向鼻底，前唇皮瓣复位

4. 加长法

当双侧唇裂的前唇部特别小时，可用两裂侧唇组织来加长前唇。方法有矩形瓣法和三角瓣法。术后前唇放长，早期手术效果满意，但日后往往出现前唇过长的缺点，需再进行二期修复。

（1）三角瓣加长法（Tennison 手术法）：此法术后唇红、唇珠部分丰满，而唇弓上的组织又略显紧张，这样侧面观时唇红略显上翘，较接近正常生理情况，但上唇往往会有较明显的锯齿状瘢痕，而且这些瘢痕在二期修复时又较难处理。在前唇部较大时可一次性做双侧裂隙的修补。前唇小时，对两侧唇裂分两次加长修复才较安全，故不少学者认为此法不十分理想，应用较少。

切口定点如图 9-13。"a"位于鼻小柱根部，小心别将此点定得过高；"b"位于前唇部唇红黏膜变窄部位的唇红缘上，以后为唇峰点。"a'"和"b'"之间距离 4 ~ 6 mm。"c"距"b"为 3 mm，而"b'-c'"与前唇中心唇红缘交叉角为锐角。"b'-c'"不宜过长，否则会与对侧"b'-c'"相交而影响前唇部远端的血供。而且过长也会增大向患侧插入的三角瓣，以致增长前唇的长度。在裂侧鼻翼外脚内侧，鼻底高度定"a"，"d"位于患侧唇红黏膜开始变窄的唇红缘上，将来与"d'"相缝合形成唇峰点。在唇红缘上定"c"，使"c-d" = "c'-d'"。设定"b"点位于"a'-b'" = "a-b"；"b'-c'" = "b-c"和"c'-d'" = "c-d"这一点上。另一侧同样定点。如前唇过小，双侧"c'-d'"会相遇、相交，则必需分两次修补双侧裂，否则前唇远端组织有可能发生缺血性坏死。两侧"X"瓣的含肌肉的唇红瓣向下旋转用来再造唇珠，但皮肤组织必需切除干净。彻底切开"a'-b'"的皮肤和皮下组织，保留黏膜层并向外侧旋转与外侧裂部唇黏膜相缝合。"Z"瓣游离后翻转作为前唇部的唇黏膜。从"a"和"a'"向鼻底延长切口，并互相缝合来修复鼻底裂隙。

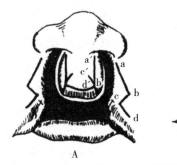
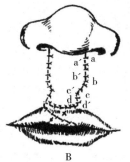

图 9-13 三角瓣加长法

A. 切口设计；B. 缝合后

（2）矩形瓣加长法：此方法能有效地加长前唇，但日后整个上唇会显得明显过长，且上唇下端又显得过紧，外形欠佳，故很少应用。

按图 9-14 设计切口线，"a"位于前唇鼻底高度、鼻小柱根部旁。"6'"位于前唇唇红缘，唇红黏膜变窄处，"a"位于裂侧鼻底高度裂缘皮肤、黏膜交界处。"a'-b'"="a-b"以后相缝合。"c"为以后唇峰点，"b-c"为前唇要加长的距离，"b-c"="c-d"，"6'-c'"="b'-b'"长度的一半。所以当两侧"c"相缝合后，两侧 X 瓣向中心旋转 90° 角，使两侧"b-c"广加起来等于"b'-b'"。上唇加长距离就是"c-d"。

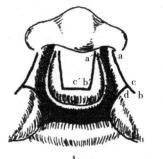
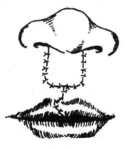

图 9-14 矩形瓣加长法

A. 切口设计；B. 缝合后

（3）直角三角瓣加长法：此方法是术后有外形良好的唇弓，虽是加长法，但将来上唇不会产生明显过长现象。不过仍有上唇下端过紧现象存在，此法临床应用不多。

如图 9-15 设计切口。前唇部设计同矩形瓣加长法。"a'"定位也同上法。"b"为裂侧唇红缘上以后为唇峰点。"d"位于唇红缘上，"b'-c'"="b'-b'"长度的一半。将两 X 瓣向中线旋转 90°，并缝合两侧"c-d"，"a-b"-"a'-b'"，"b"与"b'"相缝，"c-d"为前唇正中所加长的长度，而双侧唇峰部位并没加长，缝合两侧唇红黏膜并再造唇珠。

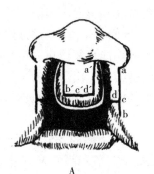
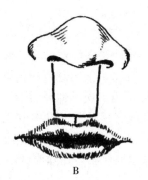

图 9-15 直角三角瓣加长法

A. 切门设计；B. 缝合后

（四）唇裂术后二期修复

1. 单侧唇裂术后二期修复

唇裂修补术后，随着患者的生长发育，一般都又会出现新的不同程度的唇鼻部畸形，而且唇鼻部畸形要直到患者发育停止后才稳定。故常需要做畸形再整复手术。随着生活水平的提高，对纠正畸形的要求越来越高，希望达到正常形态。但由于唇裂是一个复杂的腭弓发育畸形，病变不但累及软组织，还影响到骨和软骨，所以必须让病人和家长了解到二期整复只能使外形尽量接近正常，而难以做到完全正常。

造成唇裂术后继发畸形的常见原因有：①施行唇裂修补时患儿年龄过小，一般为 3 ~ 6 个月，故当对某些畸形的构成因素还尚不明显，故无法修整。②唇裂修补手术不够精细，当时微小的误差在发育后会变成明显的畸形。③每种唇裂修补术式的设计都有其优缺点，其缺点在修补后会随着时间增长而明显地暴露出来。④由于手术后切口糜烂、感染，甚至裂开，都会留下明显的瘢痕或裂痕，则需要整复。⑤先天性唇裂本身是一种胚胎发育畸形，畸形累及皮肤、肌肉、黏膜、骨和软骨，像这样复杂的畸形，不可能在婴幼儿时一次手术纠正，这只有以后再整复使之接近正常。

唇裂术后继发畸形的表现为唇、鼻部及上颌骨的畸形，但又因人而异，而且同一种畸形的程度又各不相同，所以再整复手术十分复杂而又需要灵活操作。首先要找出所有存在的畸形，然后逐一加以纠正，这样最终才能得到较满意的效果。

当对比正常人和唇裂病人（已做唇裂修补术）的唇部就会发现，前者生动、富有立体感，而后者却平坦、缺少丰满、微翘、轮廓分明的外形，所以单纯使唇两侧对称，减少瘢痕对唇裂二期修复来讲是绝对不够的。必须将移位的组织彻底游离复位，口轮匝肌做功能性修复，再造凹陷的人中凹和隆起的人中嵴及加深鼻唇沟旁的鼻唇沟三角，并使患侧侧面观时唇红微翘，使唇弓上凹陷的沟状线连续，将塌陷的鼻翼软骨复位，还要注意到鼻小柱、鼻底以及鼻阈的形态纠正。

如畸形较明显，作者主张在学龄前做一次整复，这并不能根本解决畸形，因患儿这时年龄还小。这次手术主要是心理上的治疗，免除患儿过分畸形而到学校受到不懂事的同学的嘲笑，以致影响心理上的正常发育。另外，由于东、西方民族的差异，此时鼻翼软骨的发育还很不完整，很难在分离后放置到正常位置。如手术不慎反会影响后鼻软骨的发育，因此，只能做一般简单的纠正。所以在这次二期修复时要向家长说明这些情况。待患儿发育完成后再做彻底而定型的修复手术。

（1）上唇瘢痕修复：如局部皮肤较多，可行简单的瘢痕切除缝合术。如同时伴有畸形，可用 Onizaka 二期修复切口设计法切除瘢痕，同时做口轮匝肌功能性复位，人中再造及鼻唇沟三角再造，同时调整患侧的唇长。Onizaka 认为，除少数病例外，一般都要做一次彻底的继发畸形整复。虽然瘢痕情况各异，但设计切口时必须掌握以下原则：①确定唇弓的两个高点和中央凹点。②据畸形条件决定术后唇弓形态是弓形、平台形还是三角形。③尽量去除所有瘢痕组织而保留正常组织。

应用公式 $B = A+（H-H'）—3$ 来计算出唇红上 2 个三角瓣的大小（A 为健侧根据瘢痕边缘设计的等腰三角瓣底边长度，H 为健侧唇峰到内眦连线的距离，H′ 为患侧的距离）。A、H 和 H′ 都可测得，根据公式计算得出 B（B 为患侧要设计的等腰三角瓣的底边长度），而三角瓣 b 的两腰与三角瓣 a 的腰等长，以后三角瓣 b 将插入三角瓣 a 内。由于两个三角瓣的底边大小不同，这样也就可以缩短过长的上唇或加长长度不足的上唇，起到调节作用。切开皮肤后做患侧口轮匝肌与黏膜间的广泛分离，直至鼻唇沟，而口轮匝肌与皮肤间的分离要小得多。然后将口轮匝肌功能性复位后悬吊在前鼻嵴或鼻小柱根部上。由于力的作用与反作用，鼻小柱将由偏向健侧的位置而被拉正。由于肌肉上、下分离范围不同，肌肉向中心拉紧后，仍与皮肤粘连的部位出现形似鼻唇沟三角的凹陷。必要时再造人中。由于 c 瓣的旋转丰满了鼻底，同时使唇弓上的沟状线连续起来（图 9-16）。

（2）唇红厚度不对称：正常上唇两侧厚度相等，都为下唇的 4/5（图 9-17）。当出现两侧唇红厚度不对称时，可根据此数据做上唇黏膜条切除或做不足处的口腔黏膜的 V-Y 推进使之对称。

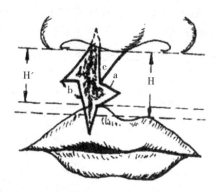

图9-16　鬼冢法上唇瘢痕修整（Onizaka）

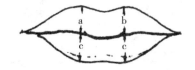

图9-17　上、下唇厚度之比例

（3）人中不显：要取得较完美的唇裂术后外形，人中再造是必不可少的，此处仅介绍目前日本广泛应用的Onizaka人中再造法。在上唇瘢痕不明显，唇部各方面的外形已被纠正，这时可在鼻底做横行切口，操作均在横切口中进行，故难度较大。如同时做瘢痕修整，则创口敞开，手术进行方便多了。首先在人中部位做口轮匝肌上、下与皮肤及黏膜的分离，两侧均分离到人中嵴，切开健侧人中嵴部位的口轮匝肌、唇弓上中央凹陷部位的口轮匝肌及患侧瘢痕组织，形成一个以鼻小柱根部为蒂的长方形瘢痕口轮匝肌组织瓣。当患侧口轮匝肌功能性复位后，将长方形瓣旋转重叠固定在患侧肌肉上形成患侧人中嵴，在人中凹处作皮下和黏膜缝合或加皮外加压固定使之粘连，形成人中凹。因手术部分口轮匝肌肌纤维被切断，故必需严密止血，以防术后形成血肿，影响手术效果（图9-18）。

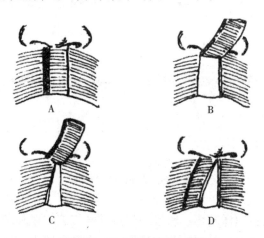

图9-18　Onizaka法人中再造

A. 在口轮匝肌人中部位设计一个舌形肌肉瘢痕瓣；B. 游离舌形肌肉瘢痕瓣；C. 口轮匝肌（患侧）功能性复位；D. 舌形肌肉瘢痕瓣重叠在患侧人中嵴部位

（4）上唇过长：凡用矩形瓣或三角瓣修补的唇裂，术后患侧唇部必然较健侧为长，这时可通过Onizaka的公式计算来调整。因为患侧上唇过长，故H′必大于H，所以（H-H′）为负数。这样B必小于A，可以想象到在大的三角空隙中插入一个小的三角瓣，缝合后必会使低的唇峰被上提。同样，在患侧上唇过短的病例中情况相反，即在小的三角空隙中插入一个大的三角瓣，而使较高的唇峰推向下，以达到纠正畸形的效果。

（5）上唇过紧：表现为上唇横径不足，外观窄小，退缩于下唇后方，同时伴有红唇内翻。但需与上颌骨发育不良或失去门齿、失去骨性组织支撑而引起塌落状形似上唇过紧相区别。后者唇组织量还是足够的，所以当佩戴适当的托牙时，或做 Le Fort I 型截骨前移上颌骨时即能纠正。上唇过紧采用 Abbe 法将下唇正中组织（其量为上、下唇组织量差的一半），交叉转移到上唇正中，来调节上、下唇间的组织量及解剖关系（图 9-19）。如上唇过紧同时伴红唇过薄或内翻时，可用十字形下唇交叉瓣来纠正（图 9-20）。

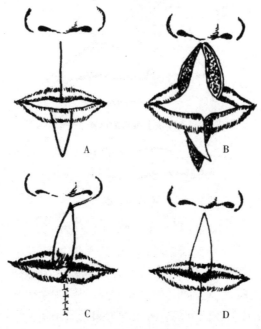

图 9-19　Abbe 瓣

A. 切口设计；B. 下唇瓣下唇；C. 下唇瓣转移至上唇；D. 断蒂后成形

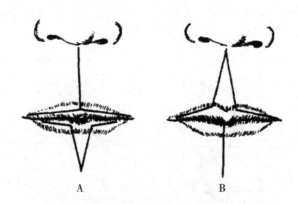

图 9-20　下唇十字交叉瓣

A. 设计；B. 术后

（6）唇红缘切迹状缺口或口哨样畸形：唇红缘切迹状缺口或口哨样畸形常由唇红部线状瘢痕收缩或在做唇裂修补时过多保留唇红组织而引起。此类畸形可在唇红黏膜上或唇黏膜上切除切迹，以此为轴心做 Z 改形术来纠正（图 9-21）。

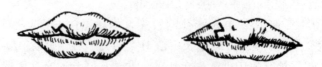

图 9-21　纠正切迹 Z 改形法

设计时切忌将 Z 形的两个瓣分别设计在唇黏膜和唇红黏膜上。因这两种黏膜组织的结构、色泽均不同。交叉后相互镶嵌将十分难看。如切迹较阔或口哨样畸形，则可做唇黏膜上一个宽大的 V-Y 推进来纠正（图 9-22）。

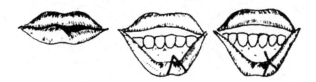

图 9-22　纠正口哨样畸形 V-Y 推进法

（7）唇弓参差不齐：在唇裂修补时，由于设计上或缝合上偏差，随着日后发育必会出现此畸形。这时可沿错位的皮肤、唇红缘做两三角瓣，交叉后即能解决（图 9-23）。

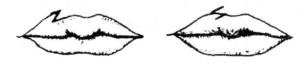

图 9-23　唇弓参差不齐 Z 改形纠正

（8）鼻翼塌陷：由于唇裂患侧的鼻翼软骨发育不良，呈薄而狭小伴内脚卷曲，因其无足够力量来支撑达到正常外形，出现鼻尖双侧软骨分离现象。西方学者主张在 5 岁到学龄前来纠正此畸形。如单纯简单地将两侧鼻翼软骨缝合在一起，并不能解决问题，必须将患侧鼻翼软骨大部分（除部分鼻翼外脚外）与皮肤、黏膜分离出来，将内脚切断上提与对侧缝合，既解决内脚分离现象，又抬高了鼻尖，但还要将该软骨与同侧侧鼻软骨和中隔软骨固定。这样才能获得较理想的效果（图 9-24）。如健侧鼻翼软骨也不够厚、硬时，可用中隔软骨条或耳甲软骨支撑在鼻翼软骨内脚之间以增加其力量（图 9-25）。由于东、西方民族的差异，东方民族正常的鼻翼软骨远比西方民族的小而薄，儿童时代发育更差。所以在学龄前很难分离，甚至找不到完整成片状的鼻翼软骨。因此，东方学者主张在学龄前仅用埋线法悬吊患侧鼻翼软骨，而不主张做分离后悬吊，以免损伤而又不能分离出鼻翼软骨。这样不但效果不佳，还影响其发育，给以后再手术带来困难。因而主张病人到发育完成后再做彻底的鼻翼软骨分离悬吊。必要时也可用"L"型硅胶假体充填，并将其短臂埋在双侧鼻翼软骨内脚之间。

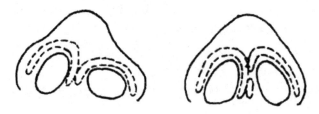

图 9-24　纠正鼻翼软骨塌陷与皮肤黏膜分离患侧鼻翼软骨，并与对侧软骨缝合

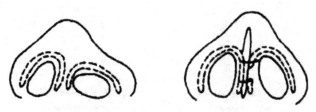

图 9-25　严重鼻翼塌陷在双鼻翼内脚间加软骨支撑

（9）鼻孔过小：通常可作鼻孔缘新月状皮肤切除缝合。Onizaka 提出，在鼻小柱及鼻翼缘作；1 ~ 2 个"W"改形，其效果也很满意，并能防止直线瘢痕挛缩。手术时先画出与健侧鼻孔相对称的鼻孔缘（虚线）。在现鼻孔缘画一实线，两线相交形成一新月形。在其中央设计一个底在虚线上的等腰三角形，切除"新月"内等腰三角形二侧的组织。在等腰三角形的顶端向鼻黏膜内作一垂直切口，其长度等于三角形的高。将等腰三角形插入这切口内。缝合余下的新月形两边，此法实用、效佳（图 9-26）。

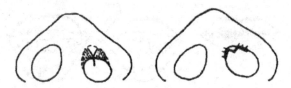

图 9-26　鼻孔过小鬼累法鼻孔缘 W 改形修复

（10）鼻前庭皱襞：裂隙越宽的唇裂病人，当鼻孔缩小缝合后，由于鼻翼软骨受到皮肤牵制而向鼻腔内突出，形成的前庭皱襞也严重。轻者可作鼻翼软骨与皮肤间充分剥离后即能改善，而严重者必须以皱襞为纵轴作 Z 改形，但交叉后鼻前庭内三角形瓣很难缝合，则可用全层褥式缝合来固定。如作鼻翼软骨、皮肤、黏膜分离后悬吊软骨也可纠正此畸形。术毕鼻前庭内填塞纱条，使鼻黏膜与复位后的软骨重新愈合（图 9-27）。

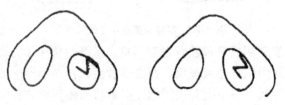

图 9-27　鼻前庭皱襞，Z 改形纠正

2. 双侧唇裂术后二期修复

单侧唇裂修补术后往往都留有较明显的畸形，双侧完全性唇裂术后畸形更严重，鼻畸形的程度往往与修复前裂隙的宽度成正比。所以双侧唇裂术后继发畸形二期修复，除可应用单侧唇裂修复的原则外，还需要用其特有的方法进行唇、鼻畸形的整复。

双侧唇裂术后最常见的继发畸形为，居中部唇红过短或口轮匝肌修复不良以及瘢痕粘连而引起口哨样畸形、前唇部过短或过宽、唇红不对称、口轮匝肌修复不良、前唇部唇龈沟过浅、上唇过紧或过长以及鼻畸形。

如果做一次彻底的修整，则切除所有瘢痕，前唇缩小到宽为 15 mm，用分权皮瓣来延长鼻小柱或留置于鼻底，备作后用。分离出两侧口轮匝肌并在前唇皮下相互缝合，如果由于前唇部黏膜量不足而引起的口哨样畸形，则可应用 1971 年 Kapetansky 提出的以唇红黏膜为蒂部的上三角 V-Y 推进瓣可获得较满意的效果。而鼻畸形在纠正鼻小柱时或以后进行整复。

（1）局部瘢痕：可做单纯的切除缝合进行整复。如前唇过宽，在修整瘢痕同时缩小过宽大的前唇（图 9-28）。

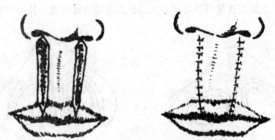

图 9-28　上唇瘢痕明显，单纯切缝

如鼻小柱同时过短，可利用前唇瘢痕瓣相互缝来延长鼻小柱，得到一举两得的目的（图 9-29）。如上唇过长，也可通过瘢痕修整同时进行调整（图 9-30）。Onizaka 认为，双侧唇裂两侧均有瘢痕，肯定较单侧唇裂的一条瘢痕的外形差，所有设计了双侧唇裂瘢痕一线化的方案（图 9-31）。但此方法仅适用于成人，并且上唇组织量富裕者，否则术后会使人感到上唇过紧的感觉。

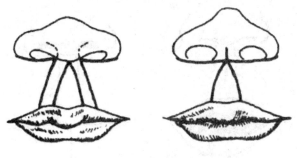

图 9-29 利用上唇瘢痕延长鼻小柱

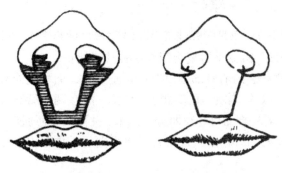

图 9-30 通过瘢痕修整同时缩短上唇

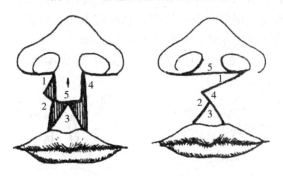

图 9-31 鬼冢法瘢痕一线化

（2）上唇过长：此畸形常见于加长法修补双侧唇裂术后（如 Barsky 手术，Skoog 手术，Baner、Trusler 与 Tonda 手术及 Tennison 手术修补后）。如同时伴有上唇瘢痕明显，则可做瘢痕修整时缩短上唇（图 9-32）。如上唇外形满意唯过长，则可在鼻底部仅做横行全唇组织切除缝合，即可达到纠正的目的（图 9-32）。

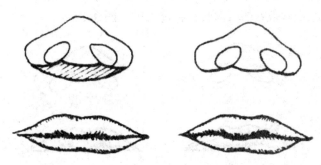

图 9-32 鼻底部全层组织切除缩短上唇

（3）上唇过短：此畸形常见于早期前唇过小而又没有做延长手术的病例。如畸形不严重而上唇组织较丰富者，做瘢痕切除及 Z 改形术即能纠正。如畸形较重，则完全切除瘢痕，重新调整皮肤，唇红即能得到一个满意的外形。如前唇部过分小而引起严重的口哨样畸形，则干脆用整块切除组织来延长再造鼻小柱，而同时用 Abbe 瓣来修复上唇（图 9-33）。

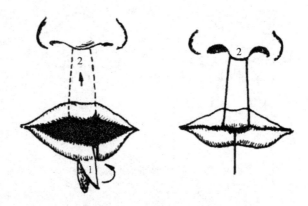

图 9-33　利用前唇延长鼻小柱（同时用 Abbe 瓣修复上唇）

（4）上唇过紧：此畸形可用 Abbe 下唇复合组织瓣转移来纠正。

（5）口轮匝肌畸形：双侧唇裂的前唇部是没有口轮匝肌的，而早期修补双侧唇裂的手术方法大多没有考虑到做口轮匝肌的修复，以致口轮匝肌未功能性复位，故在两侧唇红上能看到鼓出的肌肉。纠正此肌肉畸形先要将垂直附着在鼻翼外脚的口轮匝肌分离出来，并做口轮匝肌广泛分离，甚至分离到鼻唇沟，然后在前唇部皮下做隧道，将两侧口轮匝肌纤维转成水平向后，再在皮下相互缝合，形成一个环形的有正常功能的口轮匝肌环。

（6）人中不正常：双侧唇裂病人无人中，即使在做口轮匝肌复位后仍没有人中嵴和人中凹，整个上唇显得平坦。为了使上唇外形接近正常，有立体感，这时需做人中再造。这也是唇部畸形纠正的最后步骤。手术方法是在人中部位设计两个等腰长方形肌瓣（图 9-34），切开长方形肌瓣的底和高，以腰为轴心做两个相反方向的外旋，形成人中嵴，而中间无肌肉部分形成人中凹。

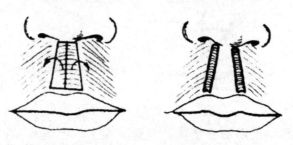

图 9-34　前唇正中肌瓣向两侧旋转形成人中嵴

（7）唇红畸形：双侧唇裂早期修补法的设计往往没考虑到唇弓的形态，所以术后唇弓的形态常呈弧形、梯形甚至三角形。此可在唇红黏膜上方设计一个弓形切口，切除皮肤条，将唇红黏膜翻出缝合即可（图 9-35）。亦可同时利用切除皮肤条处的肌肉转移再造人中（图 9-36）。

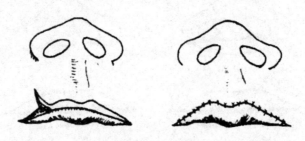

图 9-35　唇弓再造

（8）唇龈沟畸形：双侧唇裂修补时除 Black 等极少方法考虑到做唇颊沟的修复外，其他手术方法均未考虑到这点，因此术后前唇沟很浅，给以后再佩戴义齿带来困难。如要佩戴义齿就必须通过植皮加深该部位的唇沟。1966 年，Falcone 报道了用前颌骨前面做 U 形切开黏膜，在骨膜层做该黏膜的游离，并推进直到新的唇沟高度，并固定，前颌骨的方的创面任其自行愈合（图 9-37）。

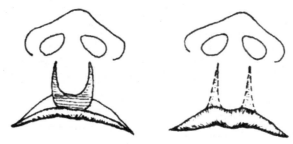

图 9-36 唇弓再造同时再造人中嵴

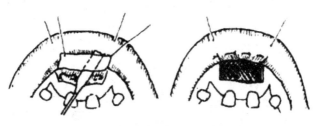

图 9-37 利用前额骨黏膜加深齿龈沟

（9）鼻畸形：双侧唇裂术后最大的特征之一就是鼻部不同程度的畸形，表现为鼻小柱短，双侧鼻翼软骨分离，鼻翼软骨角变钝，鼻翼外脚向外上移位，鼻底宽大，而畸形往往又两侧对称。如为混合性双侧唇裂则会出现两侧不对称畸形。所以鼻部畸形整复是双侧唇裂术后二期修复的主要目标之一。通过将鼻翼整复到正常位置，抬高鼻尖和延长鼻小柱为主要手段，以企达到尽量接近正常的鼻外形。

首先沿鼻翼外脚沟鼻底切开，将整个鼻翼外脚充分游离，并整复到正常位置，使两侧对称，同时根据需要将鼻底缩小，并延长鼻小柱和抬高鼻尖。方法很多，但须注意在抬高鼻尖软组织的同时，还需做鼻尖部支架的支持（用自体骨或假体），否则手术后软组织和（或）瘢痕的收缩会影响外形。常用有效的方法有：①轻度的畸形最简单的修复可做鼻尖、鼻小柱部 V-Y 皮瓣推进（图 9-38）。亦可用鼻槛部推进皮瓣来延长鼻小柱（图 9-39）。②Cronin 的双侧推进皮瓣也能延长鼻小柱及缩小鼻底（图 9-40）。③Trefoil 皮瓣来延长抬高鼻小柱的手术效果也不错（图 9-41）。④Millard 的上唇瘢痕瓣、鼻底部的储存皮瓣是较好的手术方法（图 9-42）。⑤如上唇过紧，干脆用整块前唇组织来延长再造鼻小柱，同时用 Abbe 瓣来增加上唇组织量，这也是 millard 常用的手术方法之一。⑥为加强鼻尖支撑组织的修复，可将双侧鼻翼软骨的内脚及大部分外脚与皮肤、鼻黏膜分离开，并相互缝合，达到纠正鼻翼软骨分离和抬高鼻尖的目的。如还不能达到要求，则可用自体软骨移植（侧鼻中隔软骨、耳甲软骨、肋软骨条）。甚至用"L"型硅胶鼻假体来支撑，并将其短臂插入鼻翼软骨双内脚之间，以此抬高支撑鼻尖软组织。

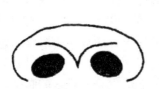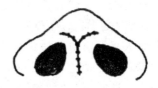

图 9-38 鼻小柱 V-Y 推进瓣延长鼻小柱

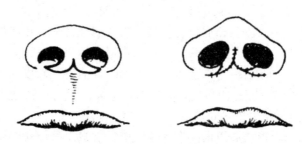

图 9-39 利用鼻槛部组织延长鼻小柱

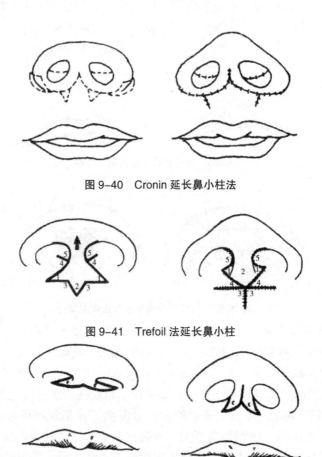

图 9-40　Cronin 延长鼻小柱法

图 9-41　Trefoil 法延长鼻小柱

图 9-42　Millard 鼻底储存皮瓣延长鼻小柱

（10）上颌骨畸形：如在早期唇裂修复时用凿断犁骨，后推纠正前突的前颌骨，日后必有明显的反咬合畸形。当病人发育后可用扩大 Le Fort Ⅰ手术前移整个上颌骨来纠正。但术前必须做齿槽裂植骨，使上颌由三块骨组织联成整块组织，而便于前移和固定。

三、腭裂修复术

（一）腭裂修复要求

对腭裂修补效果的评价，不仅是修补裂隙，无裂孔或无再裂发生就已满足，然而，更重要的是语言功能修复的评价。要有正常的语音必须有足够长度的软腭，还需要良好的软腭活动度，这样才能达到良好的腭咽闭锁。对面中部的发育受影响，有人认为是由于腭裂手术时破坏了腭部骨的生发中心而引起的，但也有人认为与手术关系不大，而是由于腭裂本身的畸形发育所致。所以什么时候是腭裂修补的最佳时间还有分歧，但早期手术能获得一个良好的语音，这一点倒是统一的。所以目前腭裂修补时间普遍认为在幼儿开始学讲话前后为好，这样使开始学习语言时就创造了一个正常的腭部条件，将来必会有良好的语音。所以目前国外大多数学者都主张在 1 ～ 2 岁时手术修补腭裂为好。也有人主张在 3 岁左右为宜。

一般腭裂患儿出生后即出现哺乳困难，因口腔与鼻腔相通，口腔内不能形成负压吸乳，而须用滴管、匙或大孔奶瓶喂奶。由于寒冷刺激鼻腔和咽腔的黏膜，以及咽鼓管咽口食物的积存，在冬、春季易发生咽鼓管、中耳和上呼吸道感染。患儿开始学话时，由于腭咽不能闭合，气流大部由鼻腔逸出，因而出现典型的腭裂音质。遇此类病人，仔细检查软腭活动和腭咽闭合情况，并排除大脑疾病造成的语言障碍，同时应检查有否其他先天性畸形存在。腭裂患儿的智力多正常，但约 60% 患儿有中耳炎而听力障碍，也应予治疗，以免影响腭裂修复后语音的矫正。

先天性腭裂病儿的功能障碍较畸形为重。修复时应按整复组织移位和组织缺损的原则设计，修复目的是恢复腭的解剖形态，分隔口、鼻腔，以发挥腭的生理作用，恢复腭咽闭合功能，因而在患儿安全、不影响上颌骨发育的原则下，用简单的手术方法修复腭部裂隙，增加腭长度，使软腭活动灵活为宜。

（二）腭裂的术前处理、麻醉及手术体位

腭裂儿童应在健康条件下接受手术，否则宁可推迟手术。患儿的体重应在正常范围内，营养状态良好，血红蛋白在正常范围，否则术前应予治疗，增加营养，提高血红蛋白（包括内服铁剂，必要时可做小量多次输血）。手术前应对耳、鼻、喉、牙及心肺等器官做详细检查。如有上呼吸道感染特别有咳嗽症状要及时治疗，待炎症消退、全身情况稳定后再做手术。否则可由于麻醉药物的刺激而引起炎症复发或加重感染。对中耳炎及扁桃体炎反复发作者（由于腭部裂开也影响到咽鼓管开口处敞开，故腭裂患儿常有中耳炎和扁桃体反复发作史）要仔细检查，发作期暂缓手术。

扁桃体肥大或咽部增殖腺对腭咽闭合有利，但发作期不宜手术。对反复发作而引起瘤样扁桃体患儿，可于术前或腭裂修复术的同时摘除之，否则由于裂隙关闭将两侧扁桃体向中拉拢，加上咽腔缩小和手术创伤引起咽腔局部水肿等多个方面因素，可引起咽腔呼吸道堵塞而致窒息。但在摘除扁桃体手术时必需妥善保护咽腭肌、舌腭肌和咽侧壁组织，以免形成瘢痕，影响软腭的功能恢复。

腭裂手术不宜在盛夏进行。因气候炎热加上进食量少易发生术后脱水、高热等症状。冬季如室内保温条件不佳，术后也易发生上呼吸道感染，应注意预防。

准备术中输血。幼童 100 mL，成人术中出血量常较多，一般可输血 200 mL。有时术中出血量并不多，可以不必输血。但如条件许可，建议还是适量输血，实践证明，这对术后恢复有明显帮助。术前 6 ~ 8 h 禁水禁食。如禁食时间过长可静脉补充水和糖，这些情况对婴幼儿更要考虑到。如有条件，成人术前做洁牙治疗，杜贝尔液漱口。术前半小时皮下注射阿托品，剂量按年龄而定，目的减少呼吸道分泌物。

手术在全麻插管下进行。术时抬高双肩使头部充分后仰，这样便于手术操作，且术中出血时可积聚在咽腔内，以便及时吸除。如病人术前经过训练，在病人愿意和必要时也可做腭前神经和鼻腭神经阻滞麻醉下进行手术。

（三）腭裂手术修补法

腭裂修补手术的目的包括修补上腭裂隙，更重要的是使手术后具备正常的发音。良好的发音必须具有足够长度的软腭和正常活动的肌肉，软腭的后缘及悬雍垂须能与咽后壁肌肉组织协同收缩和接触，来构成腭咽闭合。手术方法的选择主要看是否能达到这个目的。腭裂修复手术方法很多，但许多方法在实践中逐步被淘汰，现归纳国内外较常见的、能带来较好效果的手术介绍如下。

1. 双侧减张缝合法（Langenbeck 法）

双侧减张缝合法是修复腭裂的基本手术，它包括了腭裂修复术的基本操作步骤。手术过程包括两侧减张松弛切口、剥离黏骨膜组织瓣、凿断翼钩、切开腭裂边缘、剪断腭腱膜和缝合裂隙（图 9-43）。

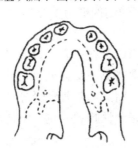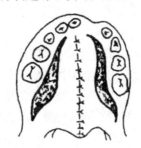

图 9-43　双侧减张缝合法

先自裂隙前端到悬雍垂纵行切开骨膜和黏膜，稍事分离显露软腭肌层，沿两侧牙龈缘 2 mm 处自前牙部向后直到上颌结节部位弯向外侧，绕过磨牙转向后方，到舌腭弓外侧做松弛切口。切口需切透整层黏骨膜瓣。然后用剥离器从切口插到骨膜下徐徐撬动，使整个组织瓣与骨面分离。分离动作应轻柔，慎勿撕裂组织瓣。手术时如出血较多可用左手示指按压硬腭可减少或达到止血目的的。在上颌结节后方能触及并撬断翼钩（在儿童十分容易撬断，在成人则较为困难，必要时用小骨凿将其凿断），这样可使腭帆张肌减张。用特殊剥离器松解腭大血管神经束，使两侧黏骨膜瓣充分游离。注意勿损伤腭大血管神经束，如此时有活动性出血则必须结扎或电凝，如为渗血则可用肾上腺素纱条进行垫塞。在腭帆张肌的处理上，

日本学者不主张撬断翼钩，而主张将扣紧在翼钩上的腭帆张肌完全剥离下来，以达到减张目的。用剪刀剪断腭腱膜，将松弛的黏骨膜瓣向中央推拢时达到完全无张力为度。操作中尽量不损伤鼻黏膜。用小分离器插入黏膜下方分离硬腭鼻侧的鼻黏膜，备用于消灭鼻侧创面。

一侧切开分离结束后，接着进行另一侧相同的切开及分离黏骨膜瓣手术，然后进行拉拢缝合。缝合时宜用3-0到0号线，先缝鼻侧黏膜，由前向后，并使缝结位于鼻侧面，鼻黏膜和犁骨黏膜均较脆弱，在分离和缝合过程中避免过度牵拉而造成黏膜破碎。在缝合软腭鼻黏膜时可包括少许肌层以免黏膜被撕裂。继而进行软腭肌层缝合，缝合后应达到两软腭能密切对合。一般只需3～4针足够。为了加强黏骨膜瓣的对合，可做褥式或褥式与单纯间断相交替缝合。为加强软腭的对合，可用双圈式褥结法（图9-44）缝合。在缝合悬雍垂时要防止黏膜内翻而造成术后裂开，且忌用镊子钳夹悬雍垂，因该组织十分娇嫩极易造成撕裂。

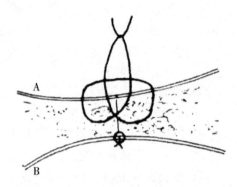

图9-44 双圈法缝合

A. 口腔；B. 鼻腔

缝合完毕，检查两侧减张切口有无渗血，检查为止血而填塞的肾上腺素纱条是否被遗忘并取出，然后用碘仿油纱条填塞两侧松弛切口，达到减张及止血双重目的。该手术法适用于各种腭裂，但不能达到延长腭部目的，术后腭部仍短，腭咽闭合不全，不少病例由于组织缺损多，鼻侧黏膜无法完全拉拢缝合，故常有创面裸露，术后形成瘢痕，因此，该手术并不能达到恢复正常发音的功能目的。多年来在这一手术基础上创面裸露，术后形成瘢痕，因此，该手术并不能达到恢复正常发音的功能目的。多年来在这一手术基础上创造了各种改进的式式。

该手术成功的关键：①手术时两侧黏骨膜瓣必须充分松弛，要在无张力下缝合，翼钩撬断及充分松解其周围组织。②撬断翼钩，充分游离腭大血管神经束，利于软腭后退及向中央靠拢。③腭腱膜附着于硬腭后缘处必须充分松解、切断或剥离，尤以裂隙较宽的病例更为重要。

2. 犁骨瓣形成术

将患侧犁骨黏膜组织分离后翻转与同侧腭骨鼻黏膜缝合在一起，以此来修复硬腭鼻腔面。此方法适用于各种情况下的完全性腭裂。先沿鼻中隔黏膜和正常腭黏膜交界处自切牙部直抵鼻中隔后方切开，然后切开转向颅底1 cm左右。用扁平剥离器插入黏膜下，将其与犁骨轻轻分开，将此黏膜瓣旋转90°与同侧腭板鼻腔面黏膜相缝合，缝结留于鼻腔面。在双侧完全性腭裂病例，则同时进行两侧犁骨黏膜分离和缝合。

3. 两瓣后退手术

由于Langenbeck手术未能达到良好的后退效果，所以将松弛切口和裂隙边缘这两个切口连接起来，每侧形成一个大瓣，充分游离后将整个大瓣向后推进达到后退目的。在不同类型的腭裂手术时，大瓣的设计也不同。在完全性腭裂时，充分利用整个腭板的黏骨膜，甚至包括部分齿槽嵴黏膜，以达到更好的后退和整个裂隙包括齿槽裂隙的关闭或缩小。在软硬腭裂时可将裂隙最高点和尖牙连线做切开，形成一个较小的腭大瓣，这足以关闭裂隙（图9-45）。

在两瓣后退后，两瓣的前端要与腭板或鼻腔面固定，以防直立时腭瓣脱垂。也可应用术前已准备的腭护板保护或用碘仿纱布包堆加压用丝线固定在两侧牙龈上。

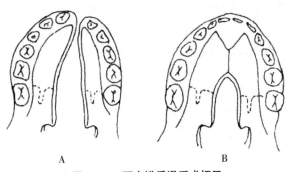

图 9-45　两大瓣后退手术切口

A. 完全性单侧腭裂的两大瓣；B. 软硬腭裂的两大瓣

4. Dorrance 后退法

在前牙槽嵴与腭骨后缘间做弧形切口，直至上颌结节后方，剥离黏骨膜瓣，分离腭大血管神经束，凿断翼钩，剪断鼻侧黏膜和腭腱膜，将腭侧黏膜后退。剖开裂隙边缘，按层缝合鼻侧黏膜、肌层和口侧黏膜，将黏骨膜瓣前缘与硬腭边缘或后缘遗留的软组织固定（图 9-46）。

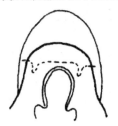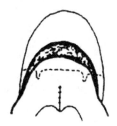

图 9-46　改良 Dorrance 半后退法

5. 双侧对偶 Z 改形术

早期手术修补腭裂无疑会带来良好的语音。足够的腭部长度、良好的软腭活动对正常的腭咽闭合至关重要，这是公认的。但不少学者认为早期采用 Langenbeck 手术或两瓣后退手术会损伤上颌骨的生发中心，影响面中部的发育，影响面容。1986 年 Furlow 提出功能性腭裂修补术，同时指出，腭弓是个穹隆，所以当两侧弧形的穹隆部黏骨膜瓣放平后，完全可以相互缝合而不必做两侧减张松弛切口。这样就创造了双侧对偶 Z 改形术来修补腭裂。其方法是沿双侧裂缘剖开，在硬腭部口腔面做广泛的黏骨膜瓣剥离，直到齿缘，这样就可将弧形的穹隆黏骨膜瓣放平，缝合关闭硬腭部口腔面。同时作犁骨瓣关闭鼻腔面。在整个软腭部的鼻腔面和口腔面各做一个方向相反的 Z 改形，以裂缘为纵轴，凡蒂部在远端的瓣带肌层，即为黏膜肌瓣，而蒂在近端的瓣仅为黏膜瓣。当鼻腔面和口腔面二个 Z 改形瓣交叉后，不但关闭了裂隙还修复了肌层，而且 Z 改形后放长了纵轴，也延长了软腭。所以从理论上讲是一个有效的方法。但也有部分学者认为，由于两侧软腭的 Z 瓣广泛分离成黏膜瓣和黏膜肌瓣，几乎达到软腭部 100% 的剥离，将来整个软腭会形成瘢痕，以致影响软腭的正常活动，最终仍影响语音的正常化（图 9-47）。

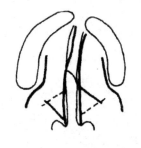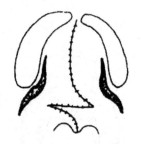

图 9-47　双侧对偶 Z 改形瓣法

（四）腭裂术后处理

腭裂术后常规应用抗生素。术后 3 周内需绝对进食冷流质，注意加强热量和足够的蛋白质摄入。由于术后早期吞咽时疼痛，往往患儿不肯进食，故必须鼓励多食，必要时静脉补液以补足能量和液体量。

第4周时进食半流质，第5周软食，第6周恢复正常饮食。每次进食后饮些冷开水以清洁口腔，口腔较脏时可用棉签轻轻擦拭缝线部位，使凸腔保持清洁，因残留食物极易黏附在线头上，易引起感染甚至裂开。如果幼儿躁动严重则应避免擦洗口腔，以免损伤而裂开。口腔缝线不必拆除，约1个月后会自然脱落，如手术时两侧松弛切口内放置纱条，于术后8d拔除。成人可嘱杜贝尔液漱口。术后2周内尽量防止不必要的口腔检查，除非必要时清除黏附在线头上的残渣。谨防儿童触弄口内伤口。由于气管插管后呼吸道分泌物较多，可服稀释化痰药水或加用抗生素的蒸气吸入。在术后1周左右时，由于坏死组织脱落，新鲜肉芽组织还十分娇嫩，常会引起创缘出血，这时仅需清除积血，用肾上腺素纱布压迫出血点5～10 min即能止血，如实在无效可做缝扎。

术后1个月开始语音训练。先练习吹喇叭、吹气球等方法训练软腭活动。同时用汉语拼音来逐字纠正异常发音，改变舌尖偏位的习惯，直至每个发音时都能做到正常的舌腭接触，达到正常的语音。如患儿到学龄后仍有较严重的鼻音，检查时腭咽闭合不良，软腭长度不足或软腭肌肉活动差时，需要再次手术予以纠正。

（五）腭裂二期手术

腭裂术后通过语音训练、检查，确诊由于软腭长度不足、软腭活动不良、腭咽闭合不全引起的腭裂音质时，就需做腭裂二期手术。或者由于腭裂术后复裂，那也需要做裂孔修补术。

1. 再后退术

再后退术是纠正软腭长度不足时所采用的方法。可采用两瓣后退法，也可采用Dorrance后退法，根据具体情况来选择术式，方法如前述，只是这时腭黏骨膜含有大量瘢痕组织，所以剥离时特别困难，也特别易出血，一不小心就会引起瓣的尖端部分坏死，所以手术时要加倍小心。

2. 咽后壁瓣

咽后壁瓣适用于8岁以后有明显腭咽闭合不良者，往往在后退术的同时再加上咽后壁瓣。手术方法是在咽后壁正中做蒂在上（派氏点高度）的黏膜瓣，其长、宽分别为4 cm和2 cm，黏膜瓣深达椎前筋膜，黏膜瓣供区直接拉拢缝合，然后将该瓣与软腭鼻腔面形成的新创面缝合。术后往往鼻音会明显改善。但病人吞咽或颈部活动时会很痛苦，随着时间的推移，软腭的不断活动牵拉以及咽后壁瓣创面瘢痕收缩会使瘢痕瓣变细，甚至在咽腔镜检查时仅呈丝状存在而鼻音又有加重趋向（图9-48）。

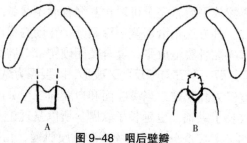

图9-48　咽后壁瓣

A. 在咽后壁设计蒂在上的舌形瓣；B. 将舌形瓣与鼻腔面形成创面相缝合，舌瓣供床缝合

3. 咽侧壁瓣

咽侧壁瓣利用两侧咽腭弓形成两个瓣与咽后壁粘连，以此来缩小咽腔（图9-49）。

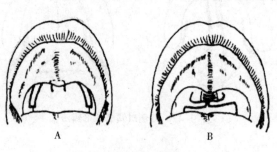

图9-49　咽侧壁瓣

A. 切口设计；B. 缝合后

4. 前推咽后壁

在派氏点部位做咽侧壁切口，于咽腱膜深面分离，形成所需大小的腔穴，植入硅橡胶块缝合之。硅胶块的大小视软腭与咽后壁之间距而异。但有时植入物会沿腱膜下腔隙下滑移位而失败，故剥离腔隙不宜过大，植入体放置后，下缘最好做褥式缝合固定，以防移位。

于派氏点作横切开，在切口两端做两个咽后壁纵形瓣，此瓣含有咽上缩肌，将此两瓣在横切口内交叉重叠缝合，以形成派氏垫嵴（图 9-50）。在发育时由于咽上缩肌收缩而但此法术后常回缩而降低效果。引起隆起横嵴，与软腭靠拢以达到腭咽闭合，但此法术后常回缩而降低效果。

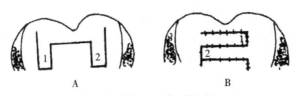

图 9-50 用咽后壁形成派氏垫嵴

A. 切口设计；B. 缝合后

5. 腭部小裂孔的修复

较小的手术后裂孔，常可随创口愈合而自行缩小闭合，特别在同时做犁骨瓣手术或咽后壁瓣手术，鼻侧创面逐渐愈合后，口腔部的瘘口也就可自行愈合封闭。较大的裂孔，或久未闭合的小孔则需做第 2 次手术来闭合。

修补时可以 Langenbeck 手术为原则，在裂孔一侧或两侧做松弛切开，然后做黏骨膜瓣充分剥离，切开及剥离区域的长度至少比裂孔长一倍以上，过小切开和保守剥离反会引起再次术后裂开。裂口边缘组织都为较坚硬的瘢痕组织，因此在剖开裂孔边缘时，必须尽可能将它切除，并形成足够的创面，以利于缝合。此外尽可能做鼻侧创面修补。无法做鼻侧面修补时，也可单纯缝合（图 9-51）。

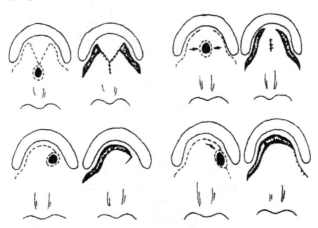

图 9-51 各种腭裂裂孔修补设计

在修补较大裂孔时，犹如做第 1 次腭裂修补术一样进行广泛剥离，彻底松弛切开，检查腭帆张肌是否松弛，翼钩是否撬断。只有这样才能保证修复成功。

6. 巨大、反复性裂孔修补

在反复性裂孔周围为严重的瘢痕组织，如用常规的局部黏骨膜瓣转移及两侧松弛切口来修复，成功的可能性极小。这时较有把握的修补方法是用舌瓣来修补。用裂隙周围 5 mm 的黏骨膜瓣翻转作为鼻腔面衬里，但由于反复形成裂孔，这些组织是坚硬的瘢痕组织，故很难翻转。也可干脆去除这一范围内的黏骨膜瓣的黏膜上皮，作为舌瓣转移覆盖的移植床。在舌正中做一舌形瓣，其蒂部在舌尖部，瓣的尖端不超过舌根部乳头区，宽度不大于舌体的 1/2，其厚度包括舌黏膜及黏膜下薄薄一层舌肌。将此舌形瓣 180° 翻转覆盖在裂孔及周围去上皮后的裸区，缝合并打包加压，使舌瓣与创面紧贴。两周后断蒂，并修整舌尖部舌瓣蒂部及裂孔后端边缘。此方法成功率高，但断蒂前病人进食和讲话均不方便。此法术后开始舌外形较窄，但对味觉及语言无任何影响，以后舌外形可基本恢复到原状（图9-52）。

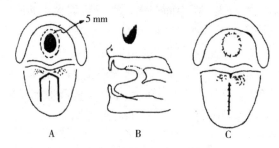

图 9-52　舌瓣修补巨大腭部裂孔

A. 裂孔周围去除 5 mm 黏膜，舌瓣蒂部位于舌尖，瓣的远部不超过乳头区，宽度不超过舌体 1/2；

B. 侧面图：舌瓣紧贴创面；C. 舌瓣断蒂后

第二节　面横裂

面横裂是一种先天性第 1 腮弓畸形，亦是 Tessier 颅面裂分类中的 "7" 号裂（见图 9-53）。临床上有许多不同的称谓：1940 年，Kaith 称此为坏死性面部发育不良；1949 年，Braithwaite 和 Watsor 称为半面短小伴小耳畸形。1961 年 Longacre，Destefano 和 Holm-strand 称之为第 1、第 2 腮弓综合征、面侧裂或口、下颌、耳综合征。

历史上最早记录此畸形是 1869 年，此后有许多关于此畸形的记录。Gorlin 和 Pindborg（1964）报道了巨口症的发病率在男性多于女性。1965 年，Grabb 总结了他所碰到的 102 例巨口症，证实了男性发病率高于女性，并报道了在这 102 例中，12 例为双侧性巨口症。到 1973 年 Converse 也报道了 280 例，其中 15 例为双侧性。

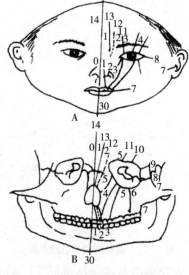

图 9-53　Tessier 分类法

A. 颅面裂（以号数命名）发生部位示意图；B. 颅面裂骨骼病损部位示意图

面横裂的发病率，Grabb（1965）报道在新生儿中为 1 ： 5 642，Poswillo（1974）报道为 1 ： 3 000。所以总的来讲，面横裂的发病率较唇腭裂为低，但多于面中裂，且以单侧男性为多见。

一、临床表现

临床表现有较大差异，轻者仅表现为面部稍不对称，外耳轻度异形，仅在头颅定位 X 线测量时才发现两侧不对称，所以在临床检查时，如发现患儿的耳垂似乎不很正常时，必须提高警惕，并进行仔细检查。口部畸形可能是极轻微的，仅口角稍向外，也可口角到外耳前全部裂开。事实上此类完全性裂开是很少见的，而大部分病人的裂隙都终于颊部，故亦称为巨口症。重者可裂到嚼肌前缘，但可发现有一横行凹陷的沟越过颊部直到耳前，如超过嚼肌前缘到耳屏，则为严重的面横裂。这时常伴有同侧颜面萎缩、外耳畸形，可无腮腺及腮腺导管，面神经、三叉神经、面部肌肉都可受累。同时腭和舌也可发育不良。下颌支髁突和颧弓发育不良，甚至可部分缺如。如颧肌受累、喙突也相应改变。由于颧骨发育不良，可引起外眦下降。此外，还可伴有外眦裂（Tessier "8" 裂）等第1、2腮弓畸形。

患儿可表现流涎，吸吮困难，发音不清，牙咬合关系异常等症状。

二、手术修复时间、术前准备及术后处理

巨口症的手术修复时间、术前准备及术后处理同先天性唇裂。

手术前首先要定口角位置，单侧裂可以健侧口角为标准进行定位。双侧裂则在双眼平视正前方时，自瞳孔向下作垂线与口裂水平线相交点为口角。如患儿不能合作时，可以睑裂中、内1/3交界处向下做垂直线与口裂水平线相交点为口角点。1969年，Boo-Chai提出可按黏膜色泽来定位，即在出现唇黏膜处稍向近中侧皮肤、黏膜交界处定点。

自定出的口角点沿上、下缘裂隙的皮肤黏膜交界处作切口。切开皮肤、肌层，直达黏膜下层。作黏膜下分离，将上、下方黏膜瓣翻入口腔，缝合黏膜裂缘作为口腔衬里组织。将口角部的唇红组织尽量保留，相互缝合，使口角的唇红组织松弛，张口时不受牵拉限制，并尽量使口角形成圆形为度。肌层缝合至为重要，一定要有良好的对合。最后缝合皮肤。如裂隙较短小者，可仅做皮肤直线缝合；如裂口较长，则在皮肤切口上做Z改形缝合，以防将来直线状瘢痕牵拉口角；1962年May报道了自下唇做一个小的Estlander皮瓣转到上唇，此瓣的蒂成为新的口角。同年也有报道沿裂隙做上（下）唇红黏膜瓣，越过口角到达下（上）唇红部位进行修复。也有报道在正常口角外侧做小三角瓣旋转插入到口角黏膜中，其目的是使口角松弛，张口时呈圆形（图9-54）。

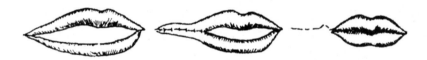

图9-54 巨口症缩小术

对颌骨畸形及下颌部凹陷可作为第二期手术进行整复。幼年期可应用异体骨、软骨或假体做暂时性充填，其目的是除了改善外形外，并有助于软组织的正常发育，为成年期做进一步手术创造有利条件。到发育后再进行自体肋骨移植或补充性骨移植，移植部位包括颧骨、下颌骨升支、下颌骨体等部位。移植方法仅限于局部覆贴和充填以达到外观改善。有时也可考虑做患侧升支截骨及骨移植术，以增进外貌及改善咬合功能。在严重畸形时，可做游离皮瓣或皮管移植以丰满患侧外形。此外，也可靠根据情况而选用脂肪、真皮脂肪等组织移植充填。

耳赘可在口角整复时同时切除，耳郭整复待10岁后进行为好。手术原则尽量利用残存耳组织。通过复位、成型、补充等方法进行再造。具体方法参考耳再造术。

第三节 面正中裂

面正中裂是很少见的先天性面裂畸形，约占各种面裂总数的4‰。可表现为上唇正中裂、鼻裂或双重鼻。此症系胚胎第6周时两侧球突部分或全部未联合，或球突未发育所致。属Tessier的"0"号裂。其裂隙程度轻重不一，可仅为上唇红裂，也可伴有鼻裂。如裂继续向上到眉间、颅部，则为"14"号裂。如为下唇正中裂和舌裂，则系胚胎第3～7周时，两侧下颌突因故部分或全部未连接所致，属Tessier "30"号裂。

早在1823年Bechard第1个报道了上唇正中裂，1935年，后Davis，Weaver，Braith-waite，Kazan jian，Millard，Benton等相续报道了同样病例。在70年代初发现了正中鼻额部的畸形，并开始对"14"号裂进行了研究。而下颌正中裂（"30"号裂）是1819年Couronne第1个报道，以后在1966年、1969年、

1970年相继有人报道计50余例。

一、临床表现

"0"号裂可仅表现为上唇正中唇红裂口，裂口也可累及整个上唇正中直到鼻小柱，故人中消失，前颌骨也可裂开，但很少会影响到门齿孔以后的腭板。这时前鼻嵴分列于裂两侧，牙齿与正中线成角（图9-55）。鼻小柱变宽，中有一沟状凹陷，鼻尖呈分裂状。鼻阈无什么变化，但两侧可能不对称。鼻翼及鼻软骨向外移位，发育不良，甚至破坏。鼻中央可见宽沟状凹陷。1972年，Krikum发现，在发育不良的鼻翼软骨和鼻骨之间有一条皮下纤维化肌束将鼻小柱向上牵拉，如早期切除此束条，将有利于鼻尖的发育。鼻背部变宽而平坦，鼻骨变厚而大，鼻中隔可变厚，变成两块或者消失。1970年Convers指出这时筛窦前面的窦腔数量增加并变大。一般双内眦间距没明显变化，而眼眶的容量增大，这时从"O"号裂进展到"14"号裂了。

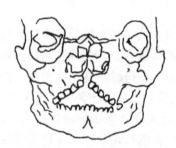

（前鼻嵴分裂，牙齿与中线成角）

图9-55 "0"面裂

"14"号裂，向上正中裂开，两侧上唇变小并斜向鼻底。鼻小柱发育不良或缺损，鼻中隔很小，并和腭部毫无联系。这时往往伴有完全性腭裂。鼻尖中央凹陷，有的病例鼻骨和中隔软骨不存在。正中骨上有凹陷，并可延伸到筛窦，引起眼眶发育不良，这样常伴有眼畸形。头顶部皮肤缺损，前脑特别嗅球部位可有畸形，这种患儿往往很难成活。

"30"号裂病人的裂隙可仅为下唇正中软组织裂，也可发展到下颌骨、舌、口底，甚至累及颈部、舌骨及胸骨。舌前端常分裂，裂缘附着到下齿槽裂隙上，也可出现小舌或无舌。舌骨常缺如。常同时有甲状软骨发育不良。颈前肌常萎缩，代之为密集挛缩的纤维束，类似瘢痕条索，并牵拉颏使之移位。在严重病例，胸骨柄消失，锁骨头间距变宽。下颌骨裂有时也可影响到面上半部，如出现软腭裂、唇裂、上齿槽裂、颅面发育不良等。

二、修复时间的选择、术前准备和术后处理

同先天性唇裂。

修复的目的主要是外形，但也不能忽视功能的修复，所以有时为了功能的修复，有的部位可推迟到发育较好后再做修复。原则上早期仅做人中修复，手术时要切除不正常组织，直抵正常缘，这样有利于对合。超过中线的修复一般采用一到几个Z改形。

上唇正中裂和鼻裂根据裂隙情况以Z改形原则进行修复，以防缝合后人中部形成直线瘢痕而引起挛缩。在缝合时要按层次逐层缝合。尤其注意唇红缘的对合，以及口轮匝肌的功能性复位后缝合。

下唇正中裂可按下唇、舌系带、颈部、下颌骨的顺序分期修复。修复原则同上唇正中裂。舌系带短缩和颈部正中条索可按Z改形术原则及早纠正之，以便使舌和下颌骨得到正常发育。颈部正中条索也可切除后用局部旋转皮瓣插入以做出正常的颏颈角。

下颌骨裂可于学龄前施行植骨术，骨片来自自体髂骨和肋骨，也可应用经过处理的异体骨移植。舌裂可切除裂隙后相互缝合，但注意缝合时要带入较宽的组织，以防撕脱。

第四节　面颊部组织缺损和畸形

唇颊部组织松软，易移动，富有弹性，血供丰富，外伤或手术后易于愈合，不易感染，因而修复手术可获得较好的疗效。

颊部形成口腔的外侧壁，共分五层。①皮肤。②浅筋膜包括颊脂垫、笑肌、颧肌，中有腮腺导管、颌外动脉、面前动脉、面神经和三叉神经分支等走行；颌外动脉自嚼肌前缘越过颌部至口角，分出上、下唇动脉，继沿鼻侧上行；上、下唇动脉与对侧同名动脉，颌外动脉分支和颌内动脉眶下支相沟通，面神经的上、下颊支行走于腮腺导管上、下方。③位于上、下颌骨间的方形较薄的颊肌，外有颊咽筋膜；腮腺导管在腮腺前缘，约在颧骨下 1 cm，位于腮腺嚼肌筋膜浅层，在嚼肌前缘垂直穿过颊肌至黏膜。④含有黏液腺的黏膜下组织。⑤黏膜层，在上颌第一磨牙水平处，有腮腺导管开口。

下、上唇外侧和颊部淋巴液汇流入下颌淋巴结。下唇近中份的淋巴除流入颏下淋巴结外，还相互交错汇流到对侧颌下淋巴结。上唇淋巴还流入耳前、腮腺区、耳后、颏下、颌下、颈深部淋巴结等。

口唇及面颌部软组织常由于外伤（如切割伤、烧伤、火器伤等）、感染（如坏疽性口炎）以及肿瘤切除而造成各种后天性畸形或缺损，也给病人带来唾液外溢，语言不清，咀嚼、张口受限等功能障碍。面颈部严重烧伤病人在创面愈合后可造成唇外翻，颌胸粘连等严重畸形。

对于这类畸形的整复，应按病因及缺陷范围不同而采用不同手术。颊部坏疽性炎症造成的畸形常有较深层的组织破坏，包括口腔黏膜及颌骨组织，并可造成颞颌关节瘢痕挛缩性强直（假性强直）。外伤所引起的畸形，常以组织错位为主，而实际组织缺损往往并不太严重。在肿瘤切除后的唇颊部其周围组织都属正常，故可供修复之用，如缺损畸形较大，宜做即时皮瓣修复，以减少术后创面裸露。

唇颊手术多与口腔相通，大部属污染手术但无菌操作仍很重要，以免发生感染后而导致严重后果。术前应注意口腔清洁，增加刷牙次数，有牙不洁者做洁牙治疗；如有残根牙，牙龈感染或脓肿，应予治疗。如有错位牙，应于术前或术中拔除。在下唇大部或全部缺损的病例，因长期流涎而造成局部皮肤糜烂或湿疹，应适当处理。这些部位的组织缺损和畸形，一般应用邻近的组织来修复，如局部缺损过大，才考虑应用远处组织来修复。

手术一般多用局部神经阻滞麻醉，上唇可用眶下神经阻滞，下唇则用颏神经阻滞。面部浸润麻醉可使组织肿胀变形，影响疗效。较广泛的手术应在全麻插管下进行，这样较为可靠。在颞颌关节强直者，宜做鼻腔清醒插管。必要时做气管造口以策安全。但全麻术后易发生呕吐而污染伤口，故要注意。唇颊部手术后创口常采用暴露法或包扎 2 d 后再暴露。每日以 75% 乙醇或 1‰ 苯扎溴铵（新洁尔灭）擦拭伤口，以保持清洁干燥。在口周及颊部做游离植皮时，须加压包扎，并尽量减少唇颊部活动，以防术后创面出血，可于术后 8 d 换药，并再加压，拆线后仍弹力加压 2 ~ 3 个月，以防皮片收缩。术后加强口腔护理，给予流质饮食，必要时鼻饲。禁止张口活动以保证创口顺利愈合。常规应用抗生素以预防感染，也宜给较大剂量的维生素 C。

一、颊部组织缺损

颊部组织缺损常表现为以下几种：①单纯的皮肤及皮下组织缺损。常为外伤或感染所引起，表现为局部凹陷畸形，无功能障碍，有时可伴有下睑外翻，鼻翼及口角畸形。②由于颊黏膜的感染，缺损而引起瘢痕挛缩。严重时可引起牙关紧闭，这须与颞颌关节强直鉴别。③面颊部全层洞穿性缺损。这常由外伤和感染所引起，严重时并发唇、鼻部畸形或缺损。病人可部分或全部口腔暴露，唾液外流。有时可瘢痕挛缩引起牙关紧闭、语言不清、饮食困难等情况。这 3 种情况各有不同的治疗方案。

面颊部皮肤及皮下组织凹陷畸形，如范围不大，可做单纯瘢痕切除，切口周围松弛后拉拢缝合，并进行皮下组织充填，如有口、眼歪斜时，可设计局部皮瓣转移，或同时进行皮下充填纠正畸形，如范围较大，无法应用局部皮瓣时，可用远位皮瓣、皮管及游离皮瓣进行修补术，待颊组织修复后再根据具体情况再考虑是否进行局部组织充填（图 9-56）。

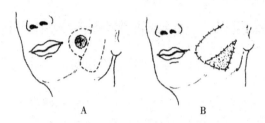

图 9-56 颊部较小洞穿缺损的修复

A. 洞穿部设计翻转皮瓣做衬里，及邻近转移皮瓣；B. 修复后情况

单纯口腔黏膜缺损，首先彻底切除瘢痕，松解组织，使其复位。如伴有牙关紧闭时，要松解到上、下切牙间能容二横指为度。然后创面用中厚皮片覆盖，打包缝合。并用楔形木塞撑开保持张口状态，皮片成活后继续保持张口状态，以防皮片挛缩。

面颊部洞穿性缺损，因畸形复杂，需周密考虑，制订手术方案。手术原则尽量利用周围残存组织，如不够，则用远位组织移植。此类畸形常伴有组织错位，必须将组织复位后分层修复。在小范围的洞穿性缺损，可用局部翻转皮瓣做衬里，若四周组织已瘢痕化，分离过大时会发生坏死，这样需做延迟手术。当衬里组织缝合后，可做局部或颈下颌皮瓣转移覆盖创面。注意皮瓣的长、宽比例适当，以免皮瓣远端发生坏死。皮瓣供区直接拉拢缝合，或做附加切口及中厚皮片移植。旋转皮瓣的"猫耳朵"留做二期修整。如缺损较大，在面部翻转皮瓣做衬里后，可做带额部组织的颞动脉岛状瓣或颞筋膜岛状瓣（加游离植皮），通过皮下隧道转移到面颊部缺损区。额部皮肤缺损区植皮（图 9-57）。

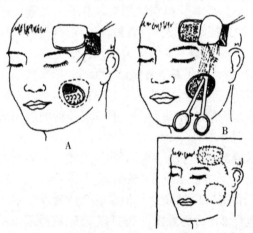

图 9-57 颊部较大洞穿伤用额部岛状皮瓣修复

A. 颊部洞穿周围翻转皮瓣做衬里，及额部岛状瓣设计；

B. 额部岛状瓣通过皮下隧道覆盖在颊部修复的衬里上

较大洞穿性合并唇组织缺损者，常需做皮管或游离皮瓣移植来修复。皮管可单独转移，或利用皮管连接大块叶状皮瓣移植。此外，还需考虑口内黏膜和唇组织缺损修复。要注意尽量保留并利用残留的唇及唇红组织，以增加术后的效果。口腔黏膜只能用皮肤来代替，所以可用皮瓣折叠，形成两个皮肤面，其中一侧皮肤面代替黏膜。也可先将中厚皮片移植在皮瓣下，以此充当黏膜，但皮片常会收缩而影响远期效果，故较少应用。用缺损周围组织翻转做衬里，但这会大大增加皮肤缺区，故术前必须充分考虑，设计切口及皮管、皮瓣的大小。在唇颊部缺损伴有鼻缺损者，则在唇颊部修复完成后再做鼻再造。

在唇颊部缺损修复与术中的注意点：①缺损较小，尽量应用局部皮瓣一次转移修复。面部皮瓣手术简便，皮肤色泽相近，外形功能修复较好，为首选皮瓣。在选用远位皮瓣时，组织来源愈近面颊部愈佳，如胸部皮肤质地色泽最近似面颊部，为仅次于颜面局部的常用供区。需修复、充填组织较多时，常选用腹部供区。修复缺损需用量少而薄的皮瓣时，常选用上肢做供区。②口腔内有瘢痕组织合并牙关紧闭时，瘢痕切除松解必须彻底，术后保持开口度并进行功能锻炼，防止皮肤收缩，然后再做唇颊部组织修复。③唇部残留组织要充分保留和利用。④伴有牙咬合不正或牙残缺时，须先治疗及装镶假牙，不然组织修复后难以取模，且佩戴托牙后，对手术中及手术后唇部有适度支撑。⑤预先向病人及家属充分解释病情和修复情况，使病人能配合治疗，特别是修复需分期进行手术时。

二、唇外翻

唇外翻多由于创伤、感染以及烧伤后引起瘢痕牵缩而致。唇外翻后口唇不能闭合，牙齿暴露，下层外翻时还可引起流涎。在颈胸下颌有严重瘢痕牵缩时可引起颏胸粘连，以致下唇极度外翻。如颏颈粘连下唇外翻发生在发育前，可导致下颌骨及下切牙牙槽骨的发育畸形和开𬌗畸形。如唇组织严重外翻伴有口轮匝肌缺损，口唇的正常功能很难修复。下唇长时期的外翻，唇红和唇黏膜由于持续性牵拉而变长，在切除瘢痕组织松解复位后，常有唇组织过多情况，为了更好地恢复功能和外形，必要时将过多的唇组织做楔形切除（包括黏膜和肌层）。切除部分常选在下唇中份。在轻度唇外翻治疗时也可发现有黏膜过多现象，整复时可考虑做黏膜横行楔形条状切除。

在口周条索状瘢痕或小块瘢痕牵缩时可引起局部轻度唇外翻。这时通过条索状瘢痕的 Z 改形或 V-Y 推进原则来修复。手术时切口要深达肌层。在组织缺损较多者，可用鼻唇沟皮瓣转移来修复（图 9-58，图 9-59）。所做皮瓣的长宽之比以 3：1 为妥。

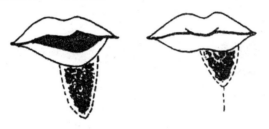

图 9-58 下唇瘢痕挛缩可用 V-Y 推进来纠正

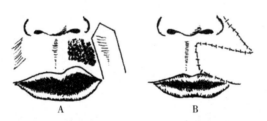

图 9-59 上唇组织缺损多时可用鼻唇沟皮瓣修复

A. 设计；B. 转移后

广泛的唇外翻需用全层或厚中厚皮片移植来纠正。手术时先切除瘢痕，使外翻唇组织恢复到正常解剖位，在两侧应超越并稍高于口角。如由于外翻日久而引起下唇组织松弛时，应适当楔形切除全层组织，然后分层缝合。最后在创面上进行游离植皮，并打包加压固定皮片。待植皮成活后，做局部弹力加压，以防止皮片收缩又引起唇外翻。

严重的下唇外翻包括颏部组织缺损时，游离植皮的效果往往极不理想，故必须用皮瓣转移修复，常选用胸三角皮瓣，也可用游离皮瓣来修复，前臂皮瓣是常用的游离皮瓣之一。这类病人修复时不但要纠正下唇外翻，而且还要做颏部修复，故设计皮瓣时要正确估计创面的大小。在颈部也有挛缩时，则可同时进行游离植皮进行纠正。

在瘢痕挛缩引起严重上唇外翻时，所做松弛切口应上至鼻底，下至唇红，两侧至鼻唇沟并超过两侧口角。用全厚皮片修复，上唇因重力关系一般无须做过度矫正。皮片成活后弹力加压，以防皮片收缩。

三、小口畸形

小口畸形多因感染后瘢痕收缩所引起，也可发生于肿瘤切除后。口裂缩小的程度不一，严重者仅为一小孔颇似鱼口，一般口腔黏膜多未受累，但病人的饮食、语言都受到影响，整复方法很多，一般疗效均较佳。手术方法：先依据正常口角部位定位。如为单侧畸形则以健侧为标准对照，如系双侧均畸形，则以双眼平视正前方时、双瞳孔的垂直线与口裂延线的交点为新口角，从此点向上下唇红缘各做一线，并沿小口的唇红缘做切口联成一个"三角形"，"三角形"的尖端可略成圆形，切除"三角形"的瘢痕组织，但勿切除皮下肌层组织。然后将皮下组织及黏膜做横式Y形切开。Y三角较小，其底部落在颊侧，然后将上下二块黏膜略做黏膜下分离，形成黏膜瓣，向外翻出并做适当剪裁后与上下皮肤创缘缝合，Y形的三角尖端则转向外侧口角，与口角皮肤创缘缝合，以形成口角（图9-60）。此法可防止口角缩短。也可在下唇红向上唇延伸部位设计三角切口，形成红唇组织瓣，在上红唇组织瓣内侧形成另一个三角形唇红组织瓣。将这两个红唇瓣及口角内黏膜都拉至口角，在已切除瘢痕组织后的创缘缝合（图9-61）。

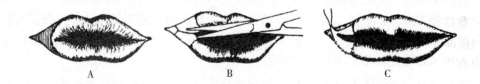

图9-60　小口症开大

A. 定口角位，切除皮肤；B. 口腔黏膜上做Y形切开，c. 将Y形切开后黏膜向外翻转与皮肤缝合

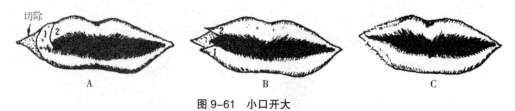

图9-61　小口开大

A. 切除皮肤（或瘢痕）在层黏膜上设计"1""2"两瓣；B. "1""2"两瓣形成；C. 缝合后

四、唇缺损

唇组织缺损常由于创伤或肿瘤切除后所造成。这类缺损通常在创伤清创后或肿瘤切除后立即进行修复。如早期未能进行此类手术，则宜在创口愈合、瘢痕软化后进行二期修复。

唇组织缺损修复最理想的方法是利用残存的唇组织，或应用对侧的正常唇组织，或者邻近的鼻唇沟、颊部组织来修复。当无法利用局部邻近组织情况下，才考虑应用远处皮瓣、皮管来移植。因为远处皮瓣组织缺乏正常唇组织的肌肉和黏膜，故术后其外形、功能都较差。唇缺损可按组织缺损的性质分为：皮肤缺损、黏膜缺损、皮肤黏膜缺损及唇全层缺损。

（一）皮肤缺损

皮肤缺损多见于瘢痕、瘤及血管瘤切除后。可用保留真皮下血管网的皮片，全厚皮片或中厚皮片覆盖创面，也可用鼻唇沟皮瓣或推进皮瓣进行修复。

（二）唇黏膜缺损

唇黏膜缺损可用唇颊黏膜瓣或舌瓣来修复，后者可以舌侧或舌前端为蒂部来设计舌瓣。如以舌侧为蒂，则舌瓣不宜超越中线，以免影响血供，而蒂位于前（或后）时，舌瓣长宽之比可为（3～4）：1。切开黏膜和少许肌层后进行剥离，充分止血后将舌瓣缝合于缺损面，供区直接缝合，注意消灭无效腔以防血肿形成。

（三）全层缺损

根据缺损程度可直接缝合、复合组织瓣游离移植、局部唇瓣转移、唇交叉瓣或扇形瓣、远位皮瓣等修复。

1. 直接复合

直接复合适用于唇组织缺损宽度在1/4以下者。因为唇组织富有弹性，故直接复合后常得到良好的效果。

2. 唇组织游离移植

唇组织游离移植适用于修复小型唇缺损。Moore将正常唇组织（其横径宽度不超过1.5 cm）切下并立即移植于缺损部位，25例均获成功。

3. 唇组织瓣交叉转移

唇组织瓣交叉转移适用于缺损宽度已达 1/3 ~ 1/2 范围者。这种宽度的缺损虽然也能勉强缝合，但术后唇部平坦、紧张，与对侧唇部不协调，故可用对侧正常唇组织移植来修复，以增加缺损侧的组织量，同时减少正常侧组织量而达到平衡，且由于两侧唇组织解剖结构相同，术后外形、功能均佳。

手术分两期进行。第一期将缺损部位纵行切开形成以唇红为底的三角形缺损区。测量上下唇的横径，在健侧唇设计一个长为缺损部的长度，宽为上、下唇横径差的二分之一的三角瓣。全层切开一侧，另一侧全层切开并向唇红伸展，保留唇红部为蒂，口轮匝肌大部切断，慎勿损伤唇动脉，以蒂为轴，将皮瓣 180° 旋转嵌入另一侧的缺损区。分层缝合唇瓣供区和受区，注意唇组织缝合时唇红缘的整齐对合。术后流质饮食，注意口腔卫生。7 d 拆线，2 周后进行第二期手术，术前做蒂部夹压锻炼，二期手术断蒂时，首先应照顾缺损部应有充分组织，然后上、下唇创口修整缝合。

手术要点在于形成唇组织瓣时不可损伤唇动脉。在缺损较大病例中，常由于此手术修复后形成口裂较小，则可在第二期手术同时做两侧口角开大。

如应用此法修复口角缺损（图 9-62）。在第一期手术后蒂部即形成钝圆形口角，故第二期断蒂手术时就是口角开大。

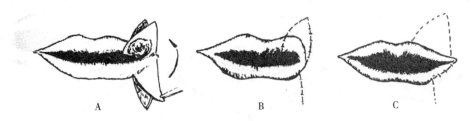

图 9-62　转移瓣修复上唇

A. 下唇瓣转移修复上唇缺损；B. 口角成圆形；B. 口角开大

如修复下唇缺损时，可按此手术原则进行修复。如缺损位于下唇中央，用上唇正中部分来修复，必会破坏人中。故先将下唇一侧移向中央缺损区，然后从上唇外侧设计唇瓣，旋转修复（图 9-63）。

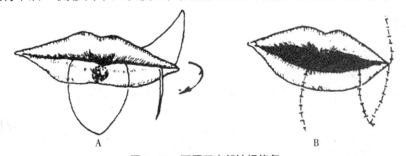

图 9-63　下唇正中部缺损修复

A. 设计切口；B. 将下唇一侧移向中央，将上唇外侧唇瓣转向下唇修复

唇组织瓣交叉移植法是一种疗效极佳的方法，唇瓣的形式不拘于标准三角形，亦可成矩形或其他形态，蒂部位置亦可按具体情况设计（图 9-64）。

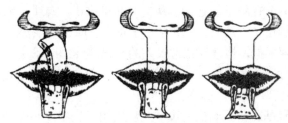

图 9-64　唇组织交叉转移可根据缺损形态形成唇组织瓣

4. 鼻唇沟组织瓣

鼻唇沟组织是修复上唇部分或次全缺损的良好组织来源。在唇红和口唇黏膜组织较完整，只是一侧

皮肤和皮下肌层缺损，下唇向上方牵拉畸形时，可设计鼻唇沟三角形组织瓣转移到上唇，覆盖畸形区切除瘢痕后的创面，效果往往较为满意。

本手术原则亦适用于两侧上唇皮肤缺损，可两侧同时设计鼻唇沟皮瓣转移修复，鼻唇沟创口拉拢缝合，术后瘢痕浅淡不显著。

如缺损部的上颌牙齿过度前突时，可在术前或术中拔除，以免有张力而影响愈合。反之如缺损处牙齿脱落，或牙槽骨缺损者，应预先制备托牙，使再造上唇得到支撑。

在上唇广泛缺损，无法利用鼻唇沟、颊部皮瓣时，就需用远处皮瓣、皮管进行修复。在手术中尽量利用残留的黏膜组织或下唇唇红，以达到较理想的效果。

5. 扇形组织瓣

在缺损接近口角区，上唇组织缺损不超过 1/2，或下唇缺损不超过 2/3 时，可应用唇组织瓣交叉移植原则，设计扇形组织瓣来进行修复。例如下唇中央全层组织缺损（图 9-65）。可在上唇两外侧，唇红缘上设计斜向外上的切口，然后绕过口角，再引向下唇。皮瓣的高度即等于再造下唇的高度。切开时刀口须穿透整层唇颊组织，以上唇唇红作为唇瓣蒂部，将已形成的皮瓣向下旋转。在下唇正中部两侧皮瓣相互缝合。另外在两侧颊部做附加横切口，将皮瓣上端尖角插入其中。蒂部形成新的口角，如口角较小，则以后再做开大。

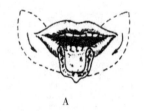 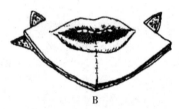 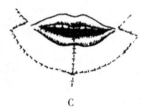

A   B   C

图 9-65 扇形瓣修复下唇缺损

A. 设计；B. 切开转移；C. 缝合后

同样也可用下唇转向上唇缺损区进行修复。

五、小颌畸形

当下颌支和下颌体均发育不全时即可形成小颌畸形。但在临床上单纯由于下颌支发育不良也可形成下颌后缩，也称为小颌畸形。因两者临床表现不易区别，且治疗方法相似，因此也常混为一谈。其临床表现为下颌后缩，小颏或无颏。前牙深覆盖，深复咬合，后牙远中错咬合，下颌支或下颌体明显短小或二者均小。

小颌畸形可为先天性，但大多数小颌畸形或下颌后缩畸形是由创伤或感染破坏了下颌髁生发中心所致。根据畸形的不同可选用不同手术治疗。

正常人正面像中，自鼻小柱做水平线，其下部为整个面高的 1/3，而在这 1/3 中经口裂水平线又可分成 3 等份，上唇占 1/3，下唇到颏缘占 2/3。在小颏者，则此比例失调。在侧面像中，将耳屏上和眶下缘做以水平线，自前额做此水平线的垂线，向下延长，在眶下缘前方另做一同样垂线，正常颏应在这两条垂线之间，小颌患者，则颏后缩在眶下线之后。从美学角度来讲，鼻尖、唇前点及下颌点应在同一直线上。小颌患者在做 X 线头颅侧位定位片中，SNB 常小于正常，向 ANB 增大，在截骨手术时，常以此两角的度数作为截骨矫正的移动度根据，恒牙期正常汉人的 SNA 为 82.8°，SNB 为 80.1°，此两角度标准差为 ±4°，ANB 角为 2.7°，标准差为 ±2°（注：S = sella，蝶鞍；N = nasion，鼻根；A = 前鼻棘下点；B = 牙下点）。

（1）成形硅橡胶假体或羟基磷灰石颏前充填，此法适用于轻中度小颌畸形，其方法简单易行，效果也不错，故病人乐于被接受，手术切口有两种：口内切口和颏下切口。

口内切口：自下唇唇齿沟上 2 ~ 4 mm 处切开唇黏膜，然后在骨膜上进行分离直至下颌缘下，谨防损伤两侧颏神经，将已制备的假体放置到适当位置，逐层缝合切口，并做外固定。此法优点是在体表看不到切口，而黏膜愈合亦良好。

口外切口：在距颏缘 2 cm 处的颌下做横行切口 2 ～ 3 cm，切开皮肤及皮下脂肪层抵达下颌缘骨膜前，并向两侧分离，腔隙要比假体略大，以免过高张力，也须防止假体移位。

用成形假体修复后如张力过高，作为异物的假体将对下颌骨产生慢性持久的压力，可引起骨质吸收现象，甚至齿根裸露。Robinson 曾有这样并发症的报道，对此值得注意。

（2）颏前植骨充填：先用印模胶塑成颏前植骨量及外形，按此模型切取髂骨块，雕刻成型备用，做双颏孔阻滞麻醉或局部浸润麻醉，于下唇龈沟上唇黏膜做切口，而在唇龈沟切开骨膜，使黏膜和骨膜切口，不在同一平面上，做骨膜下剥离，保护颏神经，剥离直至下颌缘下方，保留颏缘后方肌肉附着。将塑型骨贴附在颏前，钻孔、钢丝结扎固定，分层缝合切口。本方法缺点是要切取自体骨，增加手术切口，而且自体骨游离移植后，有可能发生部分吸收现象。

（3）颏部水平截骨前移法：颌面部血运丰富，故截骨手术中只要有一侧软组织与颌骨相连，就能保证血运。此术式仅适用于轻、中度小颌畸形。

在唇龈沟与骨膜上做交错切口，做骨膜下剥离，将下颌颏部呈脱套样暴露，在齿根下方做横行水平截骨。由颏前方向后逐渐变薄，截断的颏部骨块用钳牵拉向前移动。一般可前移 2 cm，当前移超过 1 cm 时，应把前移的骨块再横向一分为二截断，形成两个阶梯，以防颏前移过度，其上方出现明显凹陷畸形。骨前移后在截骨线的上下钻孔钢丝结扎固定，分层缝合创口。术后常规应用抗生素，朵贝尔液漱口。

（4）下颌支斜行截骨术：适用于矫正严重的小颌畸形和下颌后缩畸形、咬𬌗关系不佳者。术前在模型外科上将下颌前移后，咬𬌗关系可更混乱，而需调整咬𬌗或拔牙，也可待术后矫正。

术中将下颌支斜行截骨后，按需要将下颌前移，在断骨间空隙要植入相应的骨块，用不锈钢丝固定。对大幅度前移病例还需将喙突切断，解除颏肌牵拉，以保证疗效，术后如咬𬌗关系混乱者还需拔牙或矫正等法调整咬𬌗关系。

微信扫码
◆临床科研
◆医学前沿
◆临床资讯
◆临床笔记

参考文献

［1］祁佐良，李青峰. 外科学整形外科分册［M］. 北京：人民卫生出版社，2016.

［2］苏法仁. 新编整形外科手术学［M］. 西安：西安交通大学出版社，2015.

［3］邵祯. 面部轮廓整形手术图谱［M］. 北京：人民军医出版社，2015.

［4］（韩）安相泰. 现代韩国乳房整形术［M］. 沈阳：辽宁科学技术出版社，2016.

［5］沈余明，胡骁骅. 北京积水潭医院难治性创面修复与整形［M］. 北京：人民卫生出版社，2016.

［6］（美）阿斯顿，（美）施坦布里希，（美）瓦尔登. 美容整形外科学［M］. 北京：北京大学医学出版社，2015.

［7］李京. 微创整形外科学［M］. 北京：人民卫生出版社，2014.

［8］艾玉峰，柳大烈. 面部轮廓整形美容外科学［M］. 杭州：浙江科学技术出版社，2015.

［9］蔡景龙. 瘢痕整形美容外科学［M］. 杭州：浙江科学技术出版社，2015.

［10］曹谊林，祁佐良，王炜. 整形外科学高级教程珍藏本［M］. 北京：人民军医出版社，2014.

［11］柴家科. 实用烧伤外科学［M］. 北京：人民军医出版社，2014.

［12］（美）施甫曼. 隆乳整形术原则及实践［M］. 沈阳：辽宁科学技术出版社，2014.

［13］刘林嶓，王喜梅，翟晓梅. 整形外科围术期管理［M］. 郑州：郑州大学出版社，2013.

［14］彭吾训. 烧烫伤与冷伤急救常识［M］. 贵阳：贵州科技出版社，2013.

［15］韩秋生. 整形外科手术要点图解［M］. 北京：中国医药科技出版社，2013.

［16］胡大海，周琴. 烧伤临床护理实践［M］. 西安：第四军医大学出版社，2013.

［17］吴念. 整形外科［M］. 北京：中国医药科技出版社，2014.

［18］李勤，吴溯帆. 激光整形美容外科学［M］. 杭州：浙江科学技术出版社，2013.

［19］郭建全，陆寒，严明玮. 局部皮瓣在眼周美容整形中的应用分析［J］. 中国卫生产业，2014，11（32）：26-27.

［20］陈文学. 美容整形手术在老年性下睑松弛中的应用价值探讨［J］. 现代医药卫生，2014，30（12）：1823-1824.

［21］蒋初云. 鼻外伤修复治疗中美容整形技术的应用探讨［J］. 中国医药指南，2014，12（33）：136-137.

［22］朱莎莎，岳述荣，林光明，等. 微晶瓷在美容整形领域的应用简述［J］. 中国美容医学，2014，23（22）1944-1947.